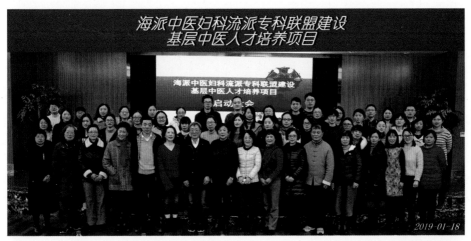

2019 年 1 月,"海派中医妇科流派专科联盟建设基层中医人才培养项目"启动大会全体师生合影

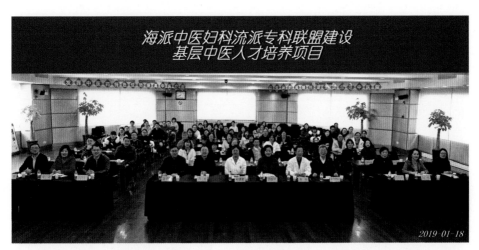

2019 年 1 月,"海派中医妇科流派专科联盟建设基层中医人才培养项目"启动大会会场

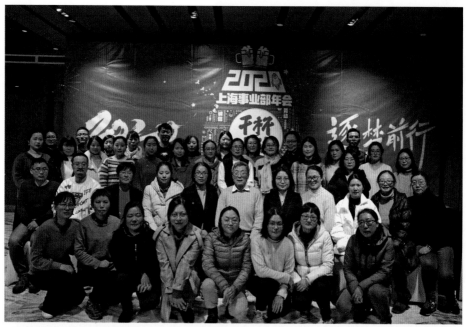

2020年1月,"海派中医妇科流派专科联盟建设基层中医人才培养项目"阶段汇报推进会

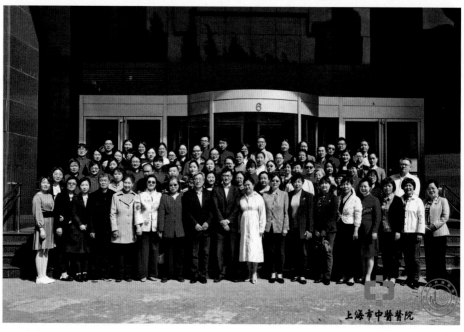

2021年4月,在上海青松城大酒店召开的"海派中医妇科流派专科联盟建设基层中医人才培养项目"结业典礼全体师生合影

海派中医妇科流派专科联盟建设项目成果汇编

海派中医妇科流派常见病诊疗特色集锦

主编　陈　静　王春艳

主审　胡国华

上海科学技术出版社

图书在版编目（CIP）数据

海派中医妇科流派常见病诊疗特色集锦 / 陈静，王
春艳主编. -- 上海 ：上海科学技术出版社，2022.2
ISBN 978-7-5478-5620-8

Ⅰ．①海… Ⅱ．①陈… ②王… Ⅲ．①中医妇科学－
中医流派－上海 Ⅳ．①R271.1

中国版本图书馆CIP数据核字(2021)第275218号

本书出版受以下项目立项资助：全国名老中医药专家胡国华传承工作室建
设项目(编号：MLZJGZS－2017003)；上海市名老中医胡国华学术经验研究
工作室建设项目(编号：SHGZS－2017002)；"上海市进一步加快中医药事
业发展三年行动计划项目"——海派中医妇科流派专科联盟建设[编号：
ZY(2018－2020)-FWTX－4005]；上海中医药大学"海派中医妇科流派传
承能力培训与评价中心"建设项目(编号：JX008303)。

海派中医妇科流派常见病诊疗特色集锦
主编　陈　静　王春艳
主审　胡国华

上海世纪出版(集团)有限公司　出版、发行
上 海 科 学 技 术 出 版 社
(上海市闵行区号景路 159 弄 A 座 9F－10F)
邮政编码 201101　www.sstp.cn
上海商务联西印刷有限公司印刷
开本 787×1092　1/16　印张 16.25　插页 1
字数 240 千字
2022 年 2 月第 1 版　2022 年 2 月第 1 次印刷
ISBN 978－7－5478－5620－8/R·2448
定价：68.00 元

内 容 提 要

　　本书围绕海派中医妇科流派常见病诊疗特色展开,包括海派蔡氏妇科、朱氏妇科、陈氏妇科、骆氏妇科、王氏妇科、唐氏妇科、何氏妇科、喜氏妇科、郑氏妇科、严氏妇科、沈氏妇科、庞氏妇科共12家中医妇科流派的验方及代表性传人验案。本书分为上、中、下三篇。上篇对海派中医与海派中医流派、海派中医妇科流派传承特色、海派中医妇科流派学术特色进行简要介绍;中篇对海派中医妇科流派各个分支流派进行概述,介绍其发展源流、代表性传承人及主要学术思想;下篇则重点围绕中医妇科常见病种进行验方及验案介绍,包括痛经、妇科血证、月经过少、月经前后诸证、不孕症、妊娠病、产后缺乳、绝经前后诸证、盆腔炎性疾病、癥瘕等。每个病种下列上海各个中医妇科流派代表性验方及验案若干,每个验方下分为方源、组成、功效、主治、方解。全书内容丰富,贴近临床,实用性强。

　　本书可供中医临床医师、中医院校师生及中医爱好者参考阅读。

编 委 会

主 审

胡国华

主 编

陈 静　王春艳

编 委

（按姓氏拼音排序）

蔡勤华　董 莉　付金荣　何新慧　黄素英　李 佶
李祥云　骆 春　唐青之　王采文　王隆卉　吴昆仑
喜 棣　徐莲薇　薛永玲　杨悦娅　殷岫绮　张婷婷
郑志洁

参 编

（按姓氏拼音排序）

毕丽娟　蔡颖超　程慧琴　谷灿灿　黄家宓　孔珏莹
李华秀　李永恒　刘晓燕　宋艳华　眭 瑾　孙淑宁
万怡婷　张亚楠　朱海润　左 玲

序言

　　上海市自 2018 年启动的上海市第三轮中医药三年行动计划项目之———
"海派中医妇科流派专科联盟"建设,设计了针对社区中青年医师的基层人才培
养项目,发挥上海妇科流派云集、名家辈出的优势,在胡国华教授带领下,汇聚上
海蔡氏、朱氏、陈氏、骆氏、王氏、唐氏、何氏、喜氏、郑氏、严氏、沈氏、庞氏 12 个妇
科流派,聘请 20 位德艺双馨的流派代表性传承人为导师,带教 41 位基层中青年
医生,经过两年多坚持不懈的努力,学员们顺利结业,妇科流派的特色经验在基
层得到了有效的推广应用。

　　该人才培养项目在培养方式上具有创新性,如组建领导小组、工作小组、班
主任团队、班干部及学员小组以加强过程管理;通过临床跟师、线下培训、线上直
播、网络教学、参与课题和工作室建设等强化培养效果;通过医案总结、心得撰
写、智慧平台建设、发表论文、编辑书籍等强化成果展示。经过两年半培养,快速
提高了基层学员的妇科临床诊治思维和实践能力,为开展"全专结合"做了前期
探索,凸显了海纳百川、教学相长、辐射基层、以点带面、精细管理的项目特色,优
秀的老师、学员、管理团队共同实现了教学相长。

　　本书作为项目成果之一,系统介绍了 12 个妇科流派的传承历史和代表性人
物与成果,汇聚流派诊治常见病的特色验方,并附有精彩的验方解析和医案分
享,展示了海派妇科百花齐放、融古通今的特质,对于和全国妇科同道切磋交流、
取长补短大有裨益,流派的生命力在于解决临床不断涌现的新问题,相信当代海
派妇科流派一定能承担传承发展的新使命,深度挖掘妇科用方用药的"精"与
"专",在细微处体现流派闪光点,以格物致知的精神继续精益求精。

　　"初心不改，传岐黄救人之术；大医精诚，承杏林春暖之志。"2021 年 5 月 1 日是《上海市中医药条例》正式施行的具有里程碑意义的日子，我期待着新生代们在前辈的带领下茁壮成长，尽快成长为老百姓心目中的好医生，流派更加枝繁叶茂，开辟传承、创新、发展的新格局。

胡鸿毅

上海市卫生健康委员会副主任

上海市中医药管理局副局长

中华中医药学会副会长

上海市中医药学会会长

2022 年 1 月

前言

在上海市中医药管理局的大力支持下，第三轮中医药三年行动计划"海派中医妇科流派专科联盟"基层人才培养项目于 2018 年 12 月正式启动，整合全市 12 个妇科流派的优势资源，紧密对接基层，培养基层医师，经过 2 年实践，初见成效。本书就是该项目的建设成果之一。现将该项目的建设体会总结如下。

一、目的任务

海派妇科流派是全国著名地域性妇科流派，技术精湛，优势突出。通过妇科流派专科联盟基层人才培养，可以推动优势特色技术向基层下沉，培养一批立足基层的全专结合人才，展示海派妇科流派的强大生命力。项目注重模式创新，以临床跟师、集中培训、线上授课、医案总结、心得撰写、发表论文、著作编写、工作室建设、自我管理等方式，提高基层医生妇科临床技能和诊治思维，改变全科不专的现状，促进临床上对海派妇科临床诊疗经验应用，并掌握中医妇科常见病诊疗方法，是全专结合人才培养的新尝试。

二、实践结果

1. 师生团队　项目聘请 20 位流派导师，涵盖蔡氏、朱氏、陈氏、骆氏、王氏、唐氏、何氏、喜氏、郑氏、严氏、沈氏、庞氏共 12 个妇科流派主要传承人。导师来自 4 家三级医院(上海中医药大学附属市中医医院，胡国华、王隆卉、唐青之、薛永玲；上海中医药大学附属岳阳中西医结合医院，张婷婷、董莉、王采文；上海中医药大学附属龙华医院，李祥云、徐莲薇、李佶、付金荣；上海中医药大学附属曙光医院，殷岫绮)；上海市中医文献馆(黄素英、杨悦娅)；4 家二级医院(松江区中医医院，骆春；嘉定区中医医院，喜棣、郑志洁；浦东新区中医医院，蔡勤华；公利医院，吴昆仑)、上海中医药大学(何新慧)，其中主任医师及教授 13 人，副主任医师7人。项目学员报名78人,覆盖54家医院,分布于13个区,通过学员申请、资料初审,2019年1月经5位专家面试,录取学员41名,涵盖35个社区卫生服务中心、3个二级医疗机构、2个民营医院,其中副主任医师5人、主治医师27人、住院医师9人;本科23人、硕士17人、博士1人;平均年龄36岁。

2. 保障机制 为推动项目实施,成立联盟建设指导委员会、专家咨询委员会、合作单位工作委员会,确保联盟单位的组织协调。完善联盟日常管理制度,建立联席会议、班级例会、核心成员例会、档案管理、年度考核评估、奖惩等配套制度。强化项目组管理能力,由牵头单位组成日常管理小组,落实管理职责。充分发挥班长、组长作用,提升学员自我管理能力。强化信息管理平台建设,通过导师、学员、班级干部的微信群,联盟公众号建设、会诊及远程诊疗平台、综合管理云平台建设使用,将项目建设成果充分共享,实现互惠互利。

3. 项目推进 为推动项目建设,共组织10余次确有成效的项目推进与工作例会。2018年7月30日组织联盟建设专家论证会,2018年8月31日通过专科专病联盟项目方案院内论证会;2019年1月18日召开基层人才培养项目启动会;2019年1月19日启动学员临床跟师学习;2019年9月1日组织联盟建设阶段推进会;2019年11月1日组织联盟学员骨干工作例会;2020年1月17日组织第一学年总结会议,并对优秀学员、优秀班干部进行表彰;2020年10月23日召开第二学年阶段会议;2020年12月18日组织项目年终推进会暨导师骨干交流会;2021年4月30日,召开项目结业典礼。

4. 培训跟师 项目组制定专门学员培训手册及培养计划,并组织4次集中学习培训。2019年3月22日完成基础知识类集中培训;2019年5月31日完成妇科优势病种集中培训;2019年9月27日完成流派学术经验专题培训;2019年12月完成联合学术年会的集中培训。前3场集中培训实现网络直播授课,另外180余位妇科进修医生、研究生等参加了线下培训。同时完成20学时网络视频课件在线学习。每位学员每一年跟随一位导师临床学习,平均每周跟师2个半天,两年内每位学员共跟师老师2人。每位老师两年内共带教学员3~4人。根据导师反馈,学员跟师态度积极主动,双方教学相长,使学员妇科诊疗水平得到快速提升。

5. 阶段成果 项目组学员成长速度明显加快。2年时间里发表论文23篇;主持课题12项,其中市级1项、区级11项;参与市区级课题研究5项;入选上海市中医专家社区师带徒项目1人;申请专利1项;总结典型医案863篇,撰写学习心得 248 篇;3 人晋升为副主任医师,1 名考取博士研究生。建立健全联盟转诊机制,联盟内向上转诊人数 1 995 人,向下转诊人数 388 人;向上及向下转诊的诊断符合率为 91.13%。40 家医疗机构中 12 家新增妇科专科门诊,2019 年较 2018 年就诊患者数增长为 33%,2020 年因疫情原因就诊患者与 2019 年持平。学员妇科诊疗水平和自信心有大幅提升。完成《海派中医妇科流派常见病诊疗特色集锦》和《海派中医妇科流派传承心悟》两部学术专著的编撰。

牵头单位上海中医药大学附属市中医医院妇科学术研究与组织管理能力有大幅提升。门诊量优势病种占比超 50%。承担市科委等课题 6 项,其中市科委项目"基于'以平为期'理论中医药联合辅助生殖技术治疗不孕症的多中心临床研究"总经费达 400 万。发表论文 10 篇,培养全国第六批传承型博士 2 名,硕士、博士研究生 8 人,香港大学、温州市中医院等进修人员 10 名。

6. 拓展辐射　2020 年三八妇女节期间,项目组组织三八妇女节义诊活动,由所有导师及学员一起提供在线爱心咨询和名医直播,累计线上访问量超 1 万人次;联盟为每位流派专家拍摄网络视频课件 20 集,每集 30 分钟,已全部在"全国中医妇科流派联盟"平台播放;联盟公众号"全国中医妇科流派联盟网"2019 年至今投放文章约 300 篇,总浏览量约 25 万人次;由本项目负责人发起于 2020 年 6 月 28 日成立长三角妇科流派联盟;借助本项目研究成果,2019 年上海中医药大学设立"海派中医妇科流派传承能力培训与评价中心建设"项目。

三、实践体会

1. 领导重视是关键　项目在策划、方案论证、立项启动、推进验收各环节均得到市局领导及两个处室大力支持和出谋划策,让项目组持之以恒推进项目组织管理,取得实效。

2. 整合资源是优势　海派妇科流派资源丰富,通过资源整合才能充分发挥各自优势。该项目作为流派传承的大平台,促进了流派团结、交流融合和合作共进。

3. 师生协同是保障　该项目导师的妇科临床经验丰富,基层全科医生在临床接触到的病种也十分繁杂,双方教学相长,不仅学员收获大,老师也觉得拓宽了现代医学知识,互相促进,双方都表示满意。

4. 过程管理是基础　项目采取项目领导小组、核心管理团队、班级管理团队等层级管理模式,充分发挥项目组、班级成员、导师的积极性主动性,达到了预期的管理效果。

5. 创新模式是动力　海派中医流派传承经过三轮建设，已经在学术传承、团队建设、文化传播、临床应用上取得阶段性成果，但大部分还局限在各自建设单位内，通过本项目将流派临床实践成果广泛辐射到基层一线，在传承模式上有了新途径、新平台，值得进一步探索，将全专结合的流派应用更加向前一步。

通过该项目的实施，推进了本成果资料的编写和后续的组织出版，所有流派代表性传承人齐心协力，为本书丰富的临床经验和学术阐发贡献了积极力量。再次对所有海派中医妇科流派专科联盟的导师们致以衷心的感谢。

编　者

2022 年 1 月

目录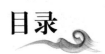

下篇　妇科常见病海派妇科验方验案荟萃

上　篇

海派中医妇科流派传承概述

第一章　海派中医与海派中医流派

一般凡是在医学学术上有一定的见解和临床特色,同时又具有学术传承脉络的,大多被称为学派或医派,结合其地域特征,在我国形成不少地域性医学、医派,如新安医学、孟河医派、岭南医派、吴门医派、钱塘医派、燕京医派、川蜀医派、齐鲁医派、中原医学等。地域性医学研究通过挖掘各地中医历史发展的脉络和中医家传流派、地域性文化特征,发掘中医药的历史、文献、文化、临床应用价值。海派中医是在近代上海特殊城市环境下,以来自全国的和在上海地域中成长的名中医群体为代表,具有海派文化特征的,在传统与创新、包容与竞争、中医与西医的碰撞、抗争和交融中形成的上海地域性中医医学派别。"海派中医"作为海派历史文化的重要组成部分,承载着上海中医积淀的深厚历史底蕴,呈现出一幅流派兴盛、海纳百川、医家云集的精彩历史画卷。"海派中医"以当时上海名医荟萃、流派纷纭、学术争鸣、中西汇通为特征,以产生大量的名医名著、不同流派的医疗实践、形式多样的报纸杂志、多种模式的中医教育、现代雏形的医疗机构以及繁荣兴盛的中医社团等为史实。在清末民初时期,上海处于特殊的社会、政治、经济、文化的历史条件下,在商品经济的快速发展、西方医学的冲击、疾病谱模式不断变化的历史背景下,形成了既保存自身传统特色,又极具包容性,不断变化创新的"海派中医"的特定内涵。"海派中医"凸显的是一种历史传承下来的特有风格和精神,蕴涵的是丰富的特色技能和地域性文化特征,展示的是未来中医药发展的趋势和方向。其创新性、开放性、活跃性、社会性、前瞻性、时代性特色突出,辐射力与影响力强大。保持发扬"海派中医"特色,对于现代上海中医药事业的发展与创新,积极影响和带动江浙地区、长三角地区乃至全国中医药发展都将起到积极的推动作用。

流派,《说文解字》曰:"流,篆文从水。""水别流为派。"《中文大辞典》谓:"水之支流曰流派。今谓一种学术因从众传授互相歧异而各成派别者,亦曰流派,按此与流别略同。"《辞海》认为流派是"指学术、文艺方面的派别"。一般认为"流派"是指一种学术中的特殊见解或技能。流派可以没有系统的学说,只要主张、见解、倾向基本一致,即可称之为流派。此外,流派形成还应具备以下三个基本要素:其一,有明确的中心学术思想;其二,有反映本派学术思想的代表性著作;其三,有学术传承的人才链和代表性人物。在海派中医中,学术流派纷呈是一个十分鲜明的特色。海派中医流派曾在近代医学史上产生过重大影响,如张氏内科、何氏内科、顾氏外科、妇科四大家、儿科四大流派、伤科八大家、针灸六大派以及推拿一指禅等,都沉淀深厚、独具特色,又交相辉映,共同促进了上海近代中医学术的繁荣和临床优势的发挥。然而,近年来由于种种因素,海派中医流派的现状不容乐观。流派维持和发展出现断层和脱节,流派部分特色日趋淡化,部分流派后继乏人,一批疗效显著的特色技术得不到继承推广。因此,2010年以来开展的海派中医流派传承研究工程建设正当其时,意义重大。"海派中医流派传承工程"作为传承模式的一种创新,在全国开创了先河,而"流派传承人才培养项目"把这一探索推向深入。《中共上海市委上海市人民政府关于促进中医药传承创新发展的实施意见》中提到:"促进中医药传承和创新,打造'海派中医'品牌,继续推进海派中医流派传承,支持建立以海派中医流派为特色的中医国际医疗和康复中心。"相信通过流派传承创新的诸多创新性举措,将进一步推动流派传承创新的成果转化为实实在在的疗效,让古老的流派再度焕发魅力与光彩、造福海内外更多患者。

第二章　海派中医妇科流派传承特色

在海派中医学术流派中,妇科流派医家荟萃,名医辈出。由于海派中医妇科学术流派是在近代上海特定的社会、经济、文化背景下形成,因此具有海派中医的文化特质,如多元性、开放性、兼容性、创新性等。

一、海纳百川,来源多元

本土流派如上海江湾蔡氏妇科,肇始于清代乾隆年间,历经200余年,相传至今已九代,代代精英。骆氏妇科发源于上海松江,起源于清代雍正后期,相传至今已有近300年的历史,祖辈世代精医。外地来沪发展如朱氏妇科,其创始人朱南山,江苏南通县四甲坝合兴镇(今属江苏海门)人,民国五年(1916年)应旅沪同乡会之邀来沪行医,晚年以妇科著称,奠定朱氏妇科基石。陈氏妇科世居浙江海盐,曾祖陈耀宗原是咸丰间御医,致仕还乡后,太平军兴,遂率家徙居上海,陈筱宝随父迁沪后,受业于上海妇科名医诸香泉门下,专治妇科几十年,逐渐形成独立流派,即后世所称之"上海陈氏妇科"。

二、不拘一格,传承多样

1. 家系传承　海派中医妇科流派继承既往基本以家学传承为主,通过上辈耳提面命亲自传授,使其学术思想、临床经验一脉相承,并不断完善,最终形成流派。如唐氏妇科肇始于宋代上海金山张堰,至今历三十二世。上海大场枸橘篱沈氏妇科至沈建侯已历十七代。上海江湾蔡氏女科传至蔡小荪已是第七代。朱氏妇科已历百年,肇始于朱南山,奠基于二世朱小南,经过三世朱南孙整理提高,成为近代妇科一大流派。陈氏妇科历经筱宝、盘根、大年、惠林祖孙三代,均以擅治不孕症和妇科疑难病症而享誉于世。骆氏妇科传至骆益君已为第七代,至骆春已为第八代。浦东王氏妇科历九世,王辉萍子承父业从事中医妇科,为上海市名中医。

2. 院校教育　几千年来,我国中医教育主要以家传和师承为主。自 1916 年由丁甘仁出资建立上海中医专门学校后,相继出现上海中国医学院、上海国医学院、新中国医学院等多所中医学校。这些学校培养造就了一大批名中医,同时对海派中医流派形成发展产生了很大影响。当时几乎所有上海医家都将自己的子嗣后辈送到中医学校接受正规教育。如蔡氏妇科继承人蔡小荪就读上海中国医学院;何氏医学传人何时希报考上海中医学院;浦东王氏妇科传人王辉萍毕业于上海新中国医学院。

3. 流派间互相学习　流派间的交叉性和包容性是海派中医的一个鲜明特点,各流派间在学术上互相学习、交流嫁接非常多见。如蔡氏女科三世蔡枕泉以医为业,犹自嫌学识短浅,四处寻师,曾求学于上海青浦县重固镇(今属上海青浦区)何氏二十三代世医何书田。当时蔡氏已成名医,但仍然虚心求学于何氏,博采众长,认为"既为三世医,当图良医实名"。而青浦何家也是著名的世医之家,也曾派子孙到蔡氏门下接受传授。朱南山、朱小南父子创办了新中国医学院,其门人弟子组织"鸣社",使朱氏妇科在沪上得以广大传扬。王氏妇科传人王辉萍曾到朱南山、朱小南父子创办的新中国医学院接受正规教育,还跟随校长朱小南临诊抄方,毕业后跟随名中医唐吉父学习妇科。因此,王辉萍在本门经验基础上传承了王、朱、唐三家实践经验。

三、亦儒亦医,底蕴深厚

中医学在长期发展中,将中国传统的人文科学与自然科学完美结合,显示出其自身的独特性和规律性,这需要学医者有广博的知识、一定的文化素养,这正是"儒医相通"的具体体现。各妇科流派的传承人均具有深厚的文化底蕴,且涉猎广泛,爱好广博。如唐氏妇科远祖在宋以前为官宦人家,因战乱频频,先祖迁移至南方,弃儒从医,从此世代为医。蔡氏妇科乃儒医世家,如四世蔡兆芝,清同治二年(1863 年)癸亥科贡生,封中宪大夫,花翎同知衔。他继承父业,精于妇科,文才医理,造诣甚深。蔡砚香多才多艺,除精通医术外,还善于书画,尤以画荷绘莲为著,并自号"爱莲居士",深得文坛赞誉,友人求墨者甚众,故有"蔡荷花"之雅号;五世蔡小香,光绪甲申黄科廪,才华出众,医名更著,尤好诗文书画,文章道德蜚声沪上,妇孺皆知,与名士李叔同(弘一法师)等义结金兰,人称"天涯五友";六世蔡香荪,学贯中西,一生行善,口碑载道;七代传人蔡小荪,自幼便习读诗文,家人常聘请清末秀才、举人为其家教,讲授国文、诗书。稍长,又聘中医名家讲习医学。朱氏妇科传人朱南孙,文娱体育她都爱好,尤其喜欢跳舞、游泳和唱京剧,曾经登台演唱过传统剧目《四郎探母》等。骆氏妇科传人骆益君兴趣广泛,对江南戏曲尤为喜爱,弹得一手好琵琶,曾被邀请上台表演评弹,自编词曲配以沪剧曲调歌唱祖国。

四、创会办学,有容乃大

海派中医非常注重学术交流,积极创办医学会,创《医学报》,创办中国医院,创办医学讲习所,创办中医学校,有效地促进了海派中医流派的发展和交融,充分体现了海纳百川、有容乃大的海派特征。如蔡氏妇科五世蔡小香于 1904 年在上海创办最早的全国性医学团体——中国医学会。"中国医学会"是中国历史上最早以中西医师携手并进的全国医界群体组织,当时上海入会的中西医师达200 余人,申请入会者遍及全国十二行省。中国医学会的创办对"通国医士得以互相研究,交换知识,洵足振兴医术,慎重生命"有着重要的意义。同时,蔡小香支持创办全国第一份医学期刊(半月刊)《医学报》,后改名《医学公报》,这是医学界最早期刊之一,发行遍及全国十二行省。1910 年又主持创办《上海医学杂志》,为振兴发展中医而高声呐喊。蔡小香还斥资创办中国医院,举办了上海第一个医学讲习所、上海中医专科训练班、蔡氏医学堂,以造就中医人才。此外还开办了兢业师范学堂等。朱氏妇科代表人物朱南山非常重视培养中医人才,1936 年斥资创办新中国医学院,并附设新中国医院研究院,延聘西医,学院先后毕业 490 余名学员,培养出饶师泉、王玉润、钱伯文、何任、朱良春等中医名家,为中医学的发展做出了重要贡献。朱小南于 1938 年 9 月任《新中医》刊社长,该刊为月刊,朱小南常在该刊发表关于自己对中医发展的一些思考,如《中医的将来》《新中医进取之途径》《念八年的三一七》等文章。

五、爱国爱民,热心公益

各流派代表人物不仅医术高明,而且非常关心中医药事业的发展和热心于社会公益。蔡氏妇科六世蔡香荪不仅是一位名医,而且一生倾心革命。早年参加了孙中山领导的同盟会,与当时革命志士常秘密聚会于自己家的蔡氏花园纵论国事,曾参与密谋广州起义,临行却因足疾未能成行。1932 年"一·二八事变"期间,由于日寇入侵,造成大批难民哀鸿遍地,流离失所,蔡香荪积极筹办难民收容所,安置灾民积极抗日。1937 年夏,日寇再次于华北宛平制造事端,发生

"七七事变"。蔡香荪继"一·二八事变"之后,又积极筹办难民收容所,安置灾民。并组织江湾爱国青年成立救护队,自任队长,捐资添置医药用品及救护器材,购备旧卡车一辆,驶赴前线,冒死抢救伤员 4 000 余众。曾创办江湾暑天医院、时疫医院,免费为老百姓治病。朱氏妇科朱鹤皋在繁忙诊务之外,还十分热衷于社会公益和中医药事业发展。20 世纪二三十年代民国政府对中医实行歧视打压,甚至要予以废止,使得国内外中医药人事群起抗争。青年朱鹤皋从那时起就积极投入到保卫中医药、图存求发展的活动中。朱鹤皋是神州医药总会和上海中医协会的执委,也是著名"三一七"运动的积极发起者和组织者之一。1929 年 6 月,国医工会接办中国医学院,朱氏捐助八千银元。

第三章　海派中医妇科流派学术特色

一、幼承庭训，崇尚经典

各妇科流派都把学习经典视为入门基础，从幼承家训到学校教育，均要求子孙、门人潜心研究经典及方书。他们对《内经》《伤寒论》《金匮要略》《神农本草经》等经典著作，背诵如流。陈氏妇科肇始人陈筱宝，早年从父学习中医经典理论，后随诸香泉学习傅青主、叶天士的学说。在中年行医施诊过程中，又得宋代名医陈素庵《妇科医要》手抄残本，遂精心钻研，并结合临床实践，对其中精辟理论和经验良方深有感悟，故医术精湛，终以妇科闻名于沪上。朱氏妇科传人朱小南，要求其女朱南孙多读《傅青主女科》《景岳全书》等经典著作。朱南孙在继承家学的基础上，汇入李东垣之脾胃学说、朱丹溪之滋阴降火说、张景岳之温阳益肾论以及王清任与唐容川之活血化瘀法，逐步形成自己独特的诊疗风格，将朱氏妇科提高到一个新的高度。王氏妇科传人王辉萍不仅熟读《金匮要略》《伤寒杂病论》等经典，还对《傅青主女科》学术思想有深入研究。唐氏妇科传人唐锡元一生手不释卷，他推崇陈自明的《妇人大全良方》，认为其奠定了妇科的气血理论。推崇傅山的《傅青主女科》，认为他创制了许多实用有效的妇科良方。

二、衷中参西，吸纳新知

海派中医以继承性、包容性和创新性展现给世人。随着西方医学的传入，上海医家并不排斥西医，认为中西医学在临证医疗中，各有所长，也各有所短。主张中西医汇通，衷中参西，不断吸纳新知，为我所用、扬长避短，突出中医特色。蔡氏妇科先辈较早就主张衷中参西。清光绪三十年（1904 年），蔡小香支持创办全国第一份医学期刊《医学报》，作为会长的蔡小香在鼎革后，《医学报》第一期发刊辞中号召中医界："今吾国当新旧交替之际，诚宜淬砺精神，冒险进取，纳西方之鸿宝，保东国之粹言，讵能故步自封，漠然置之耶？"并宣布办报宗旨"《医报》负振聋发聩之责,导以智烛,警以晨钟……"主张中西合一,吸收外来先进医学,补我不足,提出中西医学相结合的远见卓识。七世蔡小荪主张中医病因病机与西医病理变化相结合,药物传统效用与现代实验研究相结合,认为任何一门学科的发展,都必须打破封闭模式,取他长补己短,故治病遣药,常以辨证为基础,辅以现代诊疗技术,衷中参西,辨证与辨病相结合,四诊八纲与检验互参,从而提高疗效。某些病有时没有临床症状,通过检查,结合病史及疾病发展演变规律,使辨证更为全面准确,为提高临床疗效打下基础。例如,蔡小荪在防治"一月堕胎"过程中,充分利用西医学中的基础体温和人绒毛膜促性腺激素(HCG)检查,对早早孕漏红做出及时妊娠诊断与治疗,对不同原因造成的不孕症,抓住"通管、促排卵、促黄体"三大环节,疗效明显提高。王氏妇科王辉萍不拘泥一家之见,熟读《金匮要略》《伤寒论》,对自己祖先的流派有继承和发扬,在临床中不抱门户之见,师古不泥古,积极吸取现代医学理论,做到"西为中用,古为今用"。王氏开展大量中西医结合工作和研究成果,给中医的辨证施治增添了新的治疗法则。

三、用药精简,轻灵活泼

海派中医妇科流派各医家治病辨证准确,用药精简,注重药对。大多主张药到病所,中病即可,药过病所,反致有害;或药偏离病所,无的放矢,重用也无功。临床多选性味平和、药源丰富的常用药。如沪上对蔡氏妇科有"九加一、蔡一帖"之称。用药轻灵,每剂用药 10 味左右,除丸药外,20 味以上者极为鲜见,且剂量较轻,或 2.5 g,或 4.5 g,或 6 g,至多不过 10～15 g,但疗效显著。朱氏妇科传人朱南孙临诊素以师古而不泥古著称,其处方在 10 味左右,不超过 12 味,组方严谨,味味有据,尤擅药对,自成特色。庞泮池治疗妇科诸病,用药不出百十来种,组方配伍讲究一药多效、相辅相成、相反相成、动静结合。民国时期海派妇科各家之间,或以不同治疗群体,不同治疗手段,或以不同重点治疗病种,形成自己的特色。

四、古方今用,验方新用

海派中医妇科流派很多大家喜用古方,并在原有基础上创立新意。如唐锡元在临床实践基础上发现古方当归芍药散有矫正胎位不正之功。遇到妊娠后期腿痛患者,行动困难,甚则不能行走,西医诊断为妊娠坐骨神经痛,是胎儿压迫坐骨神经而引起的。遂引申其义,唯剂量稍加变动,如当归 9 g、白芍 9 g、茯苓 9 g、白术 9 g、川芎 3 g、泽泻 6 g，一般服 2 剂，至多 4～6 剂后，自觉胎儿在腹中转动较甚，旋即腿痛消失，行动自如。沈仲理根据数十年临床经验，据南宋严用和《济生方》香棱丸、金代李东垣《兰室秘藏》散肿溃坚汤、明代陈实功《外科正宗》海藻玉壶汤三方化裁为 861 消瘤片，特别取海藻与甘草合用是其特点，两者同用虽属"十八反"范畴，但此用法古方多见之，如《外科正宗》的海藻玉壶汤与《医宗金鉴》的通气散坚汤等，均以海藻与甘草同用而获良效。蔡氏妇科创立系列经验方，如治疗因痰湿阻滞而引起的月经失调的化脂调经方；治疗痛经的温经止痛方、化瘀定痛方、清瘀止痛方、逐瘀化膜方；治疗崩漏的养阴止崩方、化瘀定崩方、温阳止血方；治疗不孕症的孕Ⅰ方、孕Ⅱ方；治疗子宫内膜异位症的内异Ⅰ方、内异Ⅱ方、内异Ⅲ方等。朱氏妇科创立诸多妇科验方，如治疗虚中夹实之血崩症的将军斩关汤，主治和预防妇人子痫之钩银三豆饮，治疗肾气虚寒、冲任衰弱而引起的丝状白带之脊菟肾气丸。陈氏妇科之陈盘根学秉家传，在多年临床实践基础上研制了行之有效的验方，如调经四物益母汤、产后生化汤、安盆消炎汤等。

五、注重调治，善用膏方

海派中医妇科历来注重整体的调理，临床以求整体的阴阳平衡、脏腑安定、经络通畅、气血流通，膏方就是一种独特调理方法。海派妇科早已将膏方广泛应用于临床，历史悠久。以前膏方仅限于达官贵人服用，由于上海经济发达，加之膏方滋补力强，服用方便，且为每位患者量身定做，受到广大群众的欢迎和喜爱。膏方调治妇科疾病有其一定的优势。妇人以血为本，经孕产乳易耗血伤气，临床上以虚证较为多见，非常适合膏方调治。海派妇科专家在用膏方调治妇科疾病方面积累了宝贵经验，也出版了系列专著，如陈氏妇科传人李祥云主编出版的《妇科膏方指南》，朱氏妇科胡国华等编写出版的《海派中医妇科膏方选》。

中　篇

海派中医妇科流派
源流与学术特色

第四章　海派蔡氏妇科

一、蔡氏妇科发展源流

　　海派中医蔡氏妇科流派是儒医世家,肇始于清乾隆年间,至今历时 200 余年,目前已传至九代。历代人才辈出,儒家仁德之品亘古不变,医者父母之心代代铭记,济人之术精益求精。蔡氏妇科以其德、其术、其义,独树一帜,屹立于医界,是海派中医妇科的代表性流派之一。

　　始祖蔡杏农由儒而医,筑基建业。二代蔡半耕继承父业,初以妇科长。三代蔡枕泉遍访名医,医术日精。四代蔡兆芝文才医理,造诣精深。五代蔡小香忧国忧民,兴学图强。六代蔡香荪爱国志士,医界名儒。七代蔡小荪为现代著名中医学家、妇科临床家,上海市第一人民医院主任医师、教授、博士研究生导师,全国老中医药专家学术经验继承工作第一、第二、第三、第四批指导老师,享受国务院政府特殊津贴。蔡氏妇科一至七代均为家族内部传承,蔡小荪禀仁爱有责之家风,以无私的奉献精神,广育桃李,以促蔡氏妇科之发展。蔡氏妇科第八代传人众多,以黄素英、莫惠玉、付金荣、王隆卉、张婷婷等为代表,遍布上海市各大医疗机构。蔡氏妇科第九代传人也在第八代传人良师的教诲下,迅速成长起来。

二、代表性传承人

　　始祖蔡杏农,有儒医之称,素有济世利民之愿。中年偏爱医道,刻意攻读,苦心孤诣,手抄医书百余本,并批注补正。岐黄之术,独树一帜,治病乡里,每获良效,名声四扬。由于早年宝山江湾地处江海之滨,灾害频仍,瘟疫不断,严重威胁百姓健康。蔡杏农深感民众疾苦,告诫子孙行医时勿忘平民百姓之难。自己不仅坐堂行医,还时常携带药包,奔波于乡村阡陌,施医送药亦属常事。仁心仁术,广被颂扬,仁德之基,由此而始。

　　二代蔡半耕,绝意功名,自幼随父侍诊,潜移默化,深爱岐黄。长而广采历代名家医著、民间验方，每遇疑难病症，则深研探赜，直至领悟。无论时病伤寒、经带胎产、疮疡痘疹，均有建树，尤长妇科，多药到病除。

三代蔡枕泉(炳)，秉性聪慧，以医为业，认为"既为三世医，当图良医实名"。虽博览群书，犹自嫌学识短浅，遂遍访沪上名医世家，虚心求教，上海青浦重固镇(今属上海市青浦区)何氏二十三代世医何书田亦在其列。自此医道更为精深渊博，技术日进，声誉益隆，于妇科方面的四诊辨治、经验用药，更具特色。著有《种橘山房医论》。

四代蔡兆芝(1826—1898)，字砚香，清同治二年(1863年)癸亥科贡生，封中宪大夫，花翎同知衔。继承父业，精于妇科，文才医理，造诣精深。著有《江湾蔡氏妇科述要》《女科秘笈》《验方秘录》《临证秘传——砚香识要》等。曾治愈宝山县令之疾，当时署令陈文斌赠"功同良相"匾。蔡兆芝后迁至上海老闸桥堍，江湾女科之名益以昌盛。蔡兆芝尤擅丹青，以绘莲为著，自号"爱莲居士"，深得文坛赞誉，有"蔡荷花"之称。育有二子一女，长子钟凤秉赋虚羸，忙于诊务，劳累不支，过早谢世，次子钟骏(小香)承继发扬蔡氏家学。

五代蔡小香(1863—1912)，名钟骏，字轶侯，光绪甲申黄科廪生。精擅妇科，名闻大江南北。著有《通治验方》《临证随录》。因喜好文学书画与文坛名士往来，收藏名人书画，创办书画社。收藏历代名砚逾百，故将书斋名为"集砚斋"。蔡小香除有文人雅士之名，更以其忧国忧民，兴学图强的社会责任感、历史使命感及实际行动，为人所称颂，为子孙所敬仰。

光绪三十年(1904年)六月，蔡小香与沪上名士李平书、顾滨秋等邀集医界名流30余位，假英租界西兴桥北仁济善堂(即今上海市云南路延安东路北首)，组织"医务总会"(为上海最早之医学团体)。后改名为"中国医学会"，蔡小香任会长，丁仲祐(福保)为副会长。此中国医学会是中国历史上最早以中西医师携手并进的全国医界群体组织。同时蔡小香还资助创办最早的医学期刊——《医学报》。在清宣统二年(1910年)正月上旬中国医学会在沪召开第二次大会时，蔡小香在《医学报》第一期发刊辞中号召中医界："今吾国当新旧交替之际，诚宜淬砺精神，冒险进取，纳西方之鸿宝，保东国之粹言，讵能故步自封，漠然置之耶?"并宣布办报宗旨："《医报》负振聋发聩之责，导以智烛，警以晨钟……"主张继承中医学遗产，对于东西方医学理应"沟而通之，合而铸之"，在我国较早地提出中西医学相结合的观点，积极主张吸收外来先进医学，中西结合，融会贯通。蔡小香斥资创办中国医院，并任院长，这是在上海创办的第一家中医院。江苏巡抚程德全嘉其"勇于为善",加札延聘蔡小香为院长。蔡小香素有办学图强之愿,时正兴建家祠于蔡家花园,为了筹办新学,督促工程提前完成,于光绪三十年(1904年)春,斥私资创办"蔡氏学堂"于家祠中,开江湾私人办学风气之先。继又感到办小学并不容易,而师资培养则更难而尤迫切,1904年又在上海设立专科训练班,培养师资。光绪三十三年(1907年)秋,复办兢业师范学堂,希冀源源培养师资,以为发展小学之助。他如"精武""南洋""新公学"等校均输财助之。宣统元年(1909年),上述学堂并入中医学会附设医学堂。举办医学讲习所,造就中医人才,并提高理论实践水平。1910年蔡小香又主持创办《上海医学杂志》,为振兴发展中医而高声呐喊。他的办学实践对清末民初中西医界影响颇大,其兴学救国之热忱,实有不容泯没者。《宝山县志》和《江湾里志》均有记述。

六代蔡香荪(1888—1943),名章,字耀璋,曾肄业于同济大学医科第一期。秉承祖业,一生行善,学贯中西,董声沪上。蔡香荪乃医界志士,上诊权贵不卑不亢,下疗贫民尽心尽力。战争年代,积极投身革命,爱国救民,不惜重金,不遗余力。仁德之志乃蔡氏妇科立业之本,昌盛之翼。

蔡香荪早年参加孙中山同盟会,与当时革命志士常秘密聚会于蔡家花园,谋广州起义,临期病足,未能成行,得免于黄花岗之难。其热心公益,创办江湾救火会任会长,获消防奖章。日寇先后两次侵华,均及时组织救护队,"八一三"战役,抢救伤员达4 000余众,为当时红十字会各救护队之冠,获红十字救护奖章。同时筹办难民收容所,并营救抗日志士及中共地下党员。继又捐巨资创办江湾时疫医院,任董事长,获当时政府内政部"热心捐资兴办卫生事业"一等金质奖章。蔡香荪历任江湾崇善堂董事、宝山县公款公产处副处长、闸北救火会董事、上海国医公会委员、中国医学院副院长等职,爱国事迹,非笔墨所能尽述。1992年上海市政府文史资料委员会编辑出版《上海人物史料》中"爱国爱民的蔡氏妇科世家"篇有所阐述。《宝山县志》及《江湾里志》均有不少记载。

七代蔡小荪(1923—2018),字一仁,号兰苑,秉性敦厚,仁心仁术,父传师授,家学渊源。为上海市第一人民医院主任医师,教授,博士生导师。1950年后即兼任上海中医学会妇科委员会委员、副主任委员,1984年当选全国中医学会妇科委员会副主任委员。历任上海中医药大学专家委员会名誉委员,兼职教授。1991年被国家中医药管理局批准为全国老中医药专家学术经验继承指导老师。曾获"全国老中医药专家学术经验继承优秀指导老师""全国中医妇科名专家"等荣誉称号。自1981年起,蔡小荪长期担任上海市高级科学技术专业干部技术职称评定委员会中医科评审组成员。1992年起享受国务院政府特殊津贴。1995年被评为"上海市名中医",兼任评委。1995—1996年载入英国剑桥《国际医学名人大辞典》,2006年获"首届中医药传承特别贡献奖"。

　　蔡小荪在学术上宗古而不泥古,博采众长,融会贯通,创立了一整套妇科审时论治的学说和中医周期疗法,为中医妇科事业做出了较大的贡献。在临床上主张审时论治,周期调治,衷中参西,辨证辨病。诊治妇科病以肝脾肾为纲,调理气血为主;治病求本,通因通用;用药轻灵,效专力宏。曾主编《经病手册》《中国中医秘方大全·妇产科分卷》《中华名中医治病囊秘·蔡小荪卷》《蔡小荪谈妇科病》《中医妇科验方选》《莲开无声香自飘——国家级中医学术流派蔡氏妇科》《上海蔡氏妇科历代家藏医著集成》等,编审《蔡氏妇科经验选集》《中国百年百名中医临床家丛书·蔡小荪》等。1994年主要负责起草完成《中华人民共和国中医药行业标准·中医病证诊断疗效标准(妇产科部)》,并任编审委员。另外还参与编写《中医中药防治妇女疾病手册》《女科汇集》《全国名医妇科验方集锦》等多部著作,发表论文多篇。1991年指导门人共同完成"五行模型的研究",获得国家中医药管理局中医药科学技术进步奖二等奖。蔡小荪躬耕杏林七十余载,诚仁立身,钻研医术,精益求精,继承和发展了蔡氏妇科流派的学术内涵;广育桃李,培养了第八代传人,造福众坤的同时也使蔡氏妇科流派日益壮大、蔡氏妇科流派精神发扬光大。

三、蔡氏妇科主要学术思想

　　1. 育肾调周,审时论治　蔡氏妇科流派治疗妇科病证重视调和气血、调理冲任、肝脾肾为要。蔡小荪在继承蔡氏妇科先辈的学术思想基础上,结合多年临证实践,于20世纪70年代初创立蔡氏妇科流派育肾调周理论,提出月经周期四期生理特点和调治妇科疾病的思路,认为肾气、天癸、冲任作为生殖轴内环境处于平衡状态,这种平衡状态应与大自然的阴阳相对应,即天人相应、阴阳和合。提出:"女子月经以肾气为主导,受天癸调节,又在肝藏血调血、脾统血化血、心主血、肺布血的协同作用下,冲任气血相资,胞宫出现虚而盛、而满、而溢、而虚的月经周期,并随着阴阳消长、气血盈亏而出现月经期、经后期、经间期、经前期。"

月经期(经水来潮至净):胞宫气血由满溢渐泻至空虚,肾气、天癸作用相对消减。凡经期、经量、经色及经味异常均可在此期调治。常用疏调、通下、固摄诸法。经后期(经净至排卵前):胞宫气血由虚至盈,肾气渐复渐盛,从阴阳论是阴长之时。此期是调经、种子、消癥的基础阶段,当补则补,当泻则泻,随其从而治之。经间期(排卵期):肾气充盛,是阴阳转化、阴极生阳、阳气发动、阴精施泄的种子时期,若交接合时有受孕可能。治疗以促进阴阳转化为宗旨。经前期(排卵后到经潮前):肾气实而均衡,阳盛阴长,气血充盈,治疗以维持肾气均衡为原则,又是调治月经前后诸疾及经期诸疾的关键时期。在具体治疗中,将四期生理和妇科诸疾病理特点有机结合,制定出不同的周期调治法,并创立一系列自拟方剂。如治疗不孕症之"育肾助孕周期调治法",治疗子宫内膜异位症之"化瘀散结周期调治法"。其他如治疗闭经之周期调治法,治疗功能失调性子宫出血之周期调治法,治疗多囊卵巢综合征之周期调治法等,均在临床取得较好疗效。

2. 通调气血,治病求本　蔡氏妇科强调气血为人体生身之本,以通调为顺,气血不调,经候不能如期,或阻碍两经相搏,导致不孕。根据女子多气多郁的特点,强调女子经候皆以血为基础、气为动力,主张"气以通为顺,血以调为补""通、调"相结合的学术思想。临证采用以调为主,养血为先,理气为要,将疏肝理气法作为妇科常用之法。即使调血诸方,亦皆以理气为先导。如痛经诊治,认为不能单纯止痛,强调审因论治,治病求本。主张"求因为主,止痛为辅"。治以通调气血,以当归、牛膝、香附、延胡索、丹参、白芍、川芎、红花为基本方,并结合病因,辨证加减治疗。如崩漏诊治,或云崩漏之治莫非止血,蔡小荪认为在于首辨阴阳,塞流勿使留瘀。出血色质赤紫稠厚多属阳崩,阳崩宜养阴凉血;黯淡质稀多属阴崩,阴崩宜温阳止血。治疗时贯彻通调之法,反对一味止血,主张止血之中有活血而不使血止成瘀。因此,止崩方中常用生蒲黄、血竭、花蕊石等。

3. 衷中参西,病证融合　蔡氏妇科在学术上海纳百川,博采众长。对待各家学说,主张宗古而不泥古。对待西医学,亦主张兼容并蓄、融会贯通。蔡氏妇科先辈就主张衷中参西,蔡小荪更加重视,主张中医病因病机与西医病理变化相结合,药物传统效用与现代实验研究结合,提出"临证时不能拘泥一法一方,而要充分利用西医学知识,辨证辨病,中西医结合,大胆创新,才能更好地为患者解除痛苦"。如同是月经不调无排卵引起不孕,原因却非常复杂,有多囊卵巢综合征、下丘脑性内分泌失调、高催乳素血症等不同原因引起,若单纯根据辨证结果采用补肾调冲法为主,多不能取效。必须结合西医学检查,确定属何种原因导致,采用辨证辨病相结合才能提高临床疗效。如高催乳素血症患者,有时临床仅表现为月经失调、不孕。据此辨证一般为肾虚冲任失调,但采用育肾调冲法治疗往往效果不显。如果再根据实验室检查有催乳素增高者,辨证属肝胃郁热、冲脉气机失调所致,可采用玉烛散加减养血泻火疏肝,清胞络结热,临床常可获得较满意疗效。若疗效不满意时,再结合西药溴隐停,中西医结合同时治疗,效果亦佳。

4. 用药轻灵,通权达变　蔡氏妇科用药以简、轻、廉、验为准则,并参晚清孟河四家之一费伯雄的醇正和缓思想,使蔡氏妇科用药特色有新的升华。沪上对蔡氏妇科有"九加一、蔡一帖"之称。析其原委有三:其一,数百年临证积累,用药如用兵。蔡氏妇科对各种中药在妇科领域中的作用了如指掌,去粗取精,千锤百炼,运用中药得心应手,更加之辨证精到,故而每剂用药10味左右,奏效显著。其二,妇科疾患经、带、胎、产,尤以经、胎、产,变化多端且于瞬息之间,因此处方用药,随症而变,从不拖泥带水,故而处方以3~7剂为限。其三,用药轻简。纵观《内经》以来,经典处方遣药一般在10味左右,除丸药外,20味以上者鲜见。蔡氏妇科强调临证处方用药"轻灵醇正",处方随症取用10~12味药,剂量轻者1~3 g,重者12~15 g,每剂总量大都在70~100 g。反对杂乱无章,药物堆砌,甚至相互抵消,亦防劫阴、耗气、伤肝碍脾之弊。如调经药常选当归、丹参、川芎、香附、生地,熟地用量不过10 g,理气止痛药中除乌药、延胡索、郁金、路路通、川楝子诸品用量至10 g外,其余疏肝理气药如柴胡、青皮、枳壳均5 g,公丁香、降香、玫瑰花、木香、佛手类仅用1~3 g。

5. 顾护中土,兼顾肝脾　蔡氏妇科治疗妇科病重视顾护脾胃。蔡氏先贤深受许叔微、李东垣、薛立斋等医家的影响,认为临床疾病凡先天不足者,但得后天精心培养,或可弥补先天之虚而后强壮;而后天之不足,若不得重新恢复其运化、滋养之功,非但使脾胃之气日虚夜衰,即便先天强盛之元气精血,也会因失于后天精微的调养、滋生、充实,而告匮乏。因此蔡氏妇科特别强调在临证治病中要善于顾护脾胃,以保证血气之源不竭,从而截断疾病进一步发展变化。治病过程中除运用治疗疾病所需药物外,每多注意兼顾调治脾胃运化功能。

临床习惯某些药物炒用,一则借以改善药性之偏,二则使其焦香,增进健脾之力。党参、白术、茯苓、谷芽、陈皮之属是常用之品,旨在健脾和胃,以增强生化之源。最常用茯苓,因茯苓味甘淡,甘则能补,淡则能渗,甘淡属土,具有健脾和中、利水渗湿之功,其药性缓和,补而不峻,利而不猛,既能扶正,又可祛邪,为防治脾胃虚衰的要药,因此在孕Ⅰ方、孕Ⅱ方等系列方中,均将茯苓列为主药。此外,对腥臭气烈药物,如治瘀滞腹痛之五灵脂,治赤白带下之墓头回,破除癥积之阿魏等药,认为有碍脾胃,用时尤应审慎,对脾胃失健者则应注意避免使用。又因妇人以气血为本,气血不和则百病乃生。女子阴性偏执,易使肝失疏泄而致气机升降出入失常,引起诸疾。而气能生血、气能行血、气能摄血,不仅气之病变会影响血之病变,血之病变也易引起气之病变。肝主疏泄,脾为气血生化之源,两者与气血关系密切,因此,临证治疗妇科病证当兼顾肝脾,以取其效。

第五章　海派朱氏妇科

一、朱氏妇科发展源流

朱氏妇科是近代杏林一大流派，由朱南山创于 20 世纪初，已历百年。朱氏妇科，名家辈出，医术精湛，救人无数，尤其热心医学团体教育事业，创办新中国医学院，其声望之隆，饮誉全国，称道海外。朱氏妇科肇始于朱南山，又由其传人朱小南和朱南孙不断融入新说而得以发扬光大，传承至今已经五代。有名人撰，其绩有三。其一，兴学校，传文脉。1935 年，朱南山在沪设立新中国医学院，延聘名师，阐授道业；其后朱小南继承父志，光大学府，一时执礼者遍于东南，至今中医界前辈巨子，多有列于门墙。朱氏父子不畏艰难，创业办学，挽中医人脉于狂澜，立国学砥柱于中流。此其功也。其二，治学术，创名流。中医学术素贵师承，千年以来，流派纷呈，各擅胜场。朱氏治学专精，学术尤擅妇科，制定《妇科十问口诀》，创立名方，独秀于江南。此其业也。其三，施仁术，惠社会。妇科向为疑难，非止关系生命，且牵涉嗣出，尤为百姓所重。朱氏三代致力于斯，行医百年，泽被乡里，益延海外，素为病家所推崇、士民所仰望。此其德也。

二、代表性传承人

朱南山(1871—1938)，名庆松，又名永康，江苏南通人。少时家贫，嗜读医书，拜南通儒医沈锡麟为师。宗张子和学派，以治时疫重症成名于乡里。1916年应旅沪同乡会之邀来沪行医，设诊所于开封路同兴里，渐以妇科著称。朱南山崇医德，精医术，审证用药，殚精竭虑，务求其当，善用大方峻剂挽救危疾，立竿见影。朱南山晚年求治者以妇人居多，遂以擅长妇科著称。对妇科论治注重调气血、疏肝气、健脾气、益胃气，仿仲景"十问"之意，制定的《妇科十问口诀》为："一问年月二问经，及笄详察婚与亲；三审寒热汗和便，四探胸腹要分明；头痛腰酸多带下，味嗅辨色更须清；五重孕育胎产门，崩漏注意肿瘤症；六淫七情括三因，八纲九候祖先问;本病杂症弄清楚,十全诊治方得准。"奠定朱氏妇科学术思想的基础。

朱小南(1901—1974),原名鹤鸣,为朱南山长子,成为朱氏妇科继承人后改名小南,是近代医学教育史上著名的医学家、教育家。18 岁随父临诊,秉承家学,尽得父传。20 岁即在沪应诊,早年通治内外妇儿各科,中年以后尤擅妇科。1921 年正式随父应诊,很快赢得患者信任,1936 年协助其父创办新中国医学院,先任副院长,后继其父任院长,并兼中医妇科教授。组织"鸣社"研讨学术和昌明医学。1952 年参加上海市公费医疗第五门诊部,创建了当时上海医院中第一个独立的中医妇科,任职主任,担任上海市中医妇科学会主任委员。兼任上海中医学会妇科组组长,中华医学会妇产科分会委员。朱小南临证尤重切脉触诊,诊乳以审肝气之舒郁,按腹以辨胎孕癥瘕,颇具特色。善治崩漏、痛经、不孕、带下病、产后病等。对奇经八脉与妇科的关联具独特见解。他指出:脏腑、气血、其他经络有病变会影响冲任,造成经、带、胎、产诸病,而冲任失调又可影响脏腑、气血、其他经络而产生疾病。对于奇经虚实之复杂病症,制定了具体治则和方药,如用辛苦芳香法温通瘕聚;用食血虫类药治经脉气滞血瘀;以腥臭脂膏之润治秽带精枯;以奇经膏冬季进补治崩漏连绵、奇经虚惫等症。

朱南孙(1921—　　),1941 年随父襄诊,1942 年毕业于新中国医学院,1952 年加入上海市公费医疗第五门诊部(上海中医药大学附属岳阳中西医结合医院前身)。现为上海中医药大学附属岳阳中西医结合医院终身教授、上海市名中医、国医大师。作为上海市非物质文化遗产项目朱氏妇科代表性传承人,毕生以发展流派为己任,传承中医文化,光大国学精粹。被誉为朱氏"三代一传人"。她济世八十载,提出审动静偏向而使之复于平衡的观点,总结从、合、守、变四法,为诊治妇科疑难病建立了一套朱氏妇科特色理论体系和治疗方法,临床疗效显著。2009 年被评为全国首届名中医工作室及全国首批先进工作室,又先后入选全国首批名老中医专家传承工作室、海派中医朱氏妇科流派传承研究基地、国家中医学术流派传承工作室等建设项目。已百岁高龄,培养后学,传承队伍已遍及海外。培养第四代主要传承人有胡国华、王采文、董莉等人。

胡国华(1952—　　),教授,博士生导师,主任医师,上海市名中医。1990 年入选全国首批老中医药专家学术经验继承班,拜师朱南孙,是全国老中医药专家学术经验继承第五、第六批指导老师。培养主要传承人有陈静、王春艳、黄彩梅、张亚楠、谷灿灿、毕丽娟、倪晓容等人。

董莉(1970—),医学博士,教授,主任医师,博士生导师。朱南孙的学术秘书,上海中医药大学附属岳阳中西医结合医院妇一科主任。目前主持朱南孙工作室工作,培养主要传承人有黄宏丽、夏艳秋、蒋卓君、宋靖宜、眭瑾等。

三、朱氏妇科主要学术思想

1. 乙癸同源,肝肾为纲 朱氏妇科从肝肾同源及冲任隶于肝肾这一生理特征出发,认为肾为脏腑之本,十二经之根,藏精主胞胎;而肝藏血主疏泄,肾同居下焦,相火寄于肝肾,可谓"肝肾乃冲任之本"。经孕产乳受肝肾所统,肝肾协调,则经候如期,胎孕乃成,泌乳正常,故提出"治肝必及肾、益肾须疏肝",肝肾为纲、肝肾同治的观点。朱氏妇科辨证用药多体现这一特点,如:软柴胡、淡黄芩、广郁金、青蒿、夏枯草等疏肝清肝方中,常配女贞子、桑椹子、枸杞子、川断、桑寄生等益肾之品;在滋补肝肾方中少佐青皮、川楝子等疏达肝气之药。强调肝肾在月经周期中的作用,如:经前肝气偏旺,宜重于疏肝理气以调经;经后肾气耗损,着重补源以善其本。经其父小南变通应用于妇科肝旺肾亏的"扁鹊三豆饮",朱南孙补充地黄、钩藤等滋肾清肝之品,扩大施用于胎产诸症及妇人面部褐斑。

2. 尤重奇经,冲任通盛 朱小南尤其注重奇经,注重将冲任与脏腑、气血、其他经络的生理、病因病机关系结合起来,而且详细总结了奇经虚实的具体治则和常用方药,如:用辛苦芳香法温通癥聚;用食血虫类药治冲任瘀滞;用腥臭脂膏之润治秽带精枯;以奇经膏冬季进补治崩漏不止、奇经虚损。朱南孙在继承基础上对冲任虚损的病因病机、选方用药方面更趋全面。如久婚未孕,胞脉阻滞,勿忘气虚鼓动无力之因,治以补气通络;房事不慎,热瘀交阻,冲任阻塞,又宜清热化瘀,疏理冲任。针对妇女月经周期变化时冲任气血盛衰也会出现生理性变化的特点,将补充冲任和疏理冲任药有机组合,应时而施,分别用于月经周期各个阶段。如不孕症,经间、经后以巴戟天、肉苁蓉、淫羊藿、枸杞子、菟丝子等为主温养冲任;经前期以柴胡、香附、路路通、娑罗子等为主疏理冲任。谓冲任以通盛为贵,任通冲盛,毓麟有望。

3. 处方精专,善于变通 朱氏妇科辨证确当,用药精而不杂,制方多在十味左右,不超过十二味,组方严谨、尤善药对。朱南山早年创制治严重血崩证验方"将军斩关汤",有"补气血而驱余邪,祛瘀而不伤正"之功。后朱小南"治血证以通涩并用为宜",加以演变,以"失笑散"为君,合"将军斩关汤",更新为具有祛瘀生新止血之效,治疗重症崩漏、月经过多的验方。同以"失笑散"为君,配古方"通幽煎、血竭散"中诸药化裁成一首治血瘀重症痛经的验方——加味没竭汤（即化膜汤）。讲究配伍，或相须相使，或相反相逆，主次分明，药简量中。如病体极虚，过补壅中，药量宜轻，常用6～9 g，缓缓进取，渐收功效。

4. 从合守变，燮理阴阳　朱小南根据《内经》"所胜平之，虚者补之，实者泻之，不虚不实，以经取之"及"谨察阴阳所在而调之，以平为期……"总结出"从、合、守、变"四法平衡阴阳治疗原则。采取纠动静失衡之大法：动之疾制之以静药，静之疾通之以动药，动静不匀者，通涩并用而调之，更有动之疾复用动药，静之疾再用静药以疗之者。

"从"，反治也。如寒因寒用、热因热用、通因通用、塞因塞用。如经少、经愆、乳少、经闭，病似静闭，应以动药通之、导之，然审证属精血不足、元气衰惫，宜以静待动，充养精血，调补元气，"血枯则润以养之"，亦即以静法治静证。再如崩漏、带下，状似动泄，似以静药止之、涩之，然究其病因，实属瘀阻、癥积、湿蕴，须以动治动，用化瘀、消癥、利湿法治之。所谓"澄其源，则流自结"。

"合"，兼治也。病有夹杂，动静失匀，虚实寒热兼见，制其动则静益凝，补其虚则实更壅。两全之法，在于合治，药可兼用，朱小南常取七补三消、寒热并调、通涩并用，喜用药对组方。如：治血瘀崩漏不止，以通涩并用法调治，仙鹤草配益母草，通涩并用；体虚证实之癥瘕之证，用攻补兼施，如以莪术合白术，消补相伍，寓攻于补，治脾虚痰凝之经闭积聚。

"守"，恒也。对病程较长，病情复杂的慢性疾患，辨证既确，坚证守方，"用药勿责近功"，缓缓图治，以静守待其功。

"变"，变通也。即治法视症情转变，用药须根据疾病的不同阶段，灵活应用。治病贵在权变，法随证变，并要因人、因时、因地制宜，及时调整治法。如不孕症，症情多复杂，年轻者常伴盆腔炎，输卵管受损，缠绵不愈，临证先治病为主，然后调经，经调后助孕。

"从、合、守、变"四法分述有异，皆从紧扣病机出发。这只是妇科临证经验的高度概括，其内涵体现在妇科诊疗的各个环节。

5. 衷中参西，力求实效　朱小南运用现代科学方法系统地研究了验方"加味没竭汤"治疗痛经的机制。对输卵管阻塞性不孕，她主张整体调节（中医药调治）和局部治疗（输卵管通液）相结合。如子宫腺肌病和外在性子宫内膜异位症都是内膜异位，前者活血化瘀、消癥散结，后者则加疏肝理气药。

6. 临事制宜，随时应变　"时"，除指通常的四季寒暑变迁外，朱南孙还强调注意妇女经、孕、产、乳四期变化及少年、青年、壮年(生育期)、围绝经期、绝经后等年龄阶段的期别。因此决定了临床用药的时间性、阶段性。例如：痛经气郁型,宜在行经前几日有乳胀、胸闷、小腹作胀时服药,疏肝调冲则经水畅行;血瘀痛经,行经初期,经水涩滞,腹痛夹瘀时,宜活血调经,瘀散经畅,腹痛可消;虚性痛经,宜平时调补,体质渐壮,行经期间不一定服药,痛经也会渐渐减轻。痛经又有婚前婚后之别,婚前痛经较为单纯,大多属先天肝肾不足,气血虚弱,或寒凝血瘀之类;婚后痛经常夹房事不洁之湿热瘀滞证,治当有别。

第六章 海派陈氏妇科

一、陈氏妇科发展源流

陈氏妇科缘起清代咸丰年间御医陈耀宗。陈耀宗于 1851 年 32 岁时进宫，40 多岁致仕迁居上海浦东行医，故世称"浦东陈家"。陈氏妇科创立于陈筱宝，其学术渊源本于陈素庵、傅青主，自成独到见解，其主要学术思想为"患者以元气为本""妇科以调治血分为主""妇人杂病以调肝为中心"。后各代传人在学术上继承陈筱宝之传，临证善调治月经病、不孕症、产后病等妇科疾病。以陈筱宝、陈盘根、陈大年、陈惠林 4 位为代表人物的陈氏妇科，与蔡氏、朱氏、胡氏妇科并称沪上，是上海著名的妇科四大学术流派之一，享誉沪上已有近百年历史，其中陈筱宝与其子陈盘根、陈大年并称"陈氏妇科一门三杰"。陈氏妇科既是中医妇科学术流派的重要组成部分，也是海派中医众多学术流派重要组成部分之一。陈氏妇科奉行祖传医德，陈筱宝以"吾尽吾心"为座右铭，以"心德、口德、行为德"为行为准则。陈氏妇科认真严谨的治学和诊病态度伴随着知识传授，影响着后世传人，形成陈氏一派高尚的医德、医风和精湛的医术、医技。

二、代表性传承人

陈耀宗(1819—?)有良好医技医德，而立之年后被当局举荐成为宫廷御医。于 1851 年 32 岁时进宫，服务皇室 10 余年，这段时间正是咸丰皇帝由于太平天国运动被逼得生活最糟糕的时期。咸丰皇帝寝食俱废、焦头烂额，26 岁的皇上为了逃避现实，经常"寄情声色"，病上加病，"身倦体弱"。因为不时卧病，加上"时洪杨乱炽，军书旁午，帝有宵叶劳瘁"(《崇陵传信录》)，故正当盛年的皇上常有御医服侍身边。致仕回乡后，陈耀宗迁居上海浦东行医，为劳苦苍生服务，陈氏妇科在处方中经常呈现绝技，都是祖上遗留的宫廷秘方，世称"浦东陈家"。在陈耀宗身上体现出陈氏医学或陈氏妇科的发轫，因为没有陈耀宗就没有后来的陈筱宝,也就没有后来产生深远影响的陈氏妇科的开宗立派。

陈筱宝(1873—1937),字丽生,祖籍浙江。陈筱宝诞生于上海浦东洋泾,自幼聪慧,6岁入私塾,15岁陈家搬至南市三牌楼72号,随父学医,常伴左右,聆听父亲教诲。复从上海诸香泉受业,诸公深得傅青主、叶天士诸家之学,专长妇科,名重当时,筱宝尽得其传。中年时,更得宋代名医陈素庵《妇科医要》手抄本,内多透彻妇科理论与临床验方、良方,陈筱宝潜心研究著说中有关女科病证的多端变化与临床诊治后的疗效观察,经长期反复深研,领悟其精髓。年复一年,陈筱宝从诊病中积累了丰富的临床实践经验,与理论感悟结合,终自成一派,创立陈氏中医妇科学说并专注于中医妇科。陈筱宝初时置业开诊于上海南市三牌楼,由于其医术精湛,求治者接踵不暇,门庭若市,盛况空前,行医40余年,名誉江南。陈筱宝在一生的行医生涯中,谦虚谨慎,勤奋好学,闲时博览古今医术,广搜验方良方,随诊时逐加个人心得,灵活应用。几十年的随诊记录、临床医案,终成《陈氏妇科医事散记》四卷,计几十万字,惜抗日淞沪战争中南市三牌楼诊所受战火波及被炸,此陈氏重要临床医案卷有部分被毁,甚惜。1937年,陈筱宝重新置业于上海法租界巨籁达路(今巨鹿路)691号为新诊所,就医的人随即从南市追随到巨籁达路,可用门庭若市来形容。

陈盘根(1897—1976),陈筱宝长子,幼承家学,青年时完成学校学业后,经常于父亲陈筱宝临诊时立于其侧,细心观察父亲临床诊要,熟背汤头歌诀,善记中药配伍,喜研究,18岁后已开业独立应诊。中华人民共和国成立后,除设私立门诊外,还兼任上海市多家医疗机构专职妇科中医师。行医60余年,对女科闭经、痛经、带下、产后月经不调、不孕症及妇科各类疑难杂症疗治尤多,并结合其临床实践,创新研制了许多有效方剂,如陈氏调经丸、陈氏玉液金丹、清湿愈带丸等,深得广大病家称赞。著有《陈筱宝女科医案汇编录》,并发表《陈氏妇科临床心得》《妇科要略》《陈氏"妇宝"临床应用——100例疗效分析》等学术论文。

陈大年(1900—1975),陈筱宝次子,青年时毕业于中法书院,后遵嘱随父侍诊,刻苦钻研陈氏家传妇科学说,对陈筱宝独特医术心得领悟善解,深得其传,医术高超。中华人民共和国成立后,历任上海中医学院(今上海中医药大学)妇科教研组组长,上海中医学院附属龙华医院(今上海中医药大学附属龙华医院)妇科主任、教授,上海市中医药学会常务理事兼妇科学副主任委员,全国计划生育委员会委员,中华中医药学会理事,中华医学会妇科学会委员,上海市政协第三、第四届委员,民盟盟员。著有《中国妇产科医学发展简史》等著作,发表《中医中药治疗月经病百例之临床分析》《陈氏妇科临床要诀》等数十篇学术论文,参与编写全国中医学院妇科教材并任教材组组长,兼任上海第一医科大学(今复旦大学上海医学院)、上海第二医科大学(今上海交通大学医学院)、上海体育学院等诸多专业医科及关联大专院校和部门的中医顾问。

陈惠林(1924—　),陈筱宝之长孙,幼承家学,随从父亲、祖父、叔父之旁,勤奋于岐黄经典。1944年毕业于中国医学院,并从学于当代名医秦伯未门下。医治各种常见病、疑难杂症及各种癌症达数十万人次。尤对妇科常见疾病、不孕症等疑难病症,积累了极为丰富的经验,被誉为江南"妇科圣手"。其学术造诣,独具匠心,理论方法,风格独特,自成一派。1984年退休后定居香港行医,并注册创立香港陈氏医药有限公司,广大陈氏祖传方,开发了妇宝、神效镇心丸、益肾宝、立公宝、参芪精华、疗痛灵等中成药。陈惠林经常奔走于美国、日本、新加坡等地,为推进中医药学术交流忙碌。培养第五代主要传承人有陈小林、陈友林、陈三林等嫡系传人,和曾真、徐莲薇等。

王大增(1924—　),陈大年得意门生。1949年毕业于上海医学院医本科。1949—1960年在上海医科大学附属妇产科医院工作。1956年参加中央卫生部委托上海市卫生局、上海中医学院联合举办的第一届西医离职学习中医研究班,1959年毕业,获卫生部奖状和银质奖章。1960年迄今在上海中医药大学附属龙华医院工作,现任上海中医药大学附属龙华医院妇科顾问、教授、主任医师,从事中西医结合妇科、计划生育医疗教学科研工作60年。其对中草药天花粉终止妊娠的研究获全国科学大会奖、上海市科技成果奖、上海市卫生局科技成果奖。王大增学术上主张妇女病应重在治肝、注重气血和冲任的调整,倡导中医妇科现代化、主张妇科辨证论治和疾病的病理生理相结合,首创化瘀通腑法治疗子宫内膜异位症,清心平肝法治疗围绝经期综合征,对月经病、产后病和手术前后的调治、不孕症、子宫肌瘤的治疗都有较深的研究和体会。培养第五代主要传承人有郑锦、李佶等人。

李祥云(1939—　),自1964年从上海中医学院毕业后一直从事中医妇科的临诊工作,师从陈大年。教授、博士生导师,上海市名中医,全国老中医药专家学术经验继承第五、第六批指导老师,全国名老中医李祥云工作室和上海市名老中医李祥云学术经验研究工作室指导老师,上海中医药大学专家委员会委员。李祥云提出了"补肾祛瘀"的学术观点,临床取得了较好的疗效,"补肾祛瘀方"被国家级全国高等中医药院校规划教材《中医妇科学》收录。李祥云在科研上也取得良好的科研成果，"中期妊娠引产药"获全国科学大会重大科技成果奖，"15甲基前列腺素 $F_{2\alpha}$"获上海市重大科技成果奖三等奖，"天花粉蛋白注射液"获全国医药卫生科技成果展览会金杯奖。培养第五代主要传承人有郑锦、徐莲薇、李俊箐、刘敩、王珍贞等人。

曾真（1943—　），师从陈惠林，擅长子宫肌瘤、卵巢囊肿、子宫内膜异位症、多囊卵巢综合征、不孕症（特别是输卵管性不孕）、月经不调等的治疗。先后发表了《陈惠林治不孕症》《陈惠林治疗子宫肌瘤的经验》《陈惠林益肾培脾治疗胎漏、滑胎经验》等多篇论文。培养主要传承人有曹诚等。

李佶（1966—　），师从王大增，第四批全国老中医药专家学术经验继承班继承人。擅长妇科疾病，尤其是不孕症、先兆流产、月经病、围绝经期综合征和子宫内膜异位症的治疗。李佶全面继承陈氏女科特别是王大增的学术思想，继承了陈氏女科以血为要、以元气为本、以肝为中心的学术思想，以活血养血、补肾安胎法治疗先兆流产，取得较好的临床疗效。目前主持王大增工作室工作，培养主要传承人有倪爽、陈应超、王晓轶等28人。

郑锦（1968—　），1995年起攻读硕士学位，导师李祥云、王大增。在随两位老师门诊学习中，积累了丰富的临床经验，在继承陈氏妇科学术思想基础上，采用补肾药物时，加用养血活血药物改善子宫卵巢的微循环、恢复排卵，取得了良好的临床效果，擅长治疗卵巢储备功能下降、卵巢早衰、围绝经期综合征等妇科疾病。培养主要传承人有赵巍等。

徐莲薇（1969—　），上海市中医药领军人才、上海中医药大学附属龙华医院中青年名中医，陈惠林入室弟子，全国第五批老中医药专家学术经验继承班继承人，师承李祥云，在继承陈氏妇科"以肝为中心""以血为要""以元气为本"的学术思想基础上，重视"调养肝脾、气血同治"诊治妇科疾病，擅长治疗多囊卵巢综合征、卵巢早衰、围绝经期综合征等月经病、不孕症、子宫内膜异位症等。目前主持李祥云工作室工作，培养主要传承人有李盛楠、刘慧聪、赵莉、陈逸嘉、肖珊等。

三、陈氏妇科主要学术思想

1. 强调以元气为本　陈氏妇科认为"患者以元气为本"，徐灵胎的"元气存亡论"中有云"气为血帅"，人体元气充沛，自能调节去病。因此，治病当以不损伤元气为主，维护元气为先。陈氏妇科认为，如疾病可缓和调治，不可急于投之峻烈之品以防伤及正气；如若病重必须攻泻取效，仍需寓补于攻，配合补益之品以扶助正气。陈氏妇科在调经方面遵"患者以元气为本"为要旨,注重气药的应用,即善用补气药与理气药,时时顾护正气。例如在治疗崩漏时,先予黑蒲黄散塞流止血,而后加入补气理气之药以达澄源、复旧之目的,体现了《傅青主女科》中治疗血崩"不先补其血而先补气也"的思想。又如治疗癥瘕,陈氏妇科认为饮食起居失常、风寒湿外侵、正邪相搏、正气虚损或七情内伤致气血运行失常,恶血留而不泻而成血瘀,久为癥瘕,故治疗以"活血化瘀、理气通畅"为主。但如若长期大剂使用攻伐之品,常常损伤脾胃之气。因此在临证中除活血破瘀外,还会加入炒白术、焦山楂、焦六曲、炒谷芽、炒麦芽、鸡内金等健脾养胃之品以顾护胃气,攻补兼施,寓攻于补。

2. 以调治血分为要 陈氏妇科重在调治血分,并以养血和血为主,遵"枯者滋之,瘀者行之,逆者顺之,热者清之,寒者温之"的治疗原则,认为"滋血宜取滋畅,行瘀亦取和化,顺气应取既达,清不可寒凉,温不宜辛燥"。陈氏妇科治疗月经不调,特别注重"调"字,认为月经失调者皆由冲任失调所致,治疗时宜和营养血,疏调气机。如因风、冷、寒、湿与血互结成瘀之月经后期者,治疗以温经散寒、行滞去瘀的同时,亦须顾及血分,养血和血,以期祛邪不伤正,不可多用峻烈逐瘀的药,如干漆、蟅虫等,倘过分使用苦寒辛热,或攻击刺激的药,反会伤及气血、脏腑功能,加重症情。在产后病中,考虑产后多虚多瘀的病机特点,当注重养血、和血、顾护元气,一则不可急功近利,活血药起始剂量宜轻;二则祛瘀同时勿忘扶正,方中常加入健脾和胃药以扶益胃气,胃气充则正气复;三则补虚勿忘入温药,考虑妇人分娩时失血耗气,寒邪易乘虚而入,凝滞血脉,故宜取温化之品以达散寒气、助血运的目的;四则中病即止,凡瘀血内阻之证已减,化瘀伤气类药则须停,以防继用动血之品耗伤气血。

3. 以调肝为中心 陈氏妇科认为女子"以血为本""以肝为先",调经亦重调肝。肝藏血,主疏泄,功能调畅气机,可促进卵子的成熟和排出,以助受孕或月经来潮。若肝失疏泄,气机不畅,情志抑郁,血脉不通,则排卵受阻,经水失调,难以成孕。因此调经必疏肝,疏肝必理气,理气则善用行气开郁之品。陈筱宝推崇王肯堂之"女子童幼天癸未行之间,皆属少阴;天癸既行,皆属厥阴;天癸即绝,乃属太阴经也"。认为女性在青春期"肾气盛,天癸至,任脉通,太冲脉盛,月事以时下",故重在肾;中年时常因家庭工作等复杂的人事环境,情志不遂,肝气郁结,气机不畅,肝阳上亢,故重在肝;垂暮之年肾气渐衰,"任脉虚,太冲脉衰少,天癸竭,地道不通",气血不足,经血乏源,故重在脾。因此陈氏妇科对中年女性月经失调的治疗主张疏肝、泻肝、抑肝、柔肝、缓肝、疏木培土、泄木和胃等法，正如王旭高对肝病的治疗法则，尤其对"疏木培土""泄木和胃"之法的应用颇为广泛，在经、带、胎、产等多门疾病的诊治过程中，创制了多种经验方。如临证时用于调经的八制香附丸，治疗崩漏的黑蒲黄散，通行月经的香草汤，大补元气的回天大补膏，助孕的求嗣方等，颇有良效。

4. **辨证用药"适事为故"** 陈氏妇科在辨证论治时谨遵"适事为故"的原则，既精确，又灵活，药味精少，疗效显著。如对月经病的治疗重在"调"经，总以"平调"为主，宜和营养血，疏调气机。"虚者补而调之，热者清而调之，寒者温而调之，瘀者行而调之"，使之和而无过、无不及，使脏腑功能正常，冲任得以通盛，经水自畅。陈筱宝在临证用药时以判断药力"中病为度，适可而止"的中庸思想为标准，诚如李中梓所云："适事为故，犹云中病为度，适可而止，毋太过以伤正，毋不及以留邪也。"用药时注意用药的时间、药量的轻重、疗程的长短等，既不可"太过"亦不可"不及"。陈大年临诊用药时提倡"轻可去实"。首先药性轻灵，用药轻清疏解，且攻补结合，中病即止。其次药量轻微，认为"只要掌握病情，药宜轻用，药对如开锁，重用者往往旧疾不去而反致他病"。因此，药量一般以 1～9 g 为准。再次药味少而精，他指出："良医治病，辨证确切，用药如用兵，少而精，同样能取胜；多而杂，说明医生心中无数，对疾情掌握不准，不但不能取效，只恐反遭他害。"因此药味一般在 9～10 味。陈惠林治疗月经病时常以体质辨证与月经周期疗法相结合，总以调理为主。用药轻灵，认为正气尚存或邪实未重，药量宜轻，君、臣、佐、使配伍恰当，则可取得良效。反之过犹不及，更易伤及脾胃。

各代传承人在临证诊治过程中，亦重视"辨证精细，用药审慎""以调为主，缓治其本"，形成了陈氏妇科"适事为故"的诊疗特色。

第七章 海派骆氏妇科

一、骆氏妇科发展源流

海派骆氏中医妇科位于上海之根的古城松江。骆氏妇科的起源可追溯到清代雍正后期,传承近300年,为世袭八代的岐黄世家。骆氏家学渊源,名医辈出,悬壶济世,为病家所崇。骆氏先辈积累了丰富的临诊经验和行之有效的祖传验方,治愈了无数的内、妇、儿、疑难杂症及时疫病疾。以至于古城及周边地区皆家喻户晓,影响深远。

五世骆肖亭在晚年与儿子们一起将毕生的经验总结撰写成了《骆氏妇科指南》传授于后代,为骆氏妇科的传承与发展奠定了坚实的基础,指明了方向。

民国时期,中医险遭废止。历任松江中医师工会理事长的骆润卿,带领同仁声援抗争,弘扬中医,并为松江众多同仁办理诊所开业申请、颁发中医师开业执照等事宜。他多次发起创办施医局,邀请沪松各科名医,分期会集松江义诊,为桑梓贫病者服务,为松江的中医发展和百姓的健康力尽所能。

自古,骆氏妇科以家族传承为主。中华人民共和国成立后,七世骆益君为光大中医开始开展师徒传承工作。1981年10月松江县创建了唯一一家中医门诊部(松江区中医医院的前身),作为门诊部的副主任,她是松江地区公立医院中第一位开设中医妇科独立专科的创始人。骆益君主张师古不泥古,发扬不离宗。因德技双馨,慕名求治者遍及海内外。因其治不孕不育常奏捷效,故被百姓口口相传美誉为"送子观音"世家,为骆氏妇科的传承发展发挥了引领作用。

如今,作为骆氏妇科的掌门人骆春,在骆氏前辈的基础上,带领团队,继往开来,先后创建了松江区骆春领军人才工作室,上海市骆春、骆氏妇科劳模创新工作室,上海市中医临床(中医妇科学)重点学科及骆春上海市基层名老中医传承研究工作室,并加入了海派中医妇科流派联盟等项目,为骆氏妇科的传承与发展搭建了更高更广的平台。

二、代表性传承人

五世骆肖亭(1852—1923),字祖望,为清末秀才。祖辈世代精医,至肖亭公已逮五世。骆肖亭自幼随严父骆桂堂公习医,深受骆氏中医传统熏陶。因少年失怙,又师从松江名医表叔唐小村(松江唐家女科二十六世),将骆氏先辈的祖传经验与唐氏女科的精髓融会贯通,著有《骆氏女科切要》《巾帼针》等多部著作。在其遗著医案中,可见有霍乱、疟疾、痢疾、伤寒等案例,每能挽逆症而起沉疴,解除时疫流行给百姓带来的疾苦。他主张治病求本,以调脏腑之气为重,并认为女科应以调肝为首要。医术精湛,不仅蜚誉茸城,相邻各县及外省患者都慕名前来。

六世骆润卿(1900—1973),骆肖亭幼子。幼承庭训,尽得先辈之真传。无论经带胎产杂还是时疫、疮疡、痘疹大多药到病除,名满茸城及邻近各县,乃至江浙地区。因骆润卿德高望重,当选为当时松江地区国民政府的参议员和执行委员。抗战时期,经常组织同仁们义诊,为抗日将士们募捐。1950年初离开松江去香港行医,于九龙地区开设诊所。因心怀济世,仁心仁术,颇受港人欢迎,应诊者门庭若市,并结合祖传秘方及个人经验制定一种中成药配方,与当地药房合作应市。

七世骆益君(1925—2007),骆润卿之女。为中华人民共和国成立后的首届上海市中医学会妇科学组委员、全国卫生系统先进工作者、上海市劳动模范。曾任松江县第七届人大常委、第八届上海市人大代表。1942年骆益君随父临诊,秉承家学,继承六世祖传经验。在突出脏腑经络气血辨证的基础上,并以调理奇经作为治疗妇科病的重要手段。20世纪七八十年代,她医心独运,初探心身医学,强调药治与意治并重。早在20世纪90年代初,骆益君就对免疫性不孕不育、免疫性流产潜心探索,将西医的免疫反应与中医的"邪正相争"学说相联系,证病结合,拟定了三张常见证型的验方,每获佳效。她不仅精通妇科诸证,对内科疾病也颇有造诣,撰写了内、妇科多篇论文。主要培养了第八代传承人——女儿骆春及门生俞志萍、钟文秀等。

八世骆春(1961—),骆益君次女。骆春为骆氏妇科的第八代传人,享受国务院政府特殊津贴专家。荣获"全国基层优秀名中医""上海市劳动模范""全国五一劳动奖章"等荣誉称号。现为中华中医药学会妇科分会委员,上海市中医药学会妇科分会第九届副主任委员及多个分会委员,并任上海市社会医疗机构中医药分会副会长。2006年起,骆春在继承祖传外治法和外用秘方的基础上加以改良,制定了多张适合于不同病症和证型的验方,开创了骆氏中药腹部穴位敷贴＋中药离子导入法,对输卵管阻塞、盆腔炎症、癥瘕、痛经、卵巢功能异常及男性生殖系统疾病等病症功效独特,并逐渐形成多途径中医外治法,内服、外治治疗各类妇科疑难杂症的特色优势。自2009年起,骆春在胡国华、黄素英二位教授的引导下,参与了海派妇科流派研究的相关工作。她梳理了骆氏妇科的渊源和学术思想,总结了骆氏妇科多病种的有效经验;并带领团队青年骨干参编多部流派研究的著作,2019年中国中医药出版社出版发行了由骆春主编的《海派骆氏妇科治疗不孕不育症》一书,使骆氏妇科在理论和临床经验方面得以进一步提炼和升华。主要培养了第九代传承人——女儿骆融及门生徐慧婷、谢正华、张甜甜、刘莹、曹赟赟等。

三、骆氏妇科主要学术思想

1. 四诊合参,问诊为要　望、闻、问、切,四诊合参是中医诊察疾病的基本方法。骆氏认为,问诊的地位与意义居四诊之首,它不仅在全面系统了解病情、获取患者资料中占有重要地位,而且还有教育、咨询、心理治疗的作用。骆氏认为正确的问诊应具有交流性和启发性,要给予患者充分的叙述时间,并注意患者的情绪变化,对于一些因情志所致的疾病,更应重视问诊技巧。《难经》曰:"问而知之谓之工。""工",乃技巧也。问诊时,要善于抓住和围绕现有症状详细询问,由浅入深、由点到面地扩展深入,准确地获取信息,掌握问诊的主动性和详尽性,并将所悉信息,准确快速地用于辨证论治中。

2. 重视心身医学,强调药治与意治并重　在临床上常可见妇人因心理因素而致病或加重病情,或因慢性病的影响而致患者精神抑郁、焦虑等情志病变,即所谓"因郁致病"和"因病致郁"。这说明心理因素与妇科疾病间相互关系极为密切。《妇人之方》云:"改易心志,用药扶持。"故临床上,骆氏特别注重心理治疗,强调药治与意治并重。除药物外,还要根据患者不同性格、心理状态,辅以心理治疗,使其精神松弛,怡情开怀。如此医意并重,心身同治,则收事半功倍之效。

3. 强调整体观念,立体思维,审因证治求本　骆氏妇科在诊治中,擅长整体思辨,内妇结合,审因论治。妇科的胎产经带诸症,常常夹杂内科疾患。骆氏认为女性罹患内科疾病往往会影响到妇科方面,妇科疾病又可影响到内科方面,两者相互影响,相互关联。故在诊治过程中,一定要重视整体观念,辨证思维立体化,审因治本。突出脏腑经络气血辨证,并以调理奇经作为治疗妇科病的重要手段。

4. 精中通西,互补互用 骆氏妇科主张师古不泥古,参西不离中,坚持与时俱进,力求将中医的特色与西医的优势结合起来,取各之所长,互补互用,追求临床实效。随着时代的进展,疾病谱的变化,骆氏妇科始终将中医的宏观洞察与西医的微观分析相结合,将四诊八纲的辨证分析与现代化的理化检测相结合,将中医的病因病机理论与西医的病理变化相结合,这样才能确定病因、病机、病位,击中要点,提高疗效。

5. 证病结合,辨析互参 中医病证理论认为一种疾病可分不同的证型,同一种证型可见于不同的疾病。基于此,骆氏妇科强调临床要"证病结合、辨析互参",将宏观"辨证"与微观"辨病"相结合。当四诊未能得到辨证的依据或证已消而病未愈时,要无证从病而论治;当病因不明,检查无异,不能确诊疾病时,则应无病从证而论治。根据患者的症状、体征及体质因素,结合"病"的特点,研究"证"的变化,辨证论治,因人、因时、因地制宜。

6. 注重正气,标本兼顾 妇科疾病往往病因错综复杂,病机虚实夹杂。本着"急则治其标,缓则治其本,本虚标实则标本兼顾"的治疗原则,骆氏妇科处方立法,整体考虑,综合分析,标本兼顾,注重正气。《内经》曰:"正气存内,邪不可干;邪之所凑,其气必虚。"这同西医所说的免疫反应是不谋而合的。当人体正气虚弱时可表现为免疫功能低下或障碍,病邪易乘虚侵入而致病;当正气充足时免疫功能多正常,则病邪就无虚可乘而不发病。如临床所见的免疫性不孕,就属本虚标实之证。在辨证辨病中,结合患者的免疫状态,扶助正气以治本,清除邪毒以治标,标本兼顾,方可获效。

7. 肝肾为纲,心脾为目,纲举目张 骆氏认为,治月经病以调为主,养血为先。然月经与肝肾脾关系密切。肝藏血,肾藏精,同为先天之本。肝为乙木,肾为癸水,水能生木,水能涵木。乙癸同治,肝肾相生。冲任二脉同起会阴,内系胞宫而与肝肾同源,故有"奇经八脉隶属于肝肾"之说。故调经则调冲任,调养冲任即治肝肾。脾(胃)为后天之本,气血生化之源,脾主中气而统血。《素问·阴阳别论篇》说:"二阳之病发心脾,有不得隐曲,女子不月。"说明人有隐曲,难诉之情在心,则心情不畅,情志抑郁,或忧郁忿恼导致气失条达,肝郁气结则犯胃传脾。二阳受病,脾胃不运,气弱血虚,女子月经不调,经迟经量少以致月经闭。据此,骆氏在临床上以肝肾为纲,心脾为目,纲举目张。故在月经病的调治中,对素体肝肾不足,或兼肝郁脾虚,气虚血少者,则肝肾同治,佐养心脾,通调冲任,相互资生,使月事正常。

8. 津血同源,痰瘀同治　津血同源是中医学对津与血生理方面的概括,津与血既是人体脏腑功能活动的物质基础,也是脏腑功能活动的产物。而痰饮与瘀血则是津血不归正化的病理产物。痰饮之聚,源于津液;瘀血之积,源于血液。骆氏认为津血同源是痰瘀同源的物质基础,痰和瘀在病理上关系密切,常由痰生瘀或由瘀生痰,痰瘀掺杂,互为因果。如痰浊为患,最易阻滞气机,脏腑气机升降失常,影响气之行血功能,血行瘀滞,致痰瘀相杂而因痰致瘀。若瘀血内存,气机受阻,升降失调,影响津液敷布代谢,而致痰浊内生而因瘀致痰。且痰浊为有形之邪,又能阻滞脉络,加重血瘀而影响气血运行,致痰瘀互结为病。妇人若调摄不当,痰饮与瘀血留滞冲任、胞宫胞脉,则痰瘀互凝,而冲任失畅,胞宫、胞脉功能失调,而导致妇科疾病的发生。临床常见的子宫肌瘤、卵巢囊肿、子宫内膜异位症、子宫腺肌病、多囊卵巢综合征、输卵管阻塞不孕等,这些是均与痰瘀有关的沉疴痼疾。骆氏在临诊中主张痰瘀同治,使痰化瘀散,气血流畅,津血输布于五脏六腑、奇经八脉而病蠲奏效。

第八章　海派王氏妇科

一、王氏妇科发展源流

王家世代业医，粗通文墨。虽有家史族谱，因数经战乱，屡次迁徙，几无所存。王辉萍早年据其父震诒公回忆口述，传记大概，以备查考。

王氏世祖祖籍系南直隶，系琅琊郡王氏后裔。元末，王氏世祖曾随朱元璋起义，驱元建明，功勋颇著。后，朱元璋杀戮功臣，王氏世祖闻讯挂冠，隐居乡村，幸免于难。先后曾寓居安徽、松江等地，明末清初始定居于浦东三桥王家弄（今上海浦东新区金桥镇金明村），迄今已历十余世。

二世祖王兰佩弱冠时（1733 年左右），师从上海程兆南学习中医，学成返乡设诊所，为王家行医之始。从此，子孙颇有习医行医者。历代都以内科为主，兼治妇、儿、外、伤、咽喉诸病，声誉满乡里。如王甘垣因医术高超，逝世后，乡人在当地"社庄庙"中，以"阴先生"为名，悬象受香火。此事虽属迷信，但可见乡人思念之常情。又如王象元曾治愈一显贵之重病，从此王家后世行医者均受封"五品奉政大夫"之空官衔。七世祖王文阶因精于喉科著名乡里，乡人即以公名作为地名，他逝世后 20 年仍在沿用。然而二百数十年间，相传虽历九世，仅从医者 23 人而已，行医地点以浦东三桥王家弄为主。清末，王文荣一支迁裘家木桥（今浦东大道居家桥南，属洋泾乡），至王鹤一支迁川沙大湾环龙桥。其孙王芹生于中华人民共和国成立初年迁居上海，无后，指名王震诒赴沪侍诊，从此王震诒一支即定居于上海（初为今宁海西路芝兰坊，后为普安路桃源坊）。王介眉一支迁洋泾镇，抗战时再迁上海市北京西路永吉里。

医历九世，王家积有丰富学术经验。然封建时代，学医先读诗书，中秀才者颇多，故称为"儒医"。然王家以医为业，家无恒产，尚须亲属辅以耕耘，生活并不宽裕。据历代"分家纸"所记，父传子，仅薄田数亩，破屋数椽，桌椅几张而已！因此，后代不愿再习医者渐多。而以医为业者，终日忙于诊务，为衣食奔波，无暇顾及论著,即或偶有点滴经验记录,也已流失殆尽,实为可惜。如七世医王芹生,曾列为中华人民共和国成立初年时川沙四大名医之一,其事迹亦载入 1985 年版《川沙县卫生志》,然今日仅存当年亲笔处方百余张。

中华人民共和国成立后,在党的中医政策照耀下,王家医术才不致湮没。由王震诒口授、王辉萍整理之《王芹生先生妇科经验简介》一文,参加上海中医学术流派交流,在 1963 年上海市中医学会年会上宣读,并发表于《上海中医药杂志》(1963 年 7 期)。

八世介眉公(1894—1967)精内外科,曾任职于上海市第六人民医院。其长子王辉中,毕业于新中国医学院,设诊所于洋泾镇。次子王辉华,毕业于新中国医学院,在三桥故居开业,中华人民共和国成立后参加联合诊所,故居从此无医生。四子王玮,受业西医,曾任职于海员医院。八世王震诒(1900—1976)学承堂叔王芹生,善治伤寒杂病,尤以内、妇调理擅长,好学不倦,广求中西医各家之长,疗效显著,深为患者称誉,一生在沪行医,中华人民共和国成立后曾任上海铝制品厂及震丰染织厂厂医。晚年撰写中医入门书《中医内科学术摘记》,尚待刊行。上海《杏苑中医文献杂志》1989 年第 3 期刊登《川沙名医王震诒传略》。王辉萍毕业于新中国医学院,曾任职于上海市公费医疗医院,1970 年随院迁云南,曾任昆明市延安医院中医科主任,兼任昆明医学院(今昆明医科大学)教学医院中医教研组组长、盘龙业余大学医疗系主任等职。1984 年调职回故土,任川沙县中医医院副院长,主任医师,曾发表中医学术论著十余篇。

王家历代医者,除父子相传、叔侄相授外,接受外姓门人不多。七世王文阶传人中,有学生名张伯奥者,晚年曾任上海中医学院(今上海中医药大学)教授。而名医王芹生及王震诒都不收门徒。

二、代表性传承人

九世王辉萍(1930—2019),1948 年毕业于新中国医学院,毕业后随父王震诒襄诊多年,学习家传临床经验。中华人民共和国成立后曾参加上海卫校医训班,学习西医内科专业;还参加上海市卫生局中医内科进修班,进修内科中医师资专业。1956 年 2 月入上海市公费医疗第五门诊部,任内科中医师。同年 9 月调至上海市公费医疗医院(延安医院)中医科,任中医师。1970 年 12 月调至昆明市延安医院中医科,任中医师,副主任。1984 年 4 月调上海市川沙县中医医院,任副院长,内科副主任。1992 年任上海中医学院兼职教授,《新浦东中医学》

杂志副主编。1993 年被确定为继承老中医药专家学术经验研究班指导老师,1995 年任浦东新区首批青年人才带教导师。王辉萍从医 50 余年,从事中医内、妇科门诊、病房诊疗工作,以及中医学基础、临床及专科的教学和科研工作。临证以中医为主、中西医结合诊治,擅长男性不育、女性不孕、围绝经期综合征、月经病(月经失调、痛经、崩漏、经期诸症及经断诸症)等妇科病;内科对溃疡病、高血压病等肝脾肾诸病也颇有研究。治疗常配合心理疗法,善用傅青主、朱丹溪、张景岳诸法,疗效明显。从 1956 年后的 50 余年中,在上海、云南,先后参加 20 多个科研组、从事中医药临床科研及老中医经验总结,已发表 20 余篇医学论文。传承人有李建荣、蔡勤华、杨文、胡萍、温洁、金春泉、王针织、徐佳等。

三、王氏妇科主要学术思想

王辉萍在治疗妇科疾病中,尤其注重肝、脾、肾的调治,且在治疗过程中注重顾护脾胃,治疗时尤其注重攻补兼施。

1. 妇科调治,首重肝肾　王辉萍认为女科治疗,首重肝肾。因肾为先天之本,主藏精气,是人体的根本,肝藏血与肾藏精密切相关,精血相生,乙癸同源而司下焦,故又为冲任之本,两者在月事形成调节中起重要作用。肝肾协调则经候正常,胎孕乃成,泌乳正常。《妇科经论》卷一引方曰之:"故古人治妇人病,多用香附、砂仁、木香、青皮、枳壳者,行气故也。凡妇人病,多是气血郁结,故治开郁行气为主,郁开气行,而月候自调,诸病自瘳矣。"说明疏肝理血在妇科治疗中的重要性。王辉萍主张在养血活血或疏肝理气调理月经时,补益肝肾是非常必要的,同时必须认识到阴精、经血的生成与运行需赖阳气的气化与推动,如果阳气不足而衰虚,则温煦之力薄弱,运血之力不足,生化精血减少,造成阳不胜阴、气血寒凝之证,在临床可既见到血少肾亏虚证,又有因虚致实的血瘀、寒凝湿阻实证。故诊治时根据阳气与精血的生理病理关系,适量应用温阳行气之品以调整阴阳平衡。

2. 平衡阴阳,巧理母子　阴阳失调是疾病发生发展的内在根据,而六淫、七情、饮食、劳倦等各种致病因素作用于人体,必须通过机体内部的阴阳失调才能形成疾病,故王辉萍认为"调节、平衡"阴阳是治疗疾病的总纲。王辉萍指出:五脏各有阴阳,相互制约,不仅本脏阴阳互相制约,而且脏与脏、脏与腑之间也相生相克,互根制约。《难经》指出"子能令母实,母能令子虚;虚则补其母,实则泻其子"。在临床上更不仅如此,子也能令母虚,而母也能令子实,所以王辉萍主张治疗时要充分应用五行生克乘侮的生理病理关系,母子同治,补泻兼施。

3. **气血同治,善调肝脾**　王辉萍主张治疗气血之病时,从肝脾着手,以疏调、和养为主,用药宜轻平,行气滞注重疏肝,养气血不忘健脾,活血化瘀不离行气。病在血者,当以治血为主,并佐以补气、理气、行气之品;病在气者,当以治气为主,并佐以养血、活血、止血之药。因肝属木、主风,体阴用阳,以血为体,以气为用,滋生于水,涵养于木,乃藏血之脏,性善条达,与情志密切,故气血之病与肝有直接关系;脾主运化水谷精微,化生气血,但需肝的正常疏泄,脾胃方能升清降浊;血之运行,需脾的固摄,肝的调畅,又需气的推动。如此可知,肝脾在气的生成运动中是十分重要的。如果肝气不舒,脾虚不运,则可致气虚血亏、气滞血瘀、气不摄血等。

4. **注重脾胃生化**　王辉萍在临诊治疗之时,不管外感病或是内伤杂病,都十分重视脾胃生化功能,处方用药处处注意健脾和胃和慎用碍脾妨胃之品。李东垣在《脾胃论》中着重提出:"胃虚则脏腑经络皆无以受气而俱病。"并指出治疗上善治脾胃者即可以调治五脏。健脾和胃能使后天资生有源,中气斡旋得复,顽疾始有转机;对脾胃虚弱的患者,药量宜轻,宁可再剂,不可重剂,重则欲速而不达,反致虚弱更甚,切勿不审察胃气而大补、妄攻,谨慎应用熟地、麦冬等滋腻之物,如欲应用应加入白术、陈皮、木香、半夏等健脾行气,也可加入砂仁、白豆蔻、川朴等醒脾之品,或者先以枳实、鸡内金、焦楂曲等荡涤中焦积滞,使脾之气升散,胃之气和降,枢机运行自如。

5. **攻补兼施,掌握时机**　王辉萍在临床治疗中十分注意人体正气,攻补兼施,图祛邪而不伤正,扶正而不留邪。"邪之所凑,其气必虚。""正气存内,邪不可干。"许多疾病若仅着眼于某些致病因素(邪气)而忽视改善人体体质(正气),往往是难以获得根本性治疗的。王辉萍指出,只重攻邪而忽视扶正,疾病常常可能难以速愈。攻邪必伤正,扶正必留邪。例如除湿最易伤津耗液,故应注意养阴保津,同时兼施温阳健脾;再如火热之证,实热之火易伤阴,而虚热之火阴本伤,故治当清火泻热配以养阴。王辉萍在临床诊治每一例患者,必详细分析病因、病机、病程,何时用何法,何时用何药,灵活掌握,攻补贵在时机。这方面在女科调经治疗中最为突出。

第九章　海派唐氏妇科

一、唐氏妇科发展源流

唐氏女科始于南宋,祖居上海金山县张堰镇(今属上海市金山区),远祖系官宦人家,因战乱频仍,政权更替,先祖迁徙至南方,秉承"不为良相,即为良医"的宗旨弃官从医,专于女科,历经数百年,代代相传。直至"文革"前,家乡老屋客堂上还悬挂着"二十八世女科"的匾额。

二、代表性传承人

二十八世唐达夫(生卒年不详),字晴江,他在世时是唐氏女科的鼎盛时期。他仁心仁术,不分贵贱,不论贫富,一视同仁。他医术精湛,方圆百里,病家慕名而来,常常患者盈门,他与夫人同时应诊。家中还有百草园,种植了许多中草药,至今还完好地保存着数十本嘉庆、宣统年间的医案,给后人留下了金钱难买的宝贵财富。

三十一世唐锡元(1923—2007),自幼聪慧,喜爱文学,性情温和,风度儒雅。父亲早逝,在太祖父唐达夫的指导下,耳濡目染,勤奋好学,打下了坚实的中医理论与实践的基础。幼年家境衰落,束发之年靠典当家中房产才得以完成学业,攻读于新中国医学院,毕业后悬壶故乡,颇负声誉。

1952年唐锡元在家乡参加联合诊所。1955年以县第一名的成绩考送至江苏省中医进修学校进修,获优等生称号。结业后留校工作,参加了南京中医学院(今南京中医药大学)的筹建工作,并在南京中医学院、江苏省中医院工作20余年。参加了《简明中医妇科学》《儿科学》《针灸学》《中医学概论》《中医学》《中医常见病临床手册》等教材和著作的编写。唐锡元早年内、妇、针灸兼修,中年后专于妇科,从事中医临床、教学、科研工作60余年,一生学习勤严,手不释卷,并以学无止境自勉勉人。先后带教过中医学院本科学生、进修医师、西学中医师800

余名,他们现均已成为中医骨干力量,为中医事业做出了自己的贡献。

唐锡元遵循孙思邈《大医精诚》之遗训,怀着仁慈之心关怀底层民众,深入农村为广大农民送医送药,培训农村基层医务人员,大力普及妇女卫生知识,采用服药、针灸、熏洗等方法,治愈了不少子宫脱垂患者,受到广泛好评。

1979 年唐锡元成为"文革"后南京中医学院第一批晋升的妇科副主任医师,同年调至上海市中医门诊部(今上海中医药大学附属市中医医院)妇科,担任临床、科研、教学、学术评审工作。1987 年晋升为主任医师。曾两次获得"上海市卫生局先进工作者"称号,并获国务院政府特殊津贴。曾担任上海市中医门诊部妇科主任、学术委员会副主任,上海市高级科学技术专业干部技术职称评定委员会中医科评审组成员,中华医学会妇产科分会委员。

三十二世唐青之(1955—　　),上海中医药大学附属市中医医院妇科副主任医师,1985 年起随父襄诊继承家传。

三、唐氏妇科主要学术思想

1. **辨证论治,注重育肾**　唐氏认为肾为先天之本,元阴元阳之根,藏五脏六腑之精,又反馈于其他脏腑,对全身起着平衡调节的作用。从妇科而言,肾与胞宫、天癸、冲任、督带的关系尤为密切,因此肾与妇科疾患的影响至为深切,《临证指南医案》指出"经水根于肾",所以治疗时必须注意调整与恢复肾之功能。如临床见月经失调者,月经后期量少黯淡,系肾阳不足,胞宫虚寒,拟温肾为主,佐以和血之品。月经先期量少色红,系肾阴不足,热扰冲任,拟滋肾为主,佐以养阴血之品,而达到调整冲任之目的。闭经者,有先天禀赋不足,后天肾气未充,精血亏虚,冲任失养之故,往往以益肾调经、滋养精血图之。对于滑胎患者,以为肾系胞胎,肾气不足则胎元失固,故补益肾气是治疗滑胎之大法。并要求滑胎患者在受孕之前提前治疗,用益肾之剂以充肾气,防患于未病之前。不孕症亦是常见疾病之一,造成不孕之因,也责之于肾,有肾阳不足,子宫虚寒,或肾阴不足,精血亏耗等。分别治以益肾温宫,或滋肾养血之法。《圣济总录》曰:"妇人所以无子,由于冲任不足,虚寒故也。"唐锡元临床也验证了以肾阳虚而不得受孕为多见,用药常以川断、杜仲、桑寄生、菟丝子、肉苁蓉、巴戟天、仙茅、淫羊藿之类补肾。肾阳偏衰较甚者,还参以血肉有情之品如紫河车、鹿角霜等,佐以养血之四物汤、首乌枸杞汤等临床随症化裁。对于男子阳痿不育者,予以温肾壮阳投之,若少精或死精,采用肾之阴阳平补、填补精血方法,自制水陆补肾丸治之。

2. 主张天时、地利、人和 "天时",《素问·离合真邪论篇》曰:"天地温和,则经水安静;天寒地冻,则经水凝涩;天暑地热,则经水沸溢;卒风暴起,则经水波涌而陇起。夫邪之入于脉也,寒则血凝泣,暑则气淖泽,虚邪因而入客,亦如经水之得风也。"这是说经水常与天地寒暑之气相应。上海处于亚热带地区,四季分明,气候对疾病的影响十分明显。有的人每到夏季月经紊乱,有的人每到冬季月经紊乱。又如夏至时节,带下患者增多等。还有的妇女情绪易受天气变化的影响,天阴下雨,特别是连续阴雨,情志抑郁,焦虑不安。正因为气候可以造成妇女许多疾病的发生,所以唐氏认为诊疗妇女疾病也要顺应四时,用药也有讲究。比如:夏至时节用药不能过于滋腻,以免生湿生痰;夏秋季节用药不能过于温燥,以免助火伤阴;冬春季节用药不能过于寒凉,以免损伤阳气。还比较重视冬藏,认为冬天的调养,是对过去一年消耗的补充,也为来年打好基础,所以每逢冬至前后,常常用膏方调理之。

"地利",俗话说:一方水土养一方人。唐氏认为:在一个人的生长过程中,地域环境的不同可以养成不同的生活习惯,造就不同的体质,而这些又可以反映到生理病理上来。中国地域辽阔,经纬跨度较大,现代社会的发展又造成了人口大量的流动。因此唐锡元特别重视这方面的问诊,你是哪里人,从小在哪里成长等。别小看这些问诊细节,对后续的诊治很有帮助。他曾遇到一个新疆患者,月经闭止半年未行,形体壮硕,喉间痰多。唐锡元详细询问病史,仔细分析病情,原来新疆人饮食以牛羊肉为多,膏粱厚味,痰阻经络。治以豁痰通络法,自拟四物导痰汤调治数次,月经即行。

"人和",古人云:妇人与小儿患病最为难治。因为妇人有特殊的经、带、胎、产生理特点,一月中,一年中,一生中,气血在不断地变化。妇人又容易思虑过多,多愁善感,遇事心结难解,郁久成病,内外失和。所以唐锡元在治疗妇女疾病时,特别强调一个"和"字,和内和外,和阴和阳,和气和血。不但形体要和,情志也要和,心身和谐,百病不生。比如围绝经期综合征、经期综合征、产后抑郁症等都与情志有关,与心、肝、肾关系密切,治疗上常用养心、清肝、益肾法调节情绪,愉悦心情。还认为好的妇科医生要兼半个心理医生,因此除了处方用药之外,好言好语医嘱也是一味良药。

3. 博采众长,融会新意 "勤求古训,结合新知",一直是唐锡元认为的中医妇科发展的方向。崇尚经方,博采众长,学习古方而不拘泥于古方,继承基础上善于创新变通。从不墨守成规,善于衷中参西,认为西医的一些诊疗技术为疾病提供了许多客观依据,能为我所用。

(1) 应用古方,创立新意:当归芍药散是《金匮要略·妇人妊娠病脉证并治》中治疗妇人妊娠腹中痛的一张良方。唐锡元在临床实践中发现它有矫正胎位不正之功。遇到妊娠后期腿痛患者,行动困难,甚则不能行走,西医诊断为妊娠坐骨神经痛,是胎儿压迫坐骨神经而引起的。遂引申其义,稍变剂量,有运胎和络之功,无伤胎损络之弊。

(2) 分析药理,精选方药:遇到症情复杂治疗棘手的患者,唐锡元认为除明确诊断之外,治疗方药的选择也是非常重要的。他曾遇到一个怀孕 3 个月的肠梗阻的患者,过去因肠梗阻而手术 3 次,这次又发,腹痛呕吐,10 多日未大便。西医认为很难再行第四次手术了,何况又是怀孕,更多一层顾虑。前医曾先用木香槟榔丸,后用小承气汤,服后腹痛加剧,大便仍不通。唐锡元会诊时考虑到方药中大黄的泻下作用是增加了肠蠕动,仍不能达到通便的目的,再用就有肠穿孔的危险,遂用菜油、豆油煮沸冷却,每服 60 g,日二三次,取其润滑缓下作用。药后一剂知,二剂已,便通病愈,胎孕也得保全。

(3) 采用单方,简便廉效:唐锡元吸取金山民间产后服艾叶汤习俗,加上益母草、红糖与之煎服,创名"艾草汤",对防治产后因瘀血引起的腹痛、恶露不净、产后发热等症,有温经散寒、去瘀止痛之效,功同生化汤。经过临床验证,不失为简、便、廉、效的一张良方。

4. 勤于思考,优化组合 唐锡元经常对学生说:"看病要多动脑筋,重视病家的反馈。"所谓动脑筋,就是要钻研医术,勤于思考,总结经验,不断提高。他诊病强调妇女的生理、病理特点,注意四时的变化、体质的因素、地域的因素,综合社会的因素、环境的因素等,理、法、方、药思路清晰,用药轻灵干练,善于优化组合。

(1) 补气不忘填精:妇女一生中经历月经、胎孕、产育、哺乳等,容易损耗阴血,因此治疗妇女病离不开补气养血。但补气之药往往温燥,难免伤津耗阴。因此,唐锡元用太子参与制黄精组合,使补气而不伤阴,补气而不忘填精,补气而不碍胃,补气而不留滞。临床中不论气虚兼夹气滞,不论阴虚阳虚,不论血虚血瘀,不管新病旧病都可配伍运用,患者久服也无妨,对妇女尤其适宜。

(2) 补肾三药相须:肾藏精,主生殖。因此调治妇女经、带、胎、产疾病总离不开补肾。唐锡元常用川断、杜仲、桑寄生三药相须补肾。他认为三药同入肝肾经,都具有补益肝肾作用,但又各有所长,相须为用,药力倍增,疗效加强。

（3）肝肾同治奇效：经行头痛是妇女经期综合征的一个常见症状，经行头痛虽然病在经期，实则与月经周期阴阳消长相关联。唐锡元认为，肾为先天之本，女子又以肝为先天。经行头痛主要是肾虚肝旺，阴阳失衡。所以治疗上常用肝肾同治、滋水涵木法。自创"经期头痛方"治疗经行头痛，包括经前、经期、经后头痛，效果显著，屡试不爽。

（4）清肝釜底抽薪：妇女患病最与情志有关，容易肝气郁结，郁而化火，肝阳上亢，腑行不畅。唐锡元常以柴胡与决明子同用，柴胡疏肝解郁，轻清升散，决明子清泄肝火，畅腑通便。两者合用，上通清阳，下泄肝火，犹如釜底抽薪。且决明子药性缓和，不致太过，治疗妇女疾患尤其适宜。柴胡得决明子之助，肝气得疏，肝火得泄，气血流畅，月经焉得不顺哉！

5. 治病防病，同等重要　《内经》曰："不治已病治未病，不治已乱治未乱。"唐氏认为妇科疾病是可防可控的。在预防方面总结了《十多十少宜忌歌》作为医嘱处方："多睡眠、少熬夜；多放松、少紧张；多锻炼、少坐卧；多开心、少烦恼；多营养、少挑食；多清淡、少甜腻；多便畅、少辛辣；多保暖、少酸冷；多音乐、少房事；多交流、少人流。"如若遵嘱必定事半功倍，而且疾病不易复发。在治疗方面总结了八字大法："益肾理肝，调气和血。"其中益肾包含了补肾气、滋肾阴、助肾阳；理肝包含了疏肝气、清肝热、平肝阳；调气包含了补气、理气、顺气；和血包含了养血、活血、止血。再结合化痰法、祛瘀法、利湿法等灵活运用。

第十章　海派何氏妇科

一、何氏妇科发展源流

何氏医学源于南宋,迄今已绵延860余年,传承30代,有医传可考者350余人,其中不乏有历任太医院院使、御医等名家。何氏世袭传承主要有五支,分别聚族而居于镇江城内、松江城内、奉贤的庄行镇、青浦的北竿山和青浦重固镇。这五支中有众多杰出的医家,被录入《中国医学人名志》《中国医学大辞典》《中国人名大辞典》以及地方谱志中,他们的许多著作被收录于《中医图书联合目录》,他们的事迹、医案、诗稿被历代医家、学者所记载,如陆以湉《冷庐医话》、魏之琇《续名医类案》、姚椿《晚学轩文集》、石韫玉《独学庐诗文稿》等。

何氏医家以诊治内、妇科疾病著称。现存医学专著50余种,载医案5 000余例,创自制方50余首。从现存妇科文献看,十三世何应璧、何应豫,二十二世何元长,二十三世何其伟(书田)、何其超,二十四世何鸿舫、何昌福、何昌龄(端叔),二十八世何时希等医家在妇科病诊治方面均有突出成就,他们的著作中富含妇科病诊治理论与经验。如明代何应璧所著《医方捷径》,书中记载了妇女胎、产、经、带四大病证的诊断要点和选方用药,既概括了祖辈的医学理论和经验,认为肾阴、肾阳亏虚是罹患妇科病的重要病机,同时在临床辨治中又十分注重肝、脾二脏,创立乌陈汤、和气饮,起到了承前启后的作用。何应豫著《妇科备考》,此书集前贤医论之精华,诊病讲究辨证论治,既循规据典,又灵活变通。何元长在其《何元长医案》中有诊治月经病及胎前产后病,从其方药中,可见既有何应璧的经验,亦有他的思路和特色。何书田,是何元长之子,在他所著的《竿山草堂医案》中记载诊治了如经闭、崩漏、痛经、癥瘕等病证。他除继承其父何元长的理论,重视肝、脾病变以外,对于一些兼夹证更是提出了脾肾两亏、肝肺同病、肝肾亏虚、阳明胃火等病因病机,还提出了临经腹痛,兼下血块,月经阻滞,兼癥瘕攻冲乃奇经八脉病的理论。何鸿舫,是何书田第三子,《何鸿舫医案》中诊治月经不调、痛经等病证,大多继承父辈经验,尤擅用暖肝温胃法。何端叔,是二十三世医何其章(何元长子)之子,他所著的《何端叔医案》中妇科病案虽不多,然他不仅传承了祖辈的疏肝健脾法,治疗经闭腹胀,且擅用柔肝补肾法治疗腰酸,月经量少者,还采用从血分疏利法治疗经停而发肿胀者。后辈均沿袭了他们的思想和经验,并参以己见,如二十八世何时希、二十九世何新慧在妇科病诊治方面,均有独到之处,可谓继承发扬而光大。

二、代表性传承人

十三世何应璧(明,生卒年不详),号继充,丹徒人,是何渊的七世孙,何钟的四世孙。《镇江谱》谓其"太学生。性颖悟,于医独有神解,由是名震海内"。著有《医方捷径》《增编药性赋》。《医方捷径》主要论述伤寒病、杂病、胎前产后病、小儿病的脉证预后及治疗汤方,所创乌陈汤、和气饮的立法思想,奠定了何氏妇产科的诊治思路和特色。

十三世何应豫(明,生卒年不详),其生平事迹不详,然从"何氏医家世系图"(原载何时希所著《何氏八百年医学》)中可知,他与何应璧(十三世)、何应时(十三世)同宗,均是何钟(九世)的四世孙,当生活于明末清初。著有《妇科备考》,主论胎前、临产、产后诸疾,以及月经不调、不孕等病证,其特点是有证有方,方全法备。他医术甚精,经验丰富,既具何氏特色,又博采众方,自成体系。

二十八世何时希(1915—1997),上海市人,名维杰,号雪斋,以字时希行。曾历任中国中医研究院(今中国中医科学院)特约研究员、教授,上海中医学院(今上海中医药大学)学术委员会委员,上海中医文献研究所(今上海中医药大学科技人文研究院)学术顾问,上海市人民政府参事等职,并曾兼任上海医科大学附属华山医院(今复旦大学附属华山医院)、上海第二医科大学附属瑞金医院(今上海交通大学医学院附属瑞金医院)等单位中医顾问。他继承家学,是何书田的六世孙,亦是青浦重固支系的传人。自幼随祖父习医,后又经私立上海中医学院(今上海中医药大学)学习、毕业,19岁时拜沪上名医程门雪为师,跟随20年,并在沪悬壶应诊。他从事中医教学、临床工作60余年,尤其在妇科方面以其优渥的家传,又深得名人指点,加上自己丰富的临床经验,发表了数种妇科专著,如《女科一知集》《妊娠识要》等,自创效方,在治疗痛经、盆腔炎、不孕症、崩漏、妊娠中毒症、围绝经期综合征等疾病中,履起沉疴,影响极钜。

二十九世何新慧(1952—　　),上海市人。是何其章(小山)七世孙女,祖父何承耀,亦为青浦名医,是青浦重固支系的传人。1982 年本科毕业于上海中医学院,1989 年硕士研究生毕业于上海中医学院。现为上海中医药大学教授,博士生导师,中华中医药学会仲景学说分会副主任委员,上海中医药大学附属岳阳中西医结合医院特聘专家,上海近代中医流派临床传承工作室指导老师,上海市非物质文化遗产名录——"竿山何氏中医文化"的代表性传承人。何新慧从事中医教学和临床工作 40 余年,主持的伤寒论课程,2009 年被评为上海市精品课程。曾承担并完成国家自然科学基金委及上海市教育局、卫生局等 18 项课题的研究,发表论文 60 余篇。她致力于何氏医学的传承和研究,研制成功"中医医案检索统计系统",建立了何氏医案文献数据库。撰《中华中医昆仑·何时希卷》《海派中医妇科流派研究·何氏妇科》,主编《何氏二十八世医书新编》(列入国家"十三五"重点图书出版项目)等著作和论文。指导带教了 41 名研究生,其中 21 名博士生。她运用何氏妇科理论,重视阴阳和调,尤擅从调治肝脾、气血入手,治疗月经不调、痛经、慢性盆腔炎、不孕、胎前产后等病证,疗效颇佳,学生受益匪浅,发表论文与心得众多。

三、何氏妇科主要学术思想

1. 妇科病变,肝脾为要　妇女经、带、胎、产四大类病,临床表现的病证众多,如月经病、不孕症、带下病、盆腔炎、妊娠病、产后病等,这些病变的机制,可涉及许多脏腑功能的失常,何氏医家对此有众多的论述,如十三世何应璧认为肾阴、肾阳亏虚是罹患妇科病的重要病机,同时在临床辨治中还十分注重肝、脾两脏,尤其是从二十二世何元长以后,诊治妇科病,多从肝脾入手。如月经病中临床常见有痛经、崩漏、闭经等,表现虽不同,但病机均与肝脾有关。肝郁则气滞,气滞则血不行,气滞血瘀多见经阻腹痛;肝气郁还可伤络,肝阳旺亦可伤络,冲任络伤则经下颇多;脾虚寒凝则经行腹痛;脾虚生血无源则经闭不行。

月经病可责之肝,亦可责之脾。肝藏血,主疏泄;脾统血,主运化。妇女月经正常与否,不仅和肝的调节作用有关,与脾的化源统摄作用亦十分密切,二十四世何昌福对"脾不统血"的理解有独到之处,他认为:月经过多,甚则暴崩,或经期超前,月事频来是谓之;经候不通,月事衍期或闭阻亦谓之。可见脾之统领血液功能,具有通、摄的双向作用,这与中医理论是相合的,脾虚则气不摄血而见崩漏,脾虚则气血生化无源,故见月经涩少,甚则经闭。此外,肝脾两脏可相互影响而共同致病,如肝强脾弱,导致既有气滞不行,又有血虚不盈、气血不和,月经因而不能如期而至。

子痫是妊娠病中的重症，二十八世何时希认为其病因中肝的疏泄功能正常与否是关键，如肝气郁结，木旺则生火，火盛则生风，因此治疗中平肝息风是不可缺少的。又如妊娠呕吐（中医称"恶阻"），频繁呕吐，看似胃气上逆属实证，实则吐伤胃气，胃虚及脾，脾虚不能养胎致胎气弱，不久胎且萎死，因此急补脾气是上策，可用野山人参 3 g，煎取浓汁，取一部分，掺入冷开水使淡，慢慢服之，人参补中气、安胃气、固胎气，助其母子生生之气，药证相合，不必顾忌。

何氏医家诊治妇科病注意到奇经八脉的病理变化，认为临经腹痛，兼下血块，月经阻滞，兼瘕癖攻冲乃奇经八脉病，奇脉不调致病各有特点，大凡月经衍迟属冲脉；腹痛属任脉；腰痛属带脉。月经病与冲脉的关系尤为紧要，而冲脉的功能与肝脾两脏功能紧密相连，因血统于脾，而藏于肝，冲脉为血海，能调节十二经气血，肝脾功能正常则血海调节有常，肝脾功能异常则冲脉不能司其责，或通或闭，诸症峰起。

2. 调治肝脾，重在和理　何氏医家治疗妇科病大多从肝脾入手，治法方药有其独特之处，善于用和理法。"和理"的宗旨是使肝脾二脏的功能协调，更好地统领气血。和理法的具体应用则根据辨证而定，如肝火上乘，脾失健运，拟和肝化热，参以导滞之法，如肝郁气滞，脾不克运，则取疏肝健脾法。十三世何应璧常用乌陈和气汤，乌陈汤中就有当归、香附、芍药等药；和气饮中有川芎、陈皮、茯苓等药。何元长亦喜用疏肝健脾、调气和血法治疗妇科病证，常用当归、白术、香附、茺蔚子、茯苓、白芍等药，这既是他治病思路和大法的体现，亦是继承了先辈的经验。可见调和肝脾是何氏历代医家治疗女科疾病的主法。后辈对和理法又有不少拓展，如何鸿舫使用和理法，还常用暖肝温胃法，选用吴茱萸、炮黑姜等药诊治月经不调、痛经等病证。何端叔用柔肝补肾法治疗腰酸，月经量少、色淡，他认为此乃肝脏血衰，阴既下虚，阳易上浮，治当柔养。何氏还从血分疏利法治疗经停而发肿胀者，因此证多属血郁，血脉得通，水气亦随之而去。何昌福在诊疗中十分重视扶持脾气，常用白术、茯苓、党参，甚则高丽参等健脾药配和血要药当归、理气要药香附一起使用。

和理法不仅调和肝脾两脏的功能，还有调和气血之意，为达到更好的治疗效果，何氏医家善用乌陈汤合四物汤双调气血。对四物汤的加减运用有独到之处，如：经候先期者是血热，加黄连；过期来者是血虚，加人参、黄芪、白术；过期来色淡者痰多，用（川）芎、（当）归二味合二陈汤服；过期紫黑有块，血热也，必作痛，加香附、黄连,血实气滞加醋炒莪术、延胡索、木香。肥人不及日数而多,血有热,加香附、南星、半夏、黄连、白术;瘦人血枯经闭者加桃仁、红花,或服越鞠丸,气充经脉,故月事频。经水过多加黄芩、白术;经水涩少加葵花、红花;经水适来适断,或有寒热往来,宜先服小柴胡汤去寒热,后四物汤和之;经行不止,加阿胶、地榆、荆芥穗;经行后作痛,气血俱虚,宜四物汤合四君子汤;经水过多,淋漓不断,及妊娠调摄失宜,胎气不安,或损动漏血伤胎,加阿胶、艾叶、甘草。此四物汤的加减几乎囊括了月经病的诸多病证,可谓是言简意赅、提纲挈领。

　　总之,何氏医家诊治妇科病重视肝脾、气血,善于用和理法。"和理"的宗旨是使肝脾二脏的功能协调,更好地统领气血,从而达到气血调和。和理法的具体应用则根据辨证而定,如肝火上乘,脾失健运,拟和肝化热,参以导滞之法,如肝郁不畅,脾不克运,则取疏肝健脾法,或柔肝养胃法,或暖肝温胃法等。

第十一章　海派喜氏妇科

一、喜氏妇科发展源流

喜氏为南通儒医世家，始于清代，尤擅女科，在江苏名声显赫，被《南通地方志》收录，人称送子观音，传至喜棣已七代。喜氏妇科秉承"博爱、仁慈、谦和、细心"之家训，精修医道，以"仁"为先，待患者如亲如友，见贫者求诊常免酬赠药，各药店均有开户金折，受赠者凭加盖喜氏私章的处方领取赠药，药店年终结算。喜氏还曾对无力殡葬者施棺三四十口之多。秉承家训，喜棣乐善好施，虽年近八旬仍每周坚持义诊，热心公益。喜氏治学严谨，疗效卓著，喜棣2013年入沪从医以来，带教弟子，光大门庭，喜氏妇科不仅蜚声江苏，在沪上也声名鹊起。

二、代表性传承人

第五代喜海珊(1870—1942)乃清末民初南通杏林"三鼎甲"之一，幼承家学，十余岁刻苦研习，熟读经典医著，后遵父命，负笈入药铺，拜师坐堂医魏某，医药兼学，故深谙药性，医亦甚精，18岁自立门户，主业女科，兼理其他。喜海珊驰骋南通医坛数十载，影响甚大，卒后，州人甚为追念，于关帝庙立"医神"牌位，以志缅怀。

第六代喜仰之(1895—1982)，为喜海珊长子，为承家学，且倡导新术，先入南通医校读西医，毕业后复入中医学院深造三载，兼收并蓄，中西汇通。中华人民共和国成立后成为江苏省首批名老中医之一，在苏北地区享有盛誉，被称为南通的"送子观音"。

第七代喜棣(1942—　　)为喜仰之之女，自幼随父习医，秉承家教，行医五十余载，目前受聘于嘉定区中医医院，现为上海市基层名老中医传承研究工作室导师、嘉定区名中医工作室导师。喜氏精通中医各科，尤其擅长治疗不孕不育。喜棣在谨遵古训，一脉传承的基础上，不斥西学，兼收并蓄，总结创造出一套治疗不孕不育的理、法、方、药调治体系,在治疗妇科疑难杂症上有独特的疗效。

三、喜氏妇科主要学术思想

1. 重视四诊合参　重视脉诊及脉症所提示的相关症状。除了问诊、望面色、舌苔,切脉,还常常望诊患者经血颜色、触诊患者胸部,对已孕的患者还要望其腹形等。曾经有一位年轻患者来诊时面色红润、舌脉无碍、精神体力尚佳,彩超提示"子宫内膜薄、卵泡发育不良",曾试管婴儿失败。经喜棣处方用药调补脾肾后,月经改善,但内膜及卵泡情况依旧。喜棣通过问诊发现患者夏日口服补阳育阴的中药后便溏,酌减育阴药物便溏缓解,但却无任何热相。通过把脉,喜棣发现患者脉细略滑,但证属阳虚,其脉症并不对应,经舍脉从症,加大温补药物后患者子宫内膜开始增厚,卵泡发育逐渐改善。经过一阶段的治疗,终于成功怀孕。

2. 重视固护正气,调护脾肾　屡受精神打击的患者,喜氏妇科注重从固护正气、调护脾肾入手治疗,缓缓平补,而非峻补求速,建议患者首先在生活工作中为自己减负,同时注意养生调摄。喜氏认为脾胃作为后天之本,是后天正气恢复的前提条件,故临床用药味数精简,药量较轻,常用健脾益胃之品,不用或少用苦寒败胃之物。另外,喜氏妇科认为由于肾主生殖,为先天之本,强调重视肾气的养护,避免做损伤肾气的活动,而达到不治已病治未病的目的。

3. 讲究分期论治,种子先调经　根据月经的不同时期充任气血的盛衰,胞宫的藏泻特点予以调补阴阳气血。此法不仅用于治疗月经失调,也用于治疗不孕症,可达到异病同治的效果。喜氏妇科认为月经调畅才容易受孕,故喜氏治疗不孕症主要是通过调经实现的,即所谓"种子先调经"。

4. 重视"心情"　喜氏妇科认为患者的情志状态是影响妇科疾病的重要因素,治疗情志不遂首选"诊疗",其次为"药疗",所以重视临床诊治中与患者的沟通。由于大多育龄期患者承受着来自自身、家庭甚至社会的多重心理压力,来诊时多有肝郁,喜氏常通过倾听、安慰、开导甚至训斥患者来及时排解患者心中的郁闷,起到了很好的疏肝效果,所以,喜氏用疏肝理气药物并不多,遇肝郁患者,则仅予1～2味疏肝轻剂治疗。对于忧郁、焦虑严重者先以疏肝解郁安神之剂,佐以调经,达到事半功倍之效。

5. 重视整体观念,强调夫妻同治　喜氏妇科重视整体观念,强调夫妻同治,具体体现在考虑天、地、人三方面因素。如喜棣在诊疗时,注意除了询问患者的症状和病情外,还特别注意了解日常起居、饮食以及家庭情况、工作环境等个性化的情况。根据不同季节、不同地区、不同体质的患者,用药也有所不同。如梅雨季节暑湿较盛,用药则酌减滋腻而酌加健脾化湿之品,而秋冬季节则酌加滋润养阴之品,不用或少用苦寒之物。同时,喜氏妇科认为不孕不育夫妻中有很大一部分因素来自丈夫,据现代医学统计,在不孕不育治疗中,男方精子活力、畸形率等异常情况临床占比不容小觑,故喜氏在治疗不孕症中往往强调夫妇同治,其效果更佳。

第十二章　海派郑氏妇科

一、郑氏妇科发展源流

郑氏妇科世医的始祖为薛将仕（南宋末昆山人），薛氏精于医术，尤善女科，因为没有子嗣，将医术传于女婿钱氏，钱氏亦无子嗣，复传医术于女婿郑公显，自郑公显始郑氏家族遂世业女科。郑氏后代，刻苦钻研医术，名医辈出，历经三十八代，无有间息，迄今已有近 800 年悠久历史，成为中外医学史上罕见的奇迹和吴门医派中的佼佼者。

郑氏女科学术以抄本为载体，从无刻本，始于薛将仕传授女科的医疗经验以及女科效方，经郑氏历代后裔不断增益、修改、整理、演绎，内容不断充实而成。现存的抄本不乏理法方药齐备的妇科方书，目前初步确定国内馆藏郑氏女科抄本为 19 种，38 部。据《全国中医图书联合目录》所载，分藏于全国各地图书馆的郑氏妇科医著有宋代薛将仕的《坤元是保》、明代郑敷政编撰的《薛氏济阴万金书》、清代郑元良编撰的《女科万金方》以及郑氏后人编撰的《产宝百问》《薛医产女科真传要旨》等。大多以问答的形式论述妇女月经、带下、胎前、产后的生理功能、发病的病因病机和诊治方法，并分门别类地汇总女科家传有效的验方、良方与秘方。

郑氏妇科传承年代久远，体系庞大。据第三十七代郑氏妇科传承人郑志洁讲述，郑氏家谱在抗日战争时期及"文革"时期遗失了，现据昆山马一平对郑氏妇科家谱考证及郑志洁了解的家谱情况大致分为昆山世系、周庄支世系、乐愉桥支世系、篌葭韩泾滩支世系、上海嘉定娄塘支世系。据郑志洁听其祖辈讲述，嘉定支世系最早是由乐愉桥支世系发展而来。

据《昆山历代医家录》记载，郑氏女科之裔郑溶为清乾隆二十六年（1761 年）新阳县学生员，乾隆中侨寓嘉定娄塘，遂定居该地，世传女科医术，以奇经八脉治病，医效显著，活人甚多。其后代遂成娄塘妇科名医，世代相传至今。第三十四代郑氏妇科传人郑鹤书为娄塘名医,其子郑俊伯、郑印川迁居太仓行医。其孙郑友仁为第三十六代传承人,民国三十五年(1946年)起任骱北医学公会理事长,亦是嘉定名医。郑友仁将其医术传与长女郑志洁,是第三十七代郑氏妇科传承人,亦为嘉定名医、海派妇科传承导师。2002年嘉定区中医医院设立郑志洁中医工作室,派遣刘晓燕、夏丽颖两位妇科中医师跟师抄方学习,整理医案,并总结郑氏妇科诊疗经验,成为郑氏妇科第三十八代继承人。

二、代表性传承人

薛轩(南宋隆兴年间,据考与陈自明《妇人大全良方》作者处于同一时代)。又名薛将仕,昆山县城(今属江苏昆山玉山镇)人,精于医术,尤擅女科,治多良效,人称"薛医产家",是郑氏妇科之祖,著有《坤元是保》。薛氏在该书自序云其"少时习医,今古良方,靡不博览,焦心劳思四十余年,始得成帙"。《坤元是保》列有208首方剂,此外还有诊脉图说及各种诊脉歌诀,遂视为传家瑰宝。此书为郑氏女科现存系列著作中成书最早的一部,是郑氏女科学术流派形成的奠基之作,具有较高的学术价值。

郑文康(1413—1465),字时义,号介庵,郑壬长子。少攻儒业,正统三年(1438年)中举,正统十三年(1448年)登进士榜,授官观政大理寺,尚未满月即乞归养亲。未抵家而父亡,四年后母又病卒,悲悼成疾,遂不复仕进。取群经子史披阅,筑书院于家庙旁,讲学春和里,生徒云集,受其教诲者多取科第。擅诗文,数千言操觚立就。以居处近平桥,著《平桥稿》十八卷(收入清《四库全书》)。又继承世传女科,整理医籍(今仍存《产宝百问》等抄本),品剂草木,每年治愈患者无数。卒后祀乡贤祠。

郑之郊(明末人),字宋孟,号心茉。博学多识,尤精医术,匕匙所投,无不立效。因而医名满天下,南至浙闽,北达齐鲁燕赵以及辽蓟,皆来延聘,终岁无停辙。天启四年(1624年)征授太医院吏目,疗疾多奇效,不久晋升为御医。后辞职归乡。著有《医学发明》十卷、《本草辨疑》十二卷。

郑溶(生卒不详),字庚谟,一字药圃,昆山诸生,乾隆二十六年(1761年)新阳县学生员,乾隆中由昆山侨寓嘉定娄塘镇,遂定居该地,世传女科医术,以奇经八脉治病,医效显著,活人甚多。

郑鹤书(1850—1936),为郑氏妇科第三十四代传承人,于清道光年间从太仓县亭子桥迁来娄塘,寓今娄塘镇中大街。原是昆山洛水桥郑氏女科世医的一个分支。郑鹤书行医 50 余年,颇有名气,是享誉嘉定、太仓、宝山三县的著名妇科医生。郑鹤书将医术传与其子郑俊伯、郑印川、郑保康(后第三十五代都迁至昆山)及其孙郑友仁。郑鹤书为人敦行好义,热心公益。据《嘉定县记》记载:清代末年每年夏天,民间疾苦较多,为照顾家庭贫困的病家而设立了嘉定暑医局。暑医局免费诊疗,地点设在原城隍庙寅清堂,时间为农历六七月两月。参加暑医局的都是当地有名望的医生,其中就有名医郑鹤书、郑友仁祖孙俩。

郑友仁(1910—1964),字善同,嘉定娄塘人,为郑氏妇科第三十六代传承人,其妇科在嘉定县内享有盛誉。郑友仁本人出身于太仓县亭子桥,幼读私塾,13 岁从其祖父郑鹤书学医。郑友仁从祖父学医后,进步很快,加上自己对妇科业务的钻研,青年时已小有名气。郑友仁注重辨证论证,联系实际,不作泛泛空论,对经带胎产尤为研究,特别是对不孕症、产后败血症、胞衣不下、产后昏厥、产前子痫等症,卓有成效,具有较高的业务声望。病家除来自本县各乡镇外,上海市区和邻近太仓、昆山、青浦、宝山等县也有不少病家,甚至远自湖南、武汉、济南等地也有慕名而来的。郑友仁在中华人民共和国成立前任嘹北医学公会理事长、嘉定县中医师公会常务理事;20 世纪 50 年代担任嘉定县卫生工作协会理事,嘉定县第一、第二、第三、第四届政协委员等职。1964 年因肺结核病咯血逝世,终年55 岁。临终前将其本应传男不传女的手抄本《郑氏女科八十二法》与《郑氏女科》传与其长女郑志洁,还留有大量的临证医案手稿,对研究近代郑氏妇科具有重要的价值。

郑志洁(1932—　　),女,上海嘉定娄塘人,嘉定名医郑友仁之长女,是第三十七代郑氏妇科传承人,郑志洁 13 岁始跟随父亲临诊,审证用药,殚精竭虑,并熟读背诵中医古籍,悉心研读医经,又深得祖传医术与秘方之要旨。遣方用药轻灵清透,严谨斟酌,屡起沉疴,于是声誉渐隆,求诊患者遍布昆山、太仓、嘉定、上海一带,其成为嘉定患者最多最有影响的妇科名家。中华人民共和国成立后郑志洁分别于嘉定娄塘第一联合诊所、娄塘卫生院、嘉定区中心医院工作。1979 年上海市嘉定区中医医院成立,郑志洁奉命创建妇科并不断发展,为推进嘉定中医事业的继承与发展立下了汗马功劳。郑志洁继承和发扬郑氏妇科,2011 年郑志洁被聘为嘉定区中医医院妇科流派传承导师,2018 年荣获第一届"嘉定区名中医"的光荣称号,2019 年被聘为上海市妇科流派传承导师,2019 年荣获嘉定区中医医院"杏林之星"荣誉称号。2019 年郑氏妇科疗法入选上海市第六批非物质文化遗产代表性项目。作为上海市非物质文化遗产项目郑氏妇科代表性传承人,郑志洁毕生以发展流派为己任,传承中医文化,光大国学精粹,培养了第三十八代继承人有刘晓燕、夏丽颖,短期带教轮科学生无数。

刘晓燕(1975—),女,硕士研究生,副主任医师,郑志洁弟子,郑氏妇科第三十八代继承人,现为郑志洁的助教,协助郑志洁主持工作室的工作。

三、郑氏妇科主要学术思想

(一) 早期郑氏妇科主要学术思想

1. 学源经典,广涉诸家 经典是中医学术的源泉,历代医家无不受经典熏陶而有所成就。郑氏女科也从经典著作中广泛汲取营养,作为其学术根基。郑氏先贤的很多著作辑录《内经》《难经》《伤寒杂病论》等中医经典和《妇人大全良方》等妇科名著中的相关条文,又旁征朱丹溪、薛立斋、张景岳、傅青主等名家指要。郑氏妇科还广泛吸收后世各家学说经验,采用大量经方来治疗妇科疾病。如清神汤即甘麦大枣汤治疗脏躁;五苓散治妇人转胞;小承气汤治疗妇人伤寒实热;理中汤治疗妇人阴寒腹痛腹泻等,均出自《伤寒杂病论》。成书于道光元年(1821年)的《女科集义》通篇都是广辑历代中医典籍与女科专著的相关论述,征引数十位医家的40多种著作,上自《内经》《金匮要略》,下逮明清医著医论,最后参酌郑氏女科家传书。郑氏妇科熔上至《内经》《难经》、下至明清的学术经验于一炉,运用于妇人一科,形成了独特的郑氏妇科学术思想。

2. 预防为先,戒所不可 郑氏妇科的很多著作中在论述妇人疾病与治疗的同时,处处体现治未病思想,强调妇人疾病预防为先。如《坤元是保·调经》云:"女人经至如大产,须畏避风寒,禁止洗浴,节食戒气,否则百病峰起。"指出经期与产后一样正气虚弱,抗病能力不足,要主动避免六淫、七情、饮食等各种病因的侵袭。《坤元是保·胎前》曰:"胎之成也,便当安胎,节劳抑怒,以固其怀。盖以触动内火,不能成造化之功,反能煎熬气血也。"指出过劳与愤怒对妊娠有着明显的不利影响,应当加以节制。同时指出"安胎以涵养为先,服药为次",把预防保养放在了首要位置。

3. 重视心脾二脏的调治 郑氏论治妇科病,重视心脾二脏,是以《内经》为理论基础的。《薛氏济阴万金书》(明代抄本,郑敷政)、《郑氏女科秘方》(清代抄本,嘉庆堂)等抄本都载"《经》曰,二阳之病发心脾,有不得隐曲,女子不月"。妇女以血为贵,而血与心脾二脏的关系最为密切。清代医家唐容川论曰:"食气入胃,脾经化汁,上奉心火,心火得之,变化而赤,是为血。"可知心脾在月经及胎孕中都起着重要的作用。郑氏女科在治疗妇科诸病中,非常重视心脾二脏的调治,如《薛氏济阴万金书·月经论》载:"由是言之,月经者,主于心而主于脾也,明矣。心者,七情所主;脾者,五味所主。心脾受病,故月事因而不调,其变出百端,盖病之变也。"郑氏重视心脾二脏的调治,可概括为:注重抑气行血、调治心神和顾护脾胃、益气升阳两方面。

4. 血常不足,气常有余,女性属阴,以血为本,善用四物汤　女性的生理特点主要表现在月经、妊娠、分娩、哺乳等方面。这些特点都与冲任二脉息息相关,"冲为血海,任主胞胎",都要依赖血的充养。在心理上女性情志多变,恼怒忧郁,气常有余,郑氏认为"气有余便是火",易耗伤阴血,尽管有经带胎产之分,然都是阴血失调所致。因此临床辨证施治中以调气养血、顾护阴血为先。其著作中很多疾病均以四物汤为基础方灵活化裁,无论寒热虚实均可用。四物汤是治疗女科疾病的首方。正如《坤元是保》曰:"四物汤,调经、胎前、产后,悉以此方加减,真女科司总也。"《女科万金方》曰:"四物汤,调荣滋血气,妇室正相当。"郑氏妇科代表著《济阴万金方》共 136 方,其中以四物汤组方的约占 2/3。郑氏妇科先贤运用四物汤不仅灵活加减化裁成他方治疗各种妇科疾病,而且对四物汤剂量、选材、时间上也很有讲究。如《产宝百问》曰:"春倍川芎加防风,夏倍白芍加黄芩,秋倍地黄加天冬,冬倍当归加桂枝。"《女科济阴要语万金方》曰:"欲止血,用当归头、白芍;欲行血用归尾、赤芍;欲养血,用归身、白芍;欲活血,当归全用。熟地黄须怀庆,杭州熟地力浅,不堪用,大抵地黄性滞,泥膈引痰,除止血外,诸方欲行血消痰皆宜少用,若必要用须以姜汁制之。"

5. 脏腑辨证,脉法精微,四诊合参　郑氏妇科的很多医著如《坤元是保》《女科万金方》《郑氏女科秘方》《女科集义》等以其兼容并收的学术思想、熟练的四诊功底、丰富的临床经验,以及客观严谨的思辨能力,对妇科疾病的辨证不偏不倚,深入细致而准确,为妇科临床树立了典范。郑氏妇科临床辨证施治以脏腑为核心,实践中重视本脏与其他脏腑之间的关系,包括奇恒之腑。如肝与胆为表里,与心肾相生,与肺脾相克,主筋,开窍于目。中医历来重视诊脉,郑氏妇科也不例外,认为诊脉对于辨证用药有着重要的作用,临诊中非常注重指下脉形。如《坤元是保》正文首述脉法,详细介绍了六淫外因、七情内伤、饮食劳倦、三部表里、六极绝脉以及经带胎产等诸脉法。指出:"然欲投药,又必先察其脉,辨外感寒热气食之有无,而后可也。"脉法精微,"玩索有得,终身用之有不能尽",然"非神圣工巧,不可轻言",其精微之处不是一般医者能完全掌握的,所以,郑氏先贤明确告诚要四诊合参,不可不知脉而妄用。正如《坤元是保》所言:"望闻问切,医家兼用,无可耻者,可耻在不知脉而妄诊。"时刻体现四诊合参。

(二) 近代郑氏妇科的主要学术思想

近代郑氏妇科在其家族传承的基础上有所创新与发展。主要体现在以下两个方面。

1. 提出"治病先通络"的治疗原则,重视调肝,益气养血 郑志洁认为:经络须通,通则气血畅;气血须盛,盛则经络通。妇人经、孕、产、乳均赖气血,冲任瘀滞或气血虚弱则气血供养不足,产生妇科诸疾。在治疗上维护经络通畅与气血充盛非常重要。郑氏妇科注重经络的通阻与气血虚实,善于调理气血,通畅经络。将经络通畅失宜病证,按照病情程度由轻至重分为四类,即滞证(气血运行减慢,经络滞缓)、瘀证(气血运行不畅,经络瘀滞)、阻证(气血运行极度缓慢,经络瘀阻)、癥证(气血阻隔日久,成为癥块)。治疗分别采用疏肝理气、疏肝活血化瘀、疏肝活血破瘀、疏肝活血消癥之法,畅行经脉,通调冲任,疏通经络擅从理肝着手,自拟"妇科一号方"。妇科一号方是在逍遥丸的基础上加丹参、香附、郁金、合欢皮、路路通、山楂炭、佛手,具有疏肝通络的作用,同时还有健脾养血之功。滞证常用妇科一号方;瘀证常用妇科一号方加青皮、乌药、枳壳、川芎等行气活血之品;阻证用妇科一号方加桃仁、红花、益母草等活血养血之品;癥证常用妇科一号方加三棱、莪术、夏枯草、皂角刺、穿山甲、䗪虫等活血化瘀消癥之品。气血不足引起的经络不畅则要调理气血为主,郑志洁常用自拟的"加味八珍汤"调理气血,加味八珍汤是在八珍汤的基础上加黄芪、丹参、香附、菟丝子、补骨脂、淫羊藿、山楂炭、佛手,具有益气养血、疏肝通络、健脾补肾的多重作用,同时补肾之精气,促进精血互生。

2. 时时顾护胃气 胃主收纳,腐熟水谷。临床上诊治疾病,郑志洁十分重视胃气,常把"保胃气"作为重要的治疗原则。脾胃为生化之源,诸气皆虚,先扶胃气。正如《景岳全书·杂病谟·脾胃》所说:"凡欲察病者,必须先察胃气;凡欲治病者,必须常顾胃气。胃气无损,诸可无虑。"故郑志洁每张方剂的最后两味药是山楂炭、佛手,健胃行气、和胃消食、以资化源。若胃纳欠佳,加用神曲、炒稻芽、秫米等健胃和胃消食,若出现腹胀加用砂仁、枳壳、陈皮等和胃理气流动之品,冀以醒胃开气,使补而不滞,滋而不腻,寒不碍胃。

第十三章　海派严氏妇科

一、严氏妇科发展源流

在上海众多妇科流派中,严氏妇科发展至今已有近一个世纪,但很可惜,留存至今的文档资料有限。严二陵于 1916 年从师清末御医林衡甫学习中医。1921 年起来沪行医,1923 年上海温病流行,他汇集叶、薛、吴、王之长,用"轻可去实"之法,拯救了许多重危患者,颇享盛名,因而与当时名医石筱山、顾筱岩并誉为"南市三鼎"。1956 年,加入上海市公费医疗第五门诊部,任内科主任;1976 年任上海中医学院附属岳阳中西医结合医院中医内科顾问;1959 年被选为上海市新城区人民代表;1960 年又被选为上海市静安区政协委员;1962 年任上海市中医妇科学会理事。

二、代表性传承人

严二陵(1901—1981),江苏吴县东山(今属江苏苏州吴中区)人,时称上海严氏中医、严氏妇科。严二陵出身贫寒阶层,同情贫苦患者,非但不取诊费,而且赠钱配药,得到很多患者的称颂,被当时上海医务界赞誉"医有完人严二陵"。严二陵平素治学严谨,教诲生徒们说:"医不贵于能治愈病,而贵于能治愈难病;天下之事,我等能人,人亦能之,非难事也;天下之病我能愈之,人亦能愈之,非难病也;病之难者乃非一般医能治疗之,故想当医者应做一个非常之医,能疗一般常医所不能治疗之非常之病。"

严又陵(1914—1992),受兄长严二陵的影响,严又陵立志学医,1928—1931年就读上海中医专门学校。毕业后随其兄在上海开业从事中医医疗工作。1950年起先后在上海第二医学院附属瑞金医院(原广慈医院)、上海第二医科大学校本部长期从事中医临床、教学工作。行医六十余载,为中国农工民主党党员。也曾师承丁济万(丁甘仁长孙),擅长中医妇科(月经不调、痛经、带下、不孕症)、内科疾病的治疗,曾被上海市卫生局、童涵春国药号特聘为中医门诊专家,临床善用四物汤治疗各种妇科疾病。严氏二老当年的临床经验、临证医案的书面总结,现今只能看到一些零星记载。

吴昆仑(1954—),上海市基层名中医,浦东新区名中医,出生于中医世家,家学渊源。20世纪80年代,曾师从严又陵,学习深研中医妇科。经过多年的临床实践和积累,在妇科病诊疗上有很深的造诣,其带领下的公利医院中医妇科为浦东新区特色专科、上海市中医临床优势专科。吴昆仑兼任上海市中西医结合学会妇科专业委员会常务委员、上海市浦东新区中医药协会中医妇科专业委员会主任委员等,在月经病、围绝经期综合征、盆腔炎等方面继承并充实发展了严氏妇科。著有《妇科病临证医案300例》《名中医谈月经病》等。

三、严氏妇科主要学术思想

1. 崩漏、带下病的治疗经验　严氏妇科治疗崩漏善用经典方药,得心应手,用药平淡,疗效极佳。一般属脾虚崩漏者用胶艾四物汤,血热崩漏者用荆芥四物汤,气虚者用补中益气汤合四物汤,血瘀崩漏者用琥珀散加减,血不归经者用归脾汤,老年血崩者用小建中汤,气虚血崩者仿景岳右归饮加减。治疗带下属脾虚带下,一般用参苓白术散加减,肾亏阴虚用知柏地黄合大补阴丸,肝郁带下用丹栀逍遥散,湿毒带下用易黄汤,邪毒湿蕴用牛黄醒消散、红藤败毒散。带下病不论寒热虚实均挟湿邪,所以黏腻之品不能使用。

2. 擅用四物汤加减治疗各种月经病　严又陵在《四物汤在妇科月经病应用的一些体会》一文中有详细论述:可根据患者素质与病因证候具体情况灵活运用四物汤。根据四物汤原方组成,四味是等量的,随后临床应用一般川芎一味用量较低于其他三味药,因川芎辛温,活血作用较大,对于阴虚内热体质弱者,医者往往审慎使用,甚或不用。川芎在四物汤中起很重要作用,由于当归虽具有甘温和血作用,如无川芎辛温活血之品,则地黄之滋、养芍药之酸敛无从发挥它的作用。可谓"独阴不生,独阳不长"之义,是阴阳与动静互相配合协同作用,在临床上不用效果不若用者易奏效。但是应当根据患者素质在用量上可以考虑减少些。在四物汤加减方面,如证候属实热者,熟地改用生地,白芍改用为赤芍;证候属虚寒者则用熟地、白芍。血热者,可去川芎加牡丹皮、黄芩、侧柏、地榆;血瘀者,加红花、桃仁、五灵脂、蒲黄、刘寄奴、苏木;气滞者,去地黄加柴胡、延胡索、川楝子、香附、乌药、木香、郁金、枳壳、砂仁等;痰湿者,去地黄加半夏、陈皮、茯苓、南星;气虚者,加党参、黄芪、白术、山药;虚寒者,加吴茱萸、艾叶、补骨脂、附子、肉桂、干姜;肝肾虚损者,加菟丝子、巴戟天、川断、杜仲、狗脊、金樱子;心脾虚弱者,加远志、酸枣仁、柏子仁、党参、黄芪、白术、五味子;止血,加阿胶、蒲黄炭、陈棕炭、地榆炭、仙鹤草、茜草根;育阴凉血,加龟甲、鳖甲、牡丹皮、知母;固涩加龙骨、牡蛎、禹余粮、赤石脂、海螵蛸。

3. 治疗痛经宜分类　严又陵认为痛经病主要有三:其一是属瘀属实,由于经水欲下不得,积滞成瘀,胞宫出道狭窄,通道不畅所致,所以必下瘀块后则痛较缓解;其二是月经期受寒冷邪侵或涉水淋雨,或由愤怒抑郁引起,可以针对其致痛诱发原因,对症施治;其三,发育不良,先天不足,胞宫小,通道窄,这类患者宜用补益肾元为主。治疗上,其认为原则都用调经活血四物汤为基本方,第一、第二种一般可以临经前后服 10 剂即可,3 个月为 1 个疗程(共 30 剂);第三种在临经前服用调经药后,平时也须进服培补肾元,调益冲任,以改变其不足,助长其发育。"气为血帅,血为气母",于调经活血方中加一二味行气药甚为必要,如香附、木香、砂仁之属,用以增强川芎之不足,同时也可减少地黄之腻、白芍之敛等流弊,是属素质阴虚火旺者当酌情配合使用。

4. 注重顾护先后天　人体气血阴阳的生成与脾肾密切相关,益气健脾法与滋阴补肾法可使人体脏腑功能恢复正常运行,常用六君子汤、六味地黄丸。但见舌苔偏腻,多会用六君子汤,并常加藿香、佩兰、豆蔻加强化湿之效,认为湿去脾健,则病去一半。六味地黄丸则运用更广,《傅青主女科》言"经水出诸肾",通过"三补三泻"的剂量的调整,或知、柏、桂、附的联合,以及二至丸、四妙丸、黄精、菟丝子、红藤、败酱草等的加减运用,则能更加灵活地运用在月经病、带下病、不孕症等的治疗中,常获良效。

第十四章　海派沈氏妇科

一、沈氏妇科发展源流

沈仲理(1912—2008),浙江慈溪人。我国著名的中医药学家、中医妇科学家、全国老中医药专家学术经验继承指导老师。沈仲理于 1931 年毕业于上海中医专门学校。中华人民共和国成立前,曾任私立上海中医学院教授和院部秘书主任。中华人民共和国成立后,1956—1986 年执教于上海中医学院,1978 年晋升为教授,曾任上海中医学院(今上海中医药大学)学术委员会委员、专家委员会委员,上海市中医药研究院专家委员,上海中医药大学附属岳阳中西医结合医院主任医师和专家委员会副主任委员、硕士研究生导师,上海中医学院(今上海中医药大学)各家学说教研组副主任、医史教研组副主任、临床教研组负责人、妇科教研组主任等职。沈仲理桃李满天下,享誉海内外。1992 年当选上海市科学技术协会第五次代表大会代表,1993 年始享受国务院颁发的政府特殊津贴,1994年获上海中医药大学"三五"系统工程学术梯队建设校内特殊津贴业务专家,开始享受校内特殊津贴。1995 年荣获上海市卫生局颁发的"上海市名中医"等荣誉。发表论文 20 余篇,参与编著教材、教案等著作十余册。沈氏的主要学术思想源于孟河丁氏流派。沈仲理早年擅长治疗内科、妇科疾病,参与了中华人民共和国成立前后多次传染病的中医药救治工作,晚年攻治妇科疑难杂症中的子宫肌瘤、卵巢囊肿疾病。投入量产的中成药"宫瘤宁"是沈仲理对我国中医妇科临床事业做出的重大贡献。

二、代表性传承人

童瑶(1952—   ),中医学博士、教授,原上海中医药大学副校长、上海中医药研究院副院长,原香港大学中医学院院长、教授,香港中医药管理委员会委员,1976 年与沈仲理结为青老对子。

周俊,沈仲理硕士研究生,子宫肌瘤课题组主要成员。现移居海外。

薛永玲(1952—　),沈仲理学术经验传承人。曾任中华医学会上海分会妇科秘书长、上海中医药大学附属市中医医院妇科副主任医师。

沈春晖(1973—　),沈仲理之孙,上海中医药大学硕士研究生。

三、沈氏妇科主要学术思想

1. 脾胃为本,治疗不忘顾护脾胃　沈仲理十分重视脾胃论,提出脾胃与元气相互依赖,为了"元气",就必须保护脾胃的气化作用,元气充足才能维持人体生理健康。"天地阴阳生杀之理在升降浮沉之间",沈仲理认为"升"指脾胃气化作用,是元气作用于机体的活动现象的反映。又根据李东垣"内伤学说"中有关"内伤脾胃"是"变化百病"主要因素的观点,提出了一些新认识,包括"引火与元气不两立""升降运动失调的普遍现象""九窍不通论"的发挥等。沈仲理认为脾胃辨证是脏腑辨证的核心,可贯穿各脏腑的气化作用,从而推敲病因病机的联系和用药的配药,使之用之有效,形成了自己的一套以脾胃为主的辨证用药经验,因此,沈仲理在治疗疾病时,特别注重顾护脾胃,以脾胃为本。

2. 辨证和辨病相结合　沈仲理认为辨证和辨病指明了中医辨证的病因病机与西医学的病名病理之间有普遍联系,他提出的"子宫肌瘤与石瘕在临床治疗中客观存在联系的统一性"的观点是有科学实验基础的中医妇科辨证的新途径,提高了以中药为主治疗子宫肌瘤的医疗水平,同时对临床应用中药治疗子宫肌瘤提供了非手术(保守)治疗的有效疗法。沈仲理认为,气滞血瘀证多见于浆膜下和肌壁间子宫肌瘤。因此,月经正常,重则损伤冲任,经行血崩或漏下不止,症见小腹作胀或隐痛,有肛门下坠感,舌质暗红,边有瘀紫斑点,脉沉弦或细涩。治疗以化瘀理气、软坚消瘤为主,常用方为沈氏消瘤方合膈下逐瘀汤。阴虚火旺证多见于黏膜下,肌壁间和多发性子宫肌瘤。症见月经先期,经行血崩或漏下不止,胸中灼热或下腹部有热感,乳头痛或刺痛,或乳房胀痛放射至腋窝,经后赤白带下或黄白相杂,舌质红、苔少津,或薄黄,脉弦细或细数。治疗以凉血止血、化瘀消瘤为主,常用方为沈氏消瘤方合犀角地黄汤。肝郁脾虚证多见于浆膜下、肌壁间或多发性子宫肌瘤,临床多为虚实并见,初病属实,病久变为虚证。症见月经正常,或经行后期,量多如崩,夹有血块,小腹有下坠感,大便溏薄,经后带多清稀,舌质淡白或薄白,脉濡细或细弦。治疗以健脾升清、疏肝散结为主,常用方为沈氏消瘤方合举元煎。如属肝肾同病与脾肾同病,前者可选用方剂"一贯煎",后者较为严重,常见血崩不止,涉及肾阳衰弱,因脾统血,肾藏精血,统藏不固,则应采用温阳固涩法方能见效,方用参附龙骨牡蛎汤。

3. 化瘀不动血,止血不留瘀　沈仲理认为石瘕的形成,多因产后积血、流产、房劳、七情所伤等,导致血结胞宫,癥瘕病久,血结化燥,必致化热化火伤津,耗伤气血以致气血愈加虚弱所造成的变化,如再用温化法则必致血去过多。故沈仲理一改治疗癥瘕用温散化瘀的常用治法,其立方侧重于清化,擅用活血化瘀、清热软坚法治疗石瘕,对以往子宫肌瘤病因病机是寒凝血瘀的认识提出了新见解,达到了一个新的高度。沈仲理治疗该病时临证选药多用半枝莲、石见穿、海藻等味苦性微寒之品,其意在清热化瘀,软坚散结,以规避温散治法易伤津动血之弊。平时消瘕软坚之时,亦不忘佐以扶正摄血之品,在经期养血止血之时,不忘辅以化瘀消瘕之品以标本兼顾,有"消瘤不动血,止血不留瘀""止血不忘消瘤,消瘤兼顾止血"的组方用药的特色。

4. 临床特色　沈仲理临床尤擅治疗子宫肌瘤,经常采用渐消缓散的治法。他认为子宫肌瘤的形成是一个长期的过程,如用猛剂急攻,则积未消而正已伤,若一味攻伐,易犯虚虚之戒,故他多用渐消缓散之品治之,其意在软坚散结而不伤正,此为上策。沈仲理治疗该病时极少用虫类药,他认为此类药虽破血逐瘀、散结消瘀功效较佳,但其破血通经之效易引起经量增多,即有化瘀动血之弊,明显不适合用于治疗以经行崩冲、经期延长为主症的子宫肌瘤,所以治疗子宫肌瘤一病应正本清源,重视扶正。根据本病日久可变生虚病的特点,沈仲理认为这是由于血瘀日久,阻碍"生机"所致,故临证遣药组方应顾护脾胃,配以性味辛甘、补脾益气、生津养血之品以辅助消积,且用药顾护脾胃有助于祛邪消瘀之药力的发挥。沈仲理博采众家之长,合理组方,并将有确切疗效的"消瘤方"制成了医院制剂(861消瘤片),该药组方独特,被广泛应用于临床后疗效显著,后通过国家新药评审后上市。沈仲理主持的科研项目"中药治疗子宫肌瘤"荣获国家教委科技进步奖三等奖和上海市科技进步奖三等奖。

第十五章　海派庞氏妇科

一、庞氏妇科发展源流

庞氏妇科创始人为上海市浦东名中医庞钰,庞钰师从上海市奉贤名中医翁陛臣。庞钰宗东垣脾胃学说,认为用药如用兵,其临床经验丰富,时方、经方灵活应用,擅治时症热病。庞氏妇科第二代传人庞钰之女庞泮池,是上海中医药大学附属曙光医院中医妇科鼻祖,为上海中医药大学第一任妇科博士生导师,将庞氏妇科发扬光大,桃李满天。庞氏妇科第三代传人之一戴德英,为第三届上海市名中医,是庞氏妇科承前启后之人,戴德英擅用"活血化瘀"法治疗妇科疾病,尤其擅长子宫内膜异位症的诊治,其首创"红藤方"治疗子宫内膜异位症。庞氏妇科第四代传人之一殷岫绮,传承庞氏妇科先贤经验,确立了"通管、调经、种子、培土"治疗不孕症八字方针,首创"双紫汤"治疗排卵障碍性不孕症。庞氏妇科治学严谨,疗效显著,是海派中医妇科一个重要的分支。

二、代表性传承人

第二代庞泮池(1919—1999)。庞泮池幼承庭训,早年从父庞钰学习中医,1941年毕业于中国医学院,侧身杏林五十余载,从中医内科到中医妇科,博采众长,兢兢业业,锲而不舍,立于创新。她擅治各种妇科疾病,尤以治疗妇科恶性肿瘤、不孕症见长。除了潜心于临床,她还勤于耕耘,经常探讨中医经典理论,结合临床,撰写论文几十篇,《庞泮池妇科论丛》一书由台湾知音出版社出版。她多次参加全国性和国际性学术会议。1990年应邀赴日本广岛,出席"东洋医学会传统学术会议",进行肿瘤专题学术交流,为中医学走向世界做出了不懈努力。

三、庞氏妇科主要学术思想

1. 尊岐黄理论,奠定基础　《素问·上古天真论篇》云:"女子七岁,肾气盛,齿更发长,二七而天癸至,任脉通,太冲脉盛,月事以时下,故有子……七七任脉虚,太冲脉衰少,天癸竭,地道不通,故形坏而无子也。"庞泮池认为《内经》中这段论述,既阐明了女性整个生长发育生殖的过程,又说明了月经产生的机制。从中悟出:① 肾—天癸—冲任—月经,是一个轴,在其运行过程中有着内在的生理变化,也就是阴阳转化的过程,如因转化太过或不及,或受其他脏腑气血影响,可以产生各种病理变化。② 现代医学认为月经周期是女性下丘脑—垂体—卵巢轴作用于子宫内膜不断变化的一个过程,与阴阳转化实为一理。这个思想体现在她诊治妇科病的各个环节中,如月经病、不孕症的中药周期治疗,崩漏的塞流、澄源、复旧三阶段治疗。庞泮池还将《内经》中的"四海螵蛸一藘茹丸"化裁,佐以"桃红四物汤"等组成"通管汤",治疗胞脉阻塞不孕症,疗效颇佳。

2. 循仲景学说,异病同治 庞泮池从其他中医经典理论的探索和年轻时跟从名师的实践中,感到中医中药在抢救危重急症方面有潜力可挖。1965 年开始了中医中药治疗妇科急腹症的研究。认为宫外孕破裂,分四步诊治:胚囊破裂、大出血宜回阳救逆,可用《伤寒论》四逆汤;胚破血流宜杀胚化瘀,可用《金匮要略》桂枝茯苓丸;腑气不通宜急下存阴,可用《伤寒论》大承气汤;瘀热交阻宜化瘀软坚消痈,可用《金匮要略》薏苡附子败酱散、大黄牡丹汤。庞泮池对于妊娠中毒症也有独到的见解,认为应从心、肝、脾、肾治疗,病机为脾虚湿阻,肝阳上亢;肝肾阴虚,肝阳上亢;上盛下虚,火不归源。

3. 肝肾为纲,善用补法 庞泮池赞同刘河间童幼属少阴,天癸行属厥阴,天癸绝属太阴的观点,认为妇女病多见于青春期到围绝经期之间,故与肝肾尤为相关。在临床上,庞泮池常用淫羊藿、巴戟天、肉苁蓉、菟丝子、紫石英温肾助阳,提高卵巢功能;用生地、熟地、山茱萸、枸杞子、女贞子、墨旱莲,或用龟甲、鳖甲等血肉有情之品滋补阴血,促使卵巢的发育。再佐治兼症。育龄期女性经历产、乳,又受社会及家庭因素的影响,常常表现出阴血不足、肾虚肝旺的证象。如经前乳胀、癥瘕、恶阻、胎漏,或不孕症、带下、经断前后诸证等,治疗当补益肝肾,或疏肝益肾。庞泮池除了补肾之外,常用白芍养血柔肝,制香附、郁金、炙乳香、炙没药、陈皮、青皮等疏理肝气,协调肝肾之间的平衡,调整阴阳,以平为期。因女性生理特点,阴血易损,虚证为多。庞泮池认为治疗应:① 补养气血,常顾脾胃。② 攻补兼施,进退有序。③ 温凉并用,通涩相兼。

4. 挑战肿瘤,勇于创新 庞泮池 1956 年开始研究癌症,首次与复旦大学附属肿瘤医院合作,1986 年重点研究卵巢癌,再次与肿瘤医院合作。她认为肿瘤治疗应该：手术化疗去瘤，中药扶正固本。注重补其不足，软坚消癥；培补正气，攻逐利水。

5. 衷中参西，内服外治　庞泮池认为，对于不孕症，应该通卵管、促排卵、健黄体；对于崩漏，应该分年龄论治——天癸初行，补肾清热；天癸既行，清肝祛邪；天癸已绝，健脾止血。

下 篇

妇科常见病海派妇科
验方验案荟萃

第十六章　痛　　经

原发性痛经无盆腔器质性病变,也称功能性痛经,常见于年轻未产女性。继发性痛经指盆腔器质性病变导致的痛经,如盆腔炎、子宫内膜异位症、子宫腺肌病、宫腔粘连、宫颈狭窄、宫内异物等引起的月经期疼痛,多发生于育龄期妇女。痛经的发病机制主要是在经期或经期前后受到致病因素的影响,导致冲任、胞宫气血阻滞,"不通则痛",或冲任胞宫失于濡养,"不荣则痛"。常见病因病机有气滞血瘀、寒湿凝滞、阳虚内寒、湿热瘀阻、气血虚弱和肝肾亏损等。痛经的治疗原则以调理冲任、胞宫气血为主。

一、温经止痛方

【方源】　海派蔡氏妇科。

【组成】　当归 10 g,生地 10 g,川芎 6 g,白芍 10 g,制香附 10 g,小茴香 3 g,淡吴茱萸 2.5 g,桂枝 3 g,延胡索 12 g,煨姜 2 片,艾叶 3 g。

【功效】　温宫逐寒,调经止痛。

【主治】　痛经属寒凝血瘀证者。

【方解】　本方以四物汤为主,加温宫调经、理气止痛剂。桂枝、煨姜辛温通散;吴茱萸温中散寒;艾叶温中逐寒,调经止痛;香附理气调经止痛;小茴香祛寒理气止痛;延胡索活血散瘀,理气止痛。四物养血调经,生地虽然滋阴养血,但全方大多温燥理气,配白芍敛阴以为约制。全方有温宫逐寒、调经止痛作用。可随症加减,腹胀者加乌药;畏寒肢清者桂枝易肉桂;背冷者加鹿角霜;腹泻者煨姜易炮姜;脘宇胀满者香附易木香;经量偏少者加牛膝、红花,或桃仁、丹参、益母草等。

蔡小荪医案

刘某,女,23 岁,未婚,0 - 0 - 0 - 0。

初诊: 2013 年 9 月 11 日

主诉:经行腹痛 5 年。

现病史：月经史 14 岁，7～8/32～33 日，量中，血块，每经行腹痛，第一至第二日痛经剧，块下痛减，否认性生活史。LMP 2013-8-13,7 日净，量中，痛经，VAS 评分 8 分，腰酸、畏冷。刻下：乳胀烦躁，面瘰发，大便干结。脉略细，舌中根苔黄腻，质嫩红。中医诊断：痛经。证属：寒凝血瘀。治拟：温宫化瘀，调冲止痛。处方：

炒当归 10 g,熟地 10 g,赤芍 10 g,川芎 10 g,炒杜仲 10 g,川断 10 g,怀牛膝 10 g,云茯苓 12 g,制黄精 10 g,炒白术 10 g,制乳香 6 g,制没药 6 g,生蒲黄 10 g,淡吴茱萸 2.5 g,桂枝 3 g。

7 剂。

二诊：2013 年 9 月 18 日

据云经痛剧烈则经每逾期，今尚未行，余无所苦，脉略细，苔淡薄，中根稍厚，质嫩红，再宗前法，经来时服。处方：

炒当归 10 g,生地 10 g,赤芍 10 g,川芎 10 g,制香附 10 g,怀牛膝 10 g,延胡索 10 g,制乳香 6 g,制没药 6 g,淡吴茱萸 2.5 g,炒杜仲 10 g,川断 10 g。

7 剂。

三诊：2013 年 9 月 25 日

LMP 2013-9-23,经行逾期，经行腹痛较前减，2 日即减，经畅，腰酸，舌中根苔黄厚，质嫩红，脉细。处方：

炒当归 10 g,生地 10 g,赤芍 10 g,川芎 10 g,怀牛膝 10 g,制香附 10 g,延胡索 10 g,制乳香 6 g,制没药 6 g,淡吴茱萸 2.5 g,炒杜仲 10 g,生蒲黄 10 g（包煎）,生甘草 5 g。

5 剂。

四诊：2013 年 10 月 9 日

情况尚可，脉略细，苔薄白，中根厚，再从前方出入，经来时服。处方：

炒当归 10 g,熟地 10 g,砂仁 3 g（后下）,川芎 10 g,赤芍 10 g,制香附 10 g,延胡索 10 g,制乳香 6 g,制没药 6 g,淡吴茱萸 2.5 g,炒杜仲 10 g,川断 10 g,桂枝 3 g,益母草 10 g。

10 剂。

五诊：2013 年 11 月 13 日

LMP 2013-10-22,后前症显减，轻微痛经 2 日即瘥，呕吐亦除，原痛 1 周。脉略细数，苔薄白，中根稍厚，边尖嫩红，再宗前方出入。处方：

炒当归 10 g,生地 10 g,怀牛膝 10 g,川芎 10 g,赤芍 10 g,制香附 10 g,延胡索 10 g,制乳香 6 g,制没药 6 g,淡吴茱萸 2.5 g,益母草 10 g,艾叶 3 g,桂枝 3 g。9 剂。

随访:LMP 2013 - 11 - 22,痛经未作。继续中药巩固治疗,后随访 3 个月痛经未作。

【按语】 原发性痛经多数是经血排出困难,瘀滞不畅,引起疼痛,治法以通为主。但引起瘀滞不畅的原因有多种,蔡氏妇科治疗痛经强调辨证求因为主,止痛为辅。本案患者痛经日久,每经行畏冷,块下痛减,故辨证为寒凝血瘀,治拟温宫化瘀,调冲止痛,方拟温经止痛方加减治疗。蔡氏妇科治疗痛经,亦常用生蒲黄。蒲黄,味甘,性平,入肝、心包经。有活血化瘀、收敛止血之功。蒲黄一药,用量宜灵活多变。用于化瘀止痛,处方时少 10 g,多则可达 30 g。随症斟酌,可据病情轻重缓急,使其恰到好处。经治后,患者数年痛经很快得愈,不胜欣喜。

二、加味没竭汤

【方源】 海派朱氏妇科。

【组成】 生蒲黄 20 g(包煎),三棱 12 g,莪术 12 g,制乳香 3 g,制没药 3 g,生山楂 12 g,青皮 6 g,血竭粉 2 g(冲服)。

【功效】 活血化瘀,行气止痛。

【主治】 气滞血瘀所致的女性膜样痛经、原发性痛经以及子宫内膜异位症、盆腔炎等实证痛经。

【方解】 该方乃朱氏妇科第三代传人朱南孙取失笑散、血竭散、通瘀煎诸药化裁而成。方中以蒲黄为君,化瘀止血;三棱、莪术、乳香、没药、血竭以破气行滞、活血化瘀止痛;生山楂消食活血和胃;佐以青皮疏肝理气。全方共奏活血化瘀、行气止痛之功。临床加减应用中月经过多者蒲黄、山楂炒用,去三棱、莪术加三七粉、炮姜炭、仙鹤草以通涩并用、祛瘀生新;偏寒酌加艾叶、小茴香、炮姜;热瘀互结酌加蒲公英、地丁、败酱、红藤。可在月经间期起服,连服 10 剂。

朱南孙医案

张某,女,28 岁,未婚。

初诊:2010 年 5 月 19 日

主诉:反复经行腹痛 15 年。

现病史:患者自初潮后,每于行经时腹痛。平素月经周期、经期均有延长,量中偏多,痛经(＋),夹血块,块下痛减,白带尚可。月经史:13 岁,8/28～37日,未婚,否认性生活史。LMP 2010－5－18,未净,PMP 2010－4－12,8 日净。月经周期延后,时值经期,经行前乳胀、心慌、失眠、小腹胀等不适,经行腹痛,疲劳、冷水、压力等则经行腹痛加剧,夹血块。2010 年 2 月 B 超示:子宫附件未见明显异常(子宫 49 mm × 39 mm × 39 mm,子宫内膜 8 mm)。自诉贫血Hb 98 g/L↓(具体报告未见)。刻下:经行腹痛,纳可,便调,夜寐多梦。脉细弦迟,舌淡暗,苔薄腻。中医诊断:痛经。证属:瘀阻气滞。治拟:化瘀利气通滞。处方:

生蒲黄 15 g,五灵脂 15 g,青皮 6 g,生山楂 12 g,三棱 12 g,莪术 12 g,血竭9 g,制乳香 4.5 g,制没药 4.5 g,徐长卿 12 g。

14 剂。

二诊: 2010 年 6 月 26 日

LMP 2010－6－20,未净,量多,有血块,痛经(＋),脉沉细,舌暗边红。证属瘀阻气滞。治拟化瘀利气通滞。处方:

生蒲黄 15 g,五灵脂 15 g,小青皮 6 g,山楂 12 g,三棱 12 g,莪术 12 g,血竭9 g,制乳香 4.5 g,制没药 4.5 g,延胡索 6 g。

14 剂。

三诊:

LMP 2010－7－24,腹痛较前减轻,血量较前略少,脉细弦迟,舌暗红,证属瘀阻气滞,治拟活血化瘀。处方:

生蒲黄 30 g(包煎),丹参 30 g,丹皮 15 g,赤芍 15 g,川芎 6 g,三棱 15 g,莪术 15 g,血竭 9 g,延胡索 6 g,乌药 9 g,制乳香 3 g,制没药 3 g,青皮 6 g,刘寄奴 15 g。

12 剂。

【按语】 患者初潮后即痛经甚,宿瘀内阻于胞宫,冲任气滞,故见经行腹痛,经通块下而痛减,《竹林寺女科》关于膜样痛经有"经来如牛膜片"的记载。朱南孙在治疗膜样痛经时主张阻断瘀块的形成,化散已经形成的瘀块,故治拟行气活血,通滞化瘀。《医宗金鉴》云:"腹痛经后气血弱,痛在经前气血凝。"考虑患者时值经期,因势利导,选用加味没竭汤加减。研究表明,加味没竭汤可通过调整患者整体的气血,完全或不完全阻断瘀块的形成,并直接化散已形成的瘀块,从而促进子宫内经血的流畅,使患者膜化痛止。如《妇人规》所云:"若气血俱滞者,宜失笑散主之。"而加味没竭散正是以失笑散、血竭散等化裁而来。《素问·离合真邪论篇》云："天地温和,则经水安静,天寒地冻,则经水凝泣。"因血得寒则凝,得温则行;肝属调达,肝气郁结,气机郁滞而血行不畅,则可见瘀血。故佐少量温药和疏肝之品以助血行,从而增强活血理气之效。如此治疗,膜散瘀消,冲任得舒,则痛自减。

对于本病而言,经前宜理气活血化瘀为主,以防经行腹痛,经后应益气养血为要。在平时日常生活中,需嘱患者保持心情愉悦,注意经期卫生与保暖,忌食生冷之品,以预防痛经反复发作。

三、调和止痛方

【方源】　海派陈氏妇科。

【组成】　柴胡 6 g,枳壳 9 g,川芎 9 g,香附 9 g,木香 9 g,当归 9 g,赤芍 9 g,桃仁 9 g,延胡索 9 g,失笑散 9 g(包煎),没药 6 g。

【功效】　养血活血,理气止痛。

【主治】　痛经属气滞血瘀证者。

【方解】　痛经之病,乃由冲任失调、胞宫气血失和所致。虽言病机各异,气滞、血瘀、寒凝、虚损均可,然气寒则血寒,气热则血热,气郁则血滞,气虚则血涩。病有虚实两端,实者易致血行不畅,虚者易致血行无力,最终多为气血运行失调,气滞血瘀阻于冲任、胞宫。故痛经虽为血病,实则与气机紊乱,气血失于调和密切相关。因此,临证之时,王大增尤以明察气血为要,治疗上特别注重"调和"二字。《内经》所云:"百病皆生于气也。""血气不和,百病乃变化而生。"月经的主要成分虽为血,但血与气息息相关,互相资生和互相依存。气为血之帅,血为气之母,血病可以及气,气病可以及血,彼此有极其密切的关系。汪石山云:"血乃气之配,其升降寒热虚实,一从于气……此调经莫先于养血,养血莫先于调气也。"故王大增治疗本病时,首重调和气血,遵循"气以行为要,血以和为贵"原则,"疏其气血,令其条达,而致和平"。方中当归、川芎、赤芍、桃仁为四物汤养血活血,配伍理气之品,如柴胡、枳壳疏肝理气,香附行气活血,延胡索理气止痛,木香理气行滞。失笑散中五灵脂甘温入肝经,通利血脉,散瘀止痛;蒲黄甘平,行血消瘀,均为散结止痛之品。

王大增医案

程某,女,28 岁,未婚,0-0-1-0。

初诊:2004 年 8 月 2 日

主诉:痛经病史 2 年余,近来加重。

现病史：患者初潮 13 岁，月经惯常落后，经行约 5 日净，经量偏多，经色暗红，夹有血块。有痛经病史 2 年余，近来渐有加重，肛门下坠感。未婚有性生活史，末次人流 2000 年 3 月。LMP 2004 - 7 - 18，经前下腹胀痛，乳涨，经后腰背酸痛，大便欠畅。妇检：宫颈：肥大，轻糜；宫体：6 周大小，后位，活动尚可；左右附件未扪及肿大。B 超显示：子宫大小 68 mm×60 mm×58 mm，后壁增厚光点增粗，呈栅栏样改变，双侧附件未见明显异常。印象诊断：子宫腺肌病可能。舌质黯，边有瘀点，苔薄，脉弦细。中医诊断：痛经。西医诊断：子宫腺肌病。证属：气滞血瘀，冲任失调。治拟：活血化瘀，散结止痛。处方：

柴胡 6 g，枳壳 9 g，川芎 9 g，香附 9 g，木香 9 g，当归 9 g，赤芍 9 g，桃仁 9 g，延胡索 9 g，三棱 9 g，莪术 9 g，海藻 9 g，制大黄 9 g，鹿角片 9 g，白芥子 9 g，茯苓 9 g，牡蛎 30 g，没药 6 g。

7 剂。

二诊：2004 年 8 月 9 日

诸症如上所诉，另诉口中黏腻，胃纳一般，大便顺畅。舌淡偏暗，瘀点减少，苔薄腻，脉细。宗原法之上，又入健脾化湿，芳香醒胃之品。处方：

当归 9 g，熟地 12 g，赤芍 9 g，川芎 9 g，丹参 15 g，半夏 9 g，香附 9 g，木香 9 g，党参 9 g，白术 9 g，陈皮 9 g，藿香 9 g，砂仁 3 g(后下)。

7 剂。

三诊：2004 年 8 月 16 日

月经将至，脉舌如上，预期经来腹痛、量多，宗前法以防之，药用活血化瘀，温经止痛。处方：

桃仁 9 g，当归 9 g，川芎 9 g，香附 9 g，延胡索 9 g，没药 9 g，失笑散 9 g(包)，木香 9 g，益母草 15 g，吴茱萸 3 g。

7 剂。

四诊：2004 年 8 月 23 日

LMP 2004 - 8 - 16，经量偏多，腹痛稍见好转，血块亦有减少。近日易感乏力神疲，腰膝酸软，胃纳可，二便调。舌质淡，苔薄白，脉细。经后予益气活血，化瘀消癥，调理之。处方：

黄芪 15 g，肉桂 3 g，当归 9 g，川芎 9 g，赤芍 9 g，熟地 15 g，莪术 9 g，夏枯草 15 g，丹参 15 g，香附 9 g，制大黄 9 g，桃仁 9 g，鹿角片 9 g，三棱 9 g，海藻 9 g。

14 剂。

按上法调治 3 个月,经行腹痛基本消失,嘱经前随访,加强治疗,以防复发。

【按语】　患者初诊时,症见经来量多,经前乳胀,色暗夹块。舌质黯,脉弦细。证属气滞血瘀之型。肝经循经少腹而上,肝气条达则血海通调。然易因情志拂郁,冲任气血瘀滞,经血不能正常运行,而见经前少腹胀痛,经来色暗有块。王大增采用四物汤养血和血,配伍理气之品,如柴胡、枳壳疏肝理气,川芎、香附行气活血,延胡索理气止痛,木香理气行滞。三棱、莪术则为破瘀之要药;海藻、茯苓、牡蛎则有软坚散结之效;鹿角片、白芥子有温化、豁痰、消肿、止痛之效,考虑患者子宫偏大,有瘀血内结之症,血得温则行,遇寒则凝,故两药并用,有温经散痛、化瘀止痛消肿之奇效。且患者平素大便欠畅,另用制大黄,攻实通幽,兼可活血化瘀,寓全方之中,诸药配伍,相得益彰,收效痛瘥。纵观此病例,虽疗程不长,但根据病患不同月经阶段,分阶段治疗,体现中医辨证求因,以治病之根本的治疗特点。治疗经期以四物汤养血活血,益母草活血化瘀,失笑散化瘀止痛,吴茱萸温经散痛。又因其经血素来偏多,阴血耗损,经后气虚之相较明显,故经后则以益气活血化瘀为主,除继续使用活血化瘀消癥之物以外,以黄芪为主药,补益正气,熟地以益精血之不足,达到濡养胞宫的目的,肉桂温经,取其"少火生气"之意,气行则血行,通则不痛,痛经即愈。

四、骆氏止痛化癥汤

【方源】　海派骆氏妇科。

【组成】　当归 10 g,血竭 3 g,京三棱 9 g,蓬莪术 9 g,黄芪 15 g,炙鳖甲 10 g,海藻 12 g,昆布 12 g,山慈菇 10 g,皂角刺 15 g,红枣 20 g。

【功效】　活血化瘀止痛,化痰软坚散结。

【主治】　痛经、癥瘕之痰瘀互结者。

【方解】　本方由海派骆氏妇科七世传人骆益君及八世传人骆春共同所创。本方适用于瘀痰互结所致的痛经、癥瘕。此类痛经多因瘀血凝滞所致,宿瘀内蕴,瘀痰互结,久而成癥,从而加重痛经,瘀血不化,癥瘕难消,故治疗以活血化瘀为主。方中当归、血竭、三棱和莪术为君臣药。当归养血活血,主冲脉为病,为治血分之要药。血竭活血和血,散瘀定痛。三棱味苦辛,性平,莪术辛、苦、温,辛以行气,苦以通泄、燥湿,二味均入肝脾经,有破血行气、消积止痛之功。黄芪与当归相配,寓当归补血汤之义,且用黄芪,一则气盛可生血帅血,二则可免行气祛瘀之药伤气耗气之弊,三则能健脾利湿。《神农本草经》认为"(鳖甲)主心腹癥瘕坚积",入肝脾血分,通血脉、散结、消瘕,具滋阴潜阳、软坚散结之功,"(海藻)消痰散结,利水消肿"。《医林纂要》认为"(海带)补心,行水,消痰,软坚"。上药均佐君臣之力。山慈菇清热解毒、消肿散结;皂角刺辛咸,温,辛能散,能行血行气,咸能软坚散结,温能搜风、活血祛瘀,共行破瘀散结之举。临诊随症加减:经前经期腹痛剧烈者加乳香、没药、益母草;经行血块较多者加蒲黄;两侧小腹疼痛者加川楝子、延胡索;伴有炎症者加红藤、败酱草;小腹冷痛,四肢不温者加炙桂枝、吴茱萸、肉桂、艾叶等。

骆氏妇科医案

钱某,42 岁,女,已婚已育。

初诊: 2018 年 9 月 24 日

主诉: 经行腹痛加重 2 个月。

现病史: 患者素有痛经,10 年前行腹腔镜下双侧卵巢内膜异位囊肿摘除术,术后症情未见好转。近 2 个月来经行腹痛加重,喜温拒按,伴冷汗溱溱,经行后期,经量中等,色黯夹块,块下痛减,1 周净。LMP 2018 - 8 - 26,本月经事将临,小腹胀痛,四肢不温,乏力肢酸,夜寐安。辅助检查:2018 年 9 月 5 日外院阴超:① 双侧卵巢囊性结构(左侧 15 mm×25 mm×26 mm,右侧 25 mm×28 mm× 30 mm),考虑子宫内膜异位囊肿可能。② 子宫多发性肌瘤(最大一枚 28 mm× 30 mm×35 mm)。舌质淡黯,苔薄腻,脉细弦。中医诊断:痛经。西医诊断:继发性痛经,子宫内膜异位症,多发性子宫肌瘤。证属:寒凝胞宫,瘀痰凝结。治宜:温经散寒,化瘀止痛,化痰散结。处方:

当归 10 g,血竭 3 g,京三棱 9 g,蓬莪术 9 g,海藻 12 g,山慈菇 10 g,皂角刺 15 g,生蒲黄 10 g(包煎),炒五灵脂 10 g(包煎),制乳香 6 g,制没药 6 g,炙桂枝 6 g,茯苓 30 g,艾叶 5 g,益母草 30 g,薏苡仁 50 g,红枣 20 g。

10 剂。

另:骆氏腹敷 I 2 次。

二诊: 2018 年 10 月 15 日

LMP 2018 - 10 - 4,期尚准,经行尚畅。第一日即有一大血块排出,腹痛未发,经量中,色深红,血块较前明显减少,5 日净。现感右少腹轻度不适。舌质偏黯红,边有浅齿痕,苔薄微腻,脉细缓。处方:

当归 10 g,京三棱 9 g,蓬莪术 9 g,黄芪 15 g,炙鳖甲 10 g,海藻 12 g,昆布 12 g,山慈菇 10 g,皂角刺 15 g,杜仲 15 g,枸杞子 12 g,夏枯草 30 g,炙桂枝 6 g,

云茯苓 30 g,薏苡仁 50 g。

　　7 剂。

　　根据患者的月经周期及临床症状变化,治宗原法,原方随症加减。至 2019 年 5 月 20 日复诊,经行基本无痛感。

　　【按语】　本案患者素有宿疾,瘀痰互结,复因寒凝,气血瘀滞,不通则痛。辨证以血瘀为中心,执简驭繁,骆氏将化瘀止痛作为治疗本案的首要目标。经期血海满而转溢,是祛瘀生新的最佳时期,选用当归、血竭、生蒲黄、炒五灵脂、制乳香、制没药、川楝子、炒延胡索等活血化瘀、理气止痛,益母草活血调经,桂枝、艾叶温经暖官、助阳化气,以达温经散寒、通经排瘀止痛之效。方中有行有消,促使瘀血融化而内消,以达通畅之意。经后是消癥散结的最好时期,茯苓、薏苡仁健脾渗湿,与桂枝合用,寓桂枝茯苓丸之意,结合夏枯草、皂角刺、海藻、昆布等化痰消肿散结。黄芪、杜仲、枸杞子等健脾补肾,运化气血荣养冲任。在诊疗过程中,处处蕴含着"津血同源,痰瘀同治""注重正气,标本兼顾"的学术观点,并将活血化瘀贯穿于治疗始终,以解患者经行腹痛之患。

五、养血温经汤

　　【方源】　海派王氏妇科。

　　【组成】　当归 12 g,川芎 6 g,熟地 12 g,桂枝 9 g,艾叶 5 g,泽兰 12 g,茺蔚子 12 g,乌药 10 g,制香附 12 g,酒吴茱萸 6 g。

　　【功效】　养血活血,调经止痛。

　　【主治】　痛经、月经过少之血虚寒凝者。

　　【方解】　本方化裁于《金匮要略·妇人杂病脉证并治》之温经汤,具有温经散寒、养血祛瘀之功效。温经汤本来用来治疗冲任虚寒、瘀血阻滞证。症见漏下不止,血色暗而有块,淋漓不畅,或月经超前或延后,或逾期不止,或 1 个月再行,或经停不至之病症。亦治妇人宫冷,久不受孕。王辉萍将之化裁后用来治疗血虚寒凝之痛经、月经过少病。方中当归、熟地养血调经;川芎、泽兰、茺蔚子活血祛瘀,养血调经;桂枝、吴茱萸、艾叶温经散寒,温阳化气止痛;香附、乌药理气散寒止痛。诸药相配,温阳与散寒并用,养血与活血兼施,温而不燥,补而不滞,全方共奏养血活血、调经止痛之功。临床上以经期小腹冷痛,得热痛减,经量少,经色黯黑有块,面色不华为主要辨证要点。本方使用可以临证加减,如伴经期恶心呕吐,可加黄连、姜半夏;少气乏力者可以加黄芪、白术以益气健脾;血色暗淡而伴漏下者,可加炮姜温经止血;腰腿痛者,加牛膝、杜仲、狗脊等。

王辉萍医案

张某,女,20岁,0-0-0-0。

初诊: 2008年5月12日

主诉:经行腹痛5年。

现病史:患者既往月经规则,月经史15岁,3～6/28～29日,未婚未育。5年前月经初潮后即出现经行腹痛,得热痛减,经行量不多,伴血块,色暗,经行恶寒,甚至伴有恶心呕吐感。LMP 2008-4-20,量不多,色暗,血块,经行小腹冷痛,得热痛减。刻下:舌偏暗淡,苔薄白,脉细。中医诊断:痛经。证属:血虚寒凝。治拟:养血活血,调经止痛。处方:

当归12 g,川芎6 g,熟地12 g,桂枝9 g,艾叶5 g,泽兰12 g,茺蔚子12 g,乌药10 g,制香附12 g,酒吴茱萸6 g。

7剂。

二诊: 2008年5月20日

LMP 2008-5-19,适值经期第二日,此次经行腹痛缓解,经量不多,血块较前减少,色偏暗,无恶心呕吐等不适。舌偏淡暗,苔薄白,脉细滑。治拟:养血活血,调经止痛。处方:

当归12 g,川芎6 g,熟地12 g,桂枝9 g,艾叶5 g,乌药10 g,制香附12 g,酒吴茱萸6 g,炮姜6 g,白芍15 g,白术15 g。

7剂。

三诊: 2008年6月19日

LMP 2008-6-18,此次经行无腹痛,经量较前有增多,无血块,色鲜红,无恶心呕吐。舌淡红,苔薄白,脉细滑。治拟:养血活血,调经止痛。处方:

原方续服7剂。

【按语】 《诸病源候论》认为:"妇人月水来腹痛者,由劳伤血气以致体虚,受风冷之气客于胞络,损伤冲任之脉。"如见经期小腹冷痛,得热痛减,经量少,经色黯黑有块,面色不华者可用上方。《内经》记载:"血得温而行,遇寒则凝。"故而对于血虚寒凝型痛经,养血活血、温经通脉最为相宜。二诊患者适值经期,王辉萍考虑不宜过度活血,故而去除泽兰、茺蔚子,加入炮姜温经。又经期旧血得去,新血既生,然患者血虚为本,故而新血化生乏源,故而方中加入白术、白芍健脾养血,使得新血化生得源。

王辉萍强调中医治病贵在调,有余者损之,不足者益之,精明者补泻结合,必须随机应变。有时君以攻臣以补,有时重扶正而辅以泻。痛经的调治重点在于用药的时机,如在月经即将来潮时,不宜使用固涩止血药,以免阻碍气血的正常运行。血瘀者应在经行早期或经前1~2日给予活血调气药,见经行不畅、腹痛甚、多瘀块时,加重化瘀通经药,但注意过早用药易致经量过多。再者,王辉萍认为阴精、经血的生成与运行需赖阳气的生化与推动,故在临床应用活血祛瘀与养精补血治疗时,根据疾病情况,常适量应用温阳行气之品以调整阴阳平衡,因此养血温经汤中除了温经止痛之药,还见养血活血之药物,使得本方在治疗痛经的同时,亦能治疗血虚寒凝之月经过少病。

六、痛经方

【方源】 海派金山唐氏妇科。

【组成】 炒当归9g,炒川芎6g,炒赤芍9g,益母草15g,泽兰15g,石见穿15g,延胡索15g,五灵脂12g,徐长卿15g,制香附9g,广郁金9g,川牛膝9g,路路通9g,陈皮5g,甘草5g。

【功效】 活血化瘀,理气止痛。

【主治】 原发性或继发性痛经。

【方解】 "痛经方"是海派金山唐氏妇科在临床实践中总结的经验方,通过加减运用可以治疗多种原因引起的经行腹痛。唐氏认为临床所见痛经大多是"不通则痛",兼滞、兼瘀、兼寒、兼热、兼湿、兼虚,掌握关键,辨证论治便能迅速见效。方中炒当归、炒川芎、炒赤芍取四物汤之义养血活血;益母草、泽兰活血调经;石见穿、五灵脂、徐长卿活血化瘀止痛;制香附、延胡索、广郁金理气活血止痛;川牛膝引血下行;路路通活血通络;陈皮、甘草调和诸药,全方共奏活血化瘀,理气止痛之效。可以随症加减:畏寒怕冷加肉桂、桂枝;腹痛剧烈甚则恶心呕吐加紫苏梗;经行量多块多加生蒲黄、三七、血竭、牡丹皮;经行量少色暗加桃仁、红花;腹胀加乌药、广木香;腰酸乏力加炒川断、桑寄生;炎性腹痛加败酱草、蒲公英。

唐锡元医案

张某,女,40岁,已婚,1-0-1-1。

初诊:2001年3月9日

主诉:经行腹痛十余年。

现病史：月经史 6～7/25～28 日,LMP 2001‑2‑15,7 日干净。患者每逢经行量多块多,腹痛 2 日,痛时连及肛门,恶心呕吐不能进食。平素白带尚可,小腹作胀,大便黏溏,舌稍红,脉细沉。外院 B 超：子宫大小 98 mm×87 mm×77 mm,质地不均匀,多发性子宫肌瘤合并腺肌病,右侧卵巢无回声区 49 mm×37 mm×25 mm,旁见不规则积液 56 mm×22 mm。CA125 示 88.7 U/ml。血常规血红蛋白 100 g/L。中医诊断：痛经,癥瘕。西医诊断：子宫肌瘤,子宫内膜异位症。证属：气滞血瘀。治拟：活血化瘀,理气止痛。处方：

炒当归 9 g,炒川芎 6 g,炒赤芍 9 g,益母草 12 g,延胡索 18 g,徐长卿 15 g,五灵脂 12 g,生蒲黄 12 g,牡丹皮 9 g,茜草 9 g,乌药 6 g,广郁金 9 g,紫苏梗 9 g,败酱草 12 g,川牛膝 9 g,陈皮 5 g,甘草 5 g。

7 剂。

另：三七粉 2 g×10 包,经行时 2 g 一次,每日 2 次,用温水冲服。

二诊：2001 年 3 月 23 日

LMP 2001‑3‑13,7 日干净,此次经行量仍较多,血块减少,腹痛减轻,稍食未呕,舌稍红,脉细沉。仍属：气滞血瘀,发为癥积。刻下月经已净,治拟：活血化瘀,软坚散积。处方：

炒当归 9 g,炒川芎 6 g,炒白芍 9 g,大生地 12 g,牡丹皮 9 g,三棱 9 g,莪术 9 g,水红花子 12 g,半枝莲 15 g,夏枯草 12 g,生牡蛎 30 g,浙贝母 9 g,白茯苓 12 g,败酱草 12 g,陈皮 5 g,甘草 5 g。

14 剂。

三诊：2001 年 4 月 6 日

经将及期,临经腹痛,量多有块。治拟：活血化瘀,理气止痛。处方：

炒当归 9 g,炒川芎 6 g,炒赤芍 9 g,牡丹皮 9 g,延胡索 18 g,徐长卿 15 g,五灵脂 12 g,生蒲黄 12 g,茜草 9 g,血竭 3 g,乌药 6 g,广郁金 9 g,川牛膝 9 g,紫苏梗 9 g,败酱草 12 g,陈皮 5 g,甘草 5 g。

7 剂。

另：三七粉 2 g×10 包,经行时 2 g 一次,每日 2 次,用温水冲服。

四诊：2001 年 4 月 13 日

LMP 2001‑4‑8,6 日干净,经量减少,血块亦减,腹痛显减,食后未呕,舌稍红脉细沉。仍属：气滞血瘀,发为癥积。治拟：活血化瘀,软坚散积。处方：

炒当归 9 g,炒川芎 6 g,炒白芍 9 g,大生地 12 g,牡丹皮 9 g,鬼箭羽 9 g,水红花子 12 g,半枝莲 15 g,夏枯草 12 g,生牡蛎 30 g,浙贝母 9 g,白茯苓 12 g,败酱草 12 g,太子参 9 g,陈皮 5 g,甘草 5 g。

14 剂。

如此治疗 6 个月,经行量中偏多,血块显减,腹痛能忍,肛门症状时有时无,经期能正常工作,能正常饮食。B 超复查:子宫比原缩小至 88 mm×78 mm×67 mm,双附件(—)。CA125 降至 45.4 U/ml。

【按语】　痛经有原发性痛经与继发性痛经之分,子宫内膜异位症的临床表现特点是经行腹痛比较剧烈,逐月加重,常痛及肛门。即使月经量多,仍痛势不减,甚至更痛,血块较多,块下则舒。这类患者中医辨证多为实证,或虚实夹杂之证。关键是血瘀为患,而且是宿瘀、顽瘀,虽是离经之血却瘀无出路,导致痛经。瘀血既是致病因素,又是病理产物,随着月经周期的变化而变化,周而复始,逐渐加重。唐氏认为痛经的治疗必须辨证与辨病相结合,根据妇科检查或 B 超检查,在月经周期的不同阶段分别用药可以事半功倍。

本例患者症情复杂,器质性病变明显,经期重在活血化瘀,行气止痛,药用失笑散、三七、血竭、延胡索、石见穿等,使药物直达病所,化瘀止痛。但经行量多的人,经期活血化瘀药不宜太多太重,以免引起血崩,宜选用一些既能化瘀止痛又不会使月经过多的药比较好,如三七粉、失笑散、牡丹皮等。经后期可选用一些化瘀消癥、软坚散积药以图治本,如夏枯草、生牡蛎、半枝莲、浙贝母、白茯苓、三棱、莪术、鬼箭羽、水红花子等。经期经后加用一些益气理气药如太子参、陈皮等,取补气摄血、气行血亦行之意;炎性包块加败酱草清热解毒化瘀消积。如果月经周期提前、月经量多的还应尽量少用或不用破瘀药,如水蛭、鬼箭羽等,即使用,剂量也应小一些,因为破瘀药易使月经周期提前、月经过多,导致痛的次数增加,反而增加患者痛苦。此时选用一些凉血化瘀药如牡丹皮、丹参、生地等较好。所以运用活血化瘀药也要因人、因时、因病才能收到比较好的疗效。

七、香归苓萸汤

【方源】　海派何氏妇科。

【组成】　焦冬术钱半(4.5 g),酒炒归尾二钱(6 g),香附炭三钱(9 g),广木香四分(1.2 g),泡吴茱萸四分(1.2 g),炒白芍钱半(4.5 g),炮黑姜五分(1.5 g),炒枳实一钱(3 g),广艾绒一钱(3 g),茯苓三钱(9 g),甘草三分(0.9 g),官桂四分(1.2 g),砂仁壳六分(1.8 g)。

注：方名为编者加。

【功效】 调和肝脾，温经通络。

【主治】 妇女经行腹痛。

【方解】 痛经总由气血不畅所致，或因虚而乏行，或因瘀而阻滞，或因寒而凝结。何氏医家治疗痛经擅用调和肝脾，温经通络法。肝主疏泄，肝气调达则一身气机通畅；脾为气血生化之源，脾健则气充血盈，因此方中重用香附、茯苓，香附疏肝气，茯苓益脾气，辅以白芍、白术、甘草，则肝柔脾健。当归尾活血祛瘀，吴茱萸温经散寒，辅以桂枝、炮姜、艾绒则血脉顺畅。香附、当归、茯苓、吴茱萸四味主药共奏肝达脾健，气血调和，冲任脉安则经痛自去。

临证可根据兼症而加减变化，如脾虚甚者可加入黄芪、党参；如伴有热象，舌红苔黄者，可去炮姜、艾绒，加入黄芩、大黄炭、牡丹皮等药；瘀血严重者可加泽兰、红花、䗪虫等药；经量多，可加用蒲黄炭、牛角䚡、侧柏叶、十灰丸等药；疼痛伴有呕吐者可加半夏、生姜、旋覆花等药。

案1：何鸿舫医案（《清代名医何鸿舫医案》）

龚右，四十四岁，丁丑二月十二日辰刻。

肝郁气阻，脾不克运，致痞积。临经腹痛，脉数无力。当用和理，少食为佳。处方：

焦冬术钱半（4.5 g），酒炒归尾二钱（6 g），香附炭三钱（9 g），广木香四分（1.2 g），泡吴茱萸四分（1.2 g），炒白芍钱半（4.5 g），炮黑姜五分（2.5 g），炒枳实一钱（3 g），广艾绒一钱（3 g），茯苓三钱（9 g），甘草三分（0.9 g），官桂四分（1.2 g），砂仁壳六分（1.8 g）。

【按语】 乃肝郁脾虚所致痛经，从和理肝脾气血入治，何鸿舫善用吴茱萸、炮黑姜配合当归、香附、白术、茯苓，体现了暖肝温胃、疏理气血的思路，达到通则不痛的效果。

案2：何时希医案

夏某，女，22岁。

初诊

主诉：婚后两年不孕。

现病史：痛经甚，少腹拘急引肛门，经量中度，色红带紫，有块。平时腰酸带多，大便溏。结婚2年不孕。舌淡紫，有齿痕，脉细弱迟。处方：

生黄芪12 g，炒党参12 g，炒当归12 g，炒白芍9 g，生地12 g，川芎6 g，广艾炭 6 g,炮姜炭 6 g,煨肉豆蔻 9 g,大茴香 6 g,小茴香 6 g,失笑散 15 g,制香附 9 g,延胡索 9 g,橘叶 12 g,橘核 12 g。

7 剂。

二诊

药后纳食增旺,精神见振。咽痛乳胀,面热指冷阵作。处方:

原方去炮姜、香附,加麦冬 12 g、淫羊藿 12 g,7 剂。

三诊

痛经、便溏尽除。已孕 2 个月,在 42 日时见红少许,刻下泛恶不思食,恶阻之象明显。处方:

紫苏叶 3 g,佩兰梗 6 g,竹茹 6 g,陈皮 6 g,茯苓 12 g,白术 12 g,黄芩 9 g,白豆蔻 6 g,丝瓜络 6 g,南沙参 15 g,生甘草 6 g,杜仲 12 g,桑寄生 15 g。

7 剂。

【按语】　本案例痛经伴不孕症,从辨证看有脾肾亏虚,夹有瘀阻,一诊拟健脾疏肝、活血化瘀为主,患者舌淡,边有齿印,脾虚较甚,故方中未用茯苓、白术,而用黄芪、党参以增健脾益气之效。虽未用吴茱萸,但用了肉豆蔻、大茴香、小茴香以温经散寒。二诊即见脾运得健,因有咽痛等虚热上炎之象,故去炮姜、香附,而加入麦冬、淫羊藿以清热养阴补肾。经温补脾肾,和理气血治疗后而受孕,三诊乃从补肾和中安胎治。

八、喜氏妇科痛经 1 号方

【方源】　海派喜氏妇科。

【组成】　当归 10 g,熟地 10 g,川芎 6 g,香附 10 g,薄荷 6 g,刘寄奴 10 g。

【功效】　活血理气止痛。

【主治】　痛经属气滞血瘀者。

【方解】　喜棣认为经期以气血调畅为平,故治疗痛经气滞血瘀证时以理血调气为法。喜棣亦常用其经验方喜氏妇科痛经 1 号方治疗气滞血瘀型痛经,药用当归 10 g、熟地 10 g、川芎 6 g、香附 10 g、薄荷 6 g、刘寄奴 10 g。喜棣在常用方剂基础上结合临床实际情况,经常灵活加减运用。当归和白芍两药均入肝经,均有补血、柔肝、止痛作用,白芍性静而主守,当归性动而主走,养血敛阴不至于血滞,行血活血而又不至于动血劫阴,二药相合,补偏救弊,相反而又相成。喜棣喜用当归配白芍,一般当归 10 g、白芍 10 g,若肝郁气滞较久而肝血虚较明显则白芍可用至 15 g,若瘀血较明显则可将白芍改为赤芍配伍当归,赤芍一般用量为 10 g。桃仁和红花两药均具有活血祛瘀、调经止痛之效。桃仁又能润肠通便,治疗肠燥便秘。红花辛散温通,又能化斑消肿。喜棣一般用于兼见身肿或便秘或有色斑者。由于桃仁配伍红花活血力较强,对于备孕中的痛经患者使用较少。三棱和莪术性皆微温,为化瘀血之要药,可活血化瘀、破血行气。喜棣用治瘀血日久、子宫内膜长期较厚、经期血块较多,用量一般为 10~15 g。根据辨证虚实,佐以党参或黄芪补气,以防耗气伤正。延胡索和川楝子为金铃子散。延胡索辛温,既能行血中之气,又能行气中之血,专于活血散瘀、理气止痛。川楝子味苦,性寒,可疏肝泄热、解郁止痛。两药一温一寒,性味相反相成。喜棣用治痛经较剧,略见肝火之象者,药量一般为各 10 g,若痛剧可加至 15 g。此外,喜棣还喜用泽兰和刘寄奴以化瘀行水,佛手和香附以理气止痛。

喜棣医案

秦某,女,已婚,38 岁,1-0-0-1。

初诊: 2019 年 11 月 10 日

主诉: 反复经行腹痛 3 年。

现病史: 月经史 3/30 日,经量一般,色红有血块。LMP 2019-11-10。B超:子宫腺肌病。刻下:患者小腹坠胀痛,行经头痛,腰酸乏力,经前乳胀,二便调,夜寐安。舌红,苔薄白,脉细弦。中医诊断:痛经。证属:冲任失调。治拟:调经益冲任。处方:

当归 10 g,川芎 10 g,炒白芍 10 g,泽兰叶 10 g,制香附 10 g,刘寄奴 10 g,川牛膝 10 g,炒延胡索 10 g,炙甘草 6 g,王不留行 10 g。

3 剂。

二诊: 2019 年 11 月 17 日

患者述服用中药 3 剂以后,痛经减轻,头痛消失,二便调,睡眠欠佳,继续于中药调理,健脾益肾,调理冲任。处方:

柴胡 6 g,炒白芍 10 g,女贞子 10 g,当归 10 g,香附 10 g,白茯苓 10 g,黄芪 10 g,泽泻 10 g,夏枯草 15 g,生牡蛎 20 g,五味子 10 g,粉甘草 5 g。

7 剂。

另:逍遥丸,每次 8 粒,每日 3 次,口服。

三诊: 2019 年 12 月 5 日

患者就诊时无明显腰酸乏力,时有小腹坠胀,乳胀,二便调,胃纳可,夜寐佳,继续予患者中药补肾调经益冲任。处方：

当归 10 g，川芎 10 g，益母草 10 g，大熟地 10 g，香附 10 g，炒白芍 10 g，延胡索 12 g，大腹皮 10 g，陈皮 6 g，炙甘草 6 g，软柴胡 10 g，麦冬 10 g，续断 10 g。

5 剂。

【按语】 痛经的主要机制是气血运行不畅，不通则痛，因此痛经从内因来说主要在于气血凝滞，因此喜棣在治疗上，行经期用药运用四物汤加减为基础方，再加香附、延胡索行气活血，川牛膝、泽兰、刘寄奴活血调经，炙甘草调和诸药，经畅则痛缓。二诊时患者月经后期，此时喜棣善用逍遥丸加减疏肝理气，加生牡蛎、夏枯草等中药软坚散结；三诊时患者经前期，喜棣用四物汤、益母草活血调经止痛；香附、柴胡、延胡索疏肝行气活血止痛；陈皮、炙甘草调和诸药，加上续断补肾调经益冲任。

九、郑氏和营温理汤

【方源】 海派郑氏妇科。

【组成】 柴胡 10 g（盐水炒），当归 10 g，丹参 10 g，香附 10 g，青皮 10 g（盐水炒），肉桂 2 g，茺蔚子 10 g，延胡索 10 g，川楝子 10 g（盐水炒），郁金 15 g，木香 3 g，淡吴茱萸 2 g，小茴香 6 g（盐水炒），山楂炭 15 g，佛手 10 g。

【功效】 温阳散寒，行气活血。

【主治】 痛经、子宫内膜异位症或慢性盆腔炎等疾病属寒凝气滞者。

【方解】 "和营温理汤"为郑氏妇科治疗痛经的家传经验方。全方温阳散寒、行气活血，适用于寒凝气滞之痛经。本方由柴胡疏肝散化裁而来。方中小茴香味辛性温，盐炒后入肝肾，温肾暖肝，行气止痛，配肉桂、淡吴茱萸共为君药，三药同用温经散寒力强；柴胡、青皮、川楝子盐炙，一引药下行，增强疏肝理气之功，二可缓和药物辛燥之性；配香附、延胡索、广郁金、木香、茺蔚子行气止痛，共为臣药；气行则血行，气滞则血瘀，故佐以当归、丹参养血和营、活血散瘀；山楂炭、佛手理气和中为使。方中善用药对，延胡索、川楝子合用为金铃子散，具有疏肝泄热、活血止痛之功效，两药相配，气行血畅，疼痛自止，为治疗气郁血滞而致诸痛的常用组合，山楂炭、佛手常相须为用，健脾开胃、理气止痛。此外此方炮制也有特色，方中柴胡、青皮、川楝子、小茴香需盐水炒，取其咸入肾经，直达病所之意，可引药直达下焦胞宫。综观全方温而不燥，辛而不散，共奏温经散寒、疏肝理气、活血止痛之功。可随症加减，若痛引恶心呕吐加旋覆花、钩藤、姜竹茹；若舌淡苔薄,神疲乏力,气虚明显者加黄芪、党参、炒白术;若伴有腰酸者加杜仲、桑寄生、续断等;伴有子宫内膜异位症者加䗪虫、蜈蚣、三棱、莪术。

郑志洁医案

高某,20岁,未婚,痛经,0-0-0-0。

初诊: 2018年3月2日

主诉: 经行下腹痛7年,加重1年余。

现病史: 月经史5~7/28~32日,量中,色暗。LMP 2018-3-1,量中,第一日痛经剧烈,伴冷汗出,泛恶乏力。患者自13岁初潮起经行第一日下腹痛,色暗,夹有血块。近1年来痛经加重,难以忍受,影响生活,遂来就诊,伴腰酸恶心,喜暖恶寒。刻下:月经第二日仍感下腹痛,但较昨日减轻,月经量中,色暗,夹有血块,胃纳可,寐尚安,二便正常。舌暗苔薄,脉弦。中医诊断:痛经。证属:寒凝气滞,营血不和。治拟:散寒凝,行气滞,和营血。处方:

柴胡10 g(盐水炒),炒当归10 g,制香附10 g,丹参10 g,炒青皮10 g(盐水炒),肉桂2 g(后下),菟丝子10 g,醋延胡索10 g,广郁金15 g,川楝子6 g(盐水炒),小茴香3 g(盐水炒),旋覆花10 g(包煎),钩藤5 g(后下),制半夏10 g,陈皮6 g,山楂炭15 g,广佛手6 g,木香3 g,芫蔚子6 g。

7剂。

二诊: 2018年3月14日

服药后无不适主诉,略头晕腰酸。LMP 2018-3-1,6日净,痛经减轻,胃纳欠佳。舌淡黯苔薄脉弦。治拟补益肝肾,养血和营。处方:

紫苏梗6 g,蜜炙黄芪15 g,当归10 g,炒白芍10 g,白菊花10 g,钩藤5 g(后下),石决明15 g(先煎),枸杞子10 g,盐杜仲10 g,槲寄生10 g,续断10 g,芫蔚子6 g,陈皮6 g,六神曲10 g,山楂炭15 g,广佛手6 g。

7剂。

三诊: 2018年3月21日

服上药后头晕缓解,仍感腰酸。LMP 2018-3-1。舌暗苔薄脉弦涩。治拟健脾补肾,养血和营。处方:

炙黄芪15 g,当归10 g,炒白术10 g,赤茯苓10 g,甘草5 g,炒白芍10 g,续断10 g,盐杜仲10 g,槲寄生10 g,炒黄柏10 g,菟丝子10 g,炒陈皮6 g,山楂炭15 g,广佛手6 g。

7剂。

四诊：2018 年 3 月 28 日

LMP 2018－3－1。时值经前期，略感乳房胀痛腰酸，无下腹痛，纳可，舌暗苔薄脉弦涩。治拟和营血，散寒凝，行气滞。处方：郑氏和营温理方加减。

柴胡 10 g(盐水炒)，炒当归 10 g，制香附 10 g，丹参 10 g，炒青皮 10 g(盐水炒)，肉桂 2 g(后下)，菟丝子 10 g，醋延胡索 10 g，广郁金 15 g，川楝子 6 g(盐水炒)，小茴香 3 g(盐水炒)，旋覆花 10 g(包煎)，钩藤 5 g(后下)，制半夏 10 g，陈皮 6 g，山楂炭 15 g，广佛手 6 g，木香 3 g，茺蔚子 6 g。

7 剂。

五诊：2018 年 4 月 15 日

LMP 2018－4－2，服药后痛经明显好转。现无明显不适，舌淡苔薄脉弦。治拟益气养血，疏肝补肾。处方：

炙黄芪 15 g，当归 10 g，炒白芍 10 g，赤茯苓 10 g，续断 10 g，盐杜仲 10 g，制狗脊 10 g，槲寄生 10 g，菟丝子 10 g，炒陈皮 6 g，山楂炭 15 g，广佛手 6 g，枸杞子 15 g，柴胡 10 g，广郁金 15 g，路路通 10 g。

7 剂。

经前 1 周至经期用郑氏和营温理方温经散寒、疏肝止痛、养血和营；经净后拟补益肝肾、和营养血调治。如此治疗 3 个月后无痛经，无腰酸，无头晕头痛，睡眠饮食可，大小便正常。

【按语】　痛经无论是原发性或继发性，其发病机制在于"不通"，包括"不通则痛"和"不荣则痛"。痛经的病位在胞宫，《竹林寺女科》中云："冲脉、任脉起于胞中，为血之海，寒气冲气，血涩不行，成癥作痛。"辨证有虚证、实证、本虚标实之分，以本虚标实多见。虚证多为气血不足、肝肾亏虚、阳虚寒盛所致。实证多为气滞血瘀、寒湿凝滞、湿热蕴结、肝经郁热所致，郑氏妇科认为本虚标实多见。此患者由于学习压力过大，情绪紧张，情志不遂，日久肝失条达，肝郁气滞，忧思伤脾，耗伤营血，营血属阴，营血不足不能濡养肝经，使肝脉失和，加剧气机不畅，故见经行少腹疼痛。寒为阴邪，其性收引凝滞，若肝肾不足，营血不和，则寒易客之，加剧腹痛，加之平素调护不当，如夏天喜饮冷饮，冬天未做好防寒保暖，感受寒邪，均可致寒凝经脉而致经行腹痛。郑志洁立于"急则治其标，缓则治其本"原则，常常在经前 1 周至经期投以郑氏和营温理汤，理气滞、散寒凝、和营血、散瘀血。非经期拟补肾健脾，疏肝和胃之法治本。经调治半年后，患者痛经之疾已解。

需要注意的是"郑氏和营温理汤"性偏温热,故不可长期使用,以免热灼阴液。一般经前1周内至经期用,经净后健脾补肾或调理气血、疏肝补肾,随症治之,以善其本。

十、经痛宁方

【方源】 海派严氏妇科。

【组成】 光桃仁15 g,杜红花12 g,全当归9 g,大川芎9 g,赤芍15 g,生地黄15 g,延胡索15 g,川楝子15 g,制香附15 g,广木香9 g。

【功效】 理气活血,行瘀止痛。

【主治】 痛经属气滞血瘀者。

【方解】 "经痛宁方"是吴昆仑多年来临床经验用方,辨证分型属气滞血瘀型,所谓"不通则痛",吴昆仑认为痛经的发生临床多为气血运行不畅所致,气滞血瘀型是原发性痛经的中医常见证型,故使用该方的病机当属气机不畅、血行瘀阻;治则理气活血、行瘀止痛。组方由传统古方桃红四物汤合金铃子散加制香附、广木香化裁而成,制香附与当归、川芎、赤芍配伍行气活血止痛;广木香,辛散温通长于行气止痛,共奏活血化瘀、理气止痛之功。临床痛经病加减化裁:得温痛减,遇寒加重者,加小茴香、川桂枝;腰酸明显者,加杜仲、川断;痛甚伴恶心呕吐者,加吴茱萸、姜半夏;伴乳房作胀者,酌加柴胡、郁金、路路通、丝瓜络;挟热者,口渴,舌红,脉数,酌加栀子、黄柏、连翘。临床实践证明,"经痛宁方"为治疗气滞血瘀型痛经有效经验方。全方共奏活血化瘀、理气止痛之效使气顺血和,冲任疏通,经血畅行经行腹痛得愈。

案1:吴昆仑医案

张某,女,21岁,未婚。

初诊: 2019年7月5日

主诉:经行腹痛8年余。

现病史:月经史13岁,5～6/28日,自初潮起即有痛经,断断续续曾多次求诊中医、西医治疗,疗效欠佳。以经行第一～第二日小腹胀痛为主,腹痛拒按,伴冷汗、面色苍白,甚则呕吐,严重影响学习。每次行经前2日需请病假,并服用布洛芬1片,每日2次或3次以上方能止痛,且用量有逐渐加大趋势。经量少,经色紫黯有块,块下痛减,偶有乳房作胀。LMP 2019 - 6 - 10。刻下:纳可,眠安,大便如常。脉小弦,舌淡红,苔薄白,边有瘀点。B超:子宫附件未见明显器质性病变。中医诊断：痛经。证属：气滞血瘀。治拟：理气活血,行瘀止痛。处方：

桃仁 15 g,红花 12 g,当归 9 g,炒白芍 10 g,赤芍 15 g,生地 15 g,熟地 15 g,川芎 9 g,柴胡 9 g,郁金 20 g,川牛膝 9 g,益母草 30 g,枳壳 10 g,制香附 15 g,川楝子 15 g,延胡索 15 g。

7 剂。

二诊：2019 年 7 月 12 日

LMP 2019 - 7 - 8,此次经行腹痛明显减轻,于行经第一日、第二日分别服布洛芬 1 片,每日 1 次,余无不适。脉小弦,舌淡红,苔薄白,边有瘀点。仍属气滞血瘀。继以理气活血,行瘀止痛。处方：

桃仁 15 g,红花 12 g,当归 9 g,赤芍 15 g,川芎 9 g,炒白芍 10 g,生地 15 g,熟地 15 g,益母草 30 g,柴胡 9 g,枳壳 10 g,郁金 20 g,制香附 15 g,菟丝子 30 g,制黄精 15 g,川牛膝 9 g。

7 剂。

嘱：下次月经前 1 周再抄 2019 年 7 月 5 日方,服药。

三诊：2019 年 8 月 9 日

LMP 2019 - 8 - 5,本次经行腹痛继减轻,于行经第一日服布洛芬 1 片,余无不适。处方：

予以 7 月 12 日方 7 剂,水煎服,每日 2 次,饭后,每次服约 150 ml。并嘱下次月经前 1 周再抄 7 月 5 日方,服药。

四诊：2019 年 9 月 6 日

LMP 2019 - 9 - 4,经行腹痛基本无,已无需服用布洛芬止痛,行经期间可正常工作、学习。为巩固疗效,建议其继续服药 1 个疗程。随访 3 个月症情稳定,经行无明显腹痛。

【按语】　严氏此为气滞血瘀所致原发性痛经,肝郁气滞,瘀滞冲任,气血运行不畅,经前经时,气血下注冲任,胞脉气血壅滞,"不通则痛",故经行小腹胀痛拒按;肝气郁滞,故胸胁、乳房胀痛;冲任气滞血瘀,故经行不畅,经色紫黯有块;血块排出后,胞宫气血运行稍畅,故腹痛减轻。舌淡红,苔薄白,边有瘀点,脉小弦,亦为气滞血瘀之征。严氏治以自拟经痛宁方,方由传统的桃红四物汤合金铃子散加制香附、广木香化裁而成。全方共奏活血化瘀、理气止痛之效。经后期于原方去川楝子、延胡索,加入菟丝子 30 g、制黄精 15 g 以补益肾精,诸药合用,使气顺血和,冲任疏通,经血畅行,经行腹痛得愈。1个疗程(3个月经周期)后,患者痛经明显改善,已无需服用布洛芬止痛,行经期间可正常工作、学习。后为巩固疗效,继予服药1个疗程以巩固疗效。

案例2:严又陵医案

李某,女,22岁,痛经。

初诊

主诉:痛经多年。

现病史:痛经多年,起自经来劳累淋雨,下体涉水受寒所致,每于经行少腹疼痛甚剧,腰腿酸楚,经来量少色淡或有血块,喜按得热较舒。苔白腻,脉象沉而濡涩。证属:寒湿客于胞宫。治拟:温经散寒,通调气血。处方:

当归9g,川芎9g,赤芍4.5g,白芍4.5g,炒延胡索12g,广木香4.5g,肉桂3g,炒荆芥9g,炮姜2.4g,吴茱萸4.5g,牛膝9g,白术9g,艾叶9g,益母草15g,制乳香4.5g,制没药4.5g。

5剂。

二诊

腹痛止经量较多,腰腿酸亦差。处方:

原方继服5剂。

三诊

经来下腹剧痛已除,隐痛仍有喜热按,经色红而量较前为多,但质仍稀薄,脉沉濡,苔薄白舌微胖。仍以前法调经活血,温脾肾祛寒湿。处方:

当归9g,川芎9g,制熟地9g,炒荆芥9g,赤芍6g,白芍6g,潞党参9g,吴茱萸4.5g,桂枝9g,制香附9g,白术9g,艾叶9g,益母草15g。

十一、沈氏温经止痛方

【方源】 海派沈氏妇科。

【组成】 益母草30g,炮姜5g,艾叶5g,当归10g,炒白芍20g,乌药10g,延胡索12g,失笑散10g,胡芦巴10g,小茴香5g,紫石英30g(先煎)。

【功效】 温经散寒,暖宫止痛。

【主治】 经期腹痛,经行不畅,以寒痛为主的妇科痛证。

【方解】 本方温经散寒,暖宫止痛。方中胡芦巴、紫石英、小茴香、乌药等温阳补肾,暖宫散寒;益母草、炮姜、艾叶和延胡索暖宫通经;当归、白芍和失笑散养血化瘀,缓急止痛。此方意在温经活血,缓急止痛,临床药效通常服药后立时见效。

沈仲理医案

周某,女,25 岁,未婚,无性生活史。

初诊:1995 年 3 月 1 日

现病史:近两年来,经行按期,但每次经行中下腹剧痛,畏寒怕冷,喜暖,伴有腰酸痛,腿软无力,服芬必得可缓解。LMP 1995-2-10,经期 6 日,量中,有血块,经期前 3 日下腹剧痛,痛时只能卧床,影响工作,经前乳房胀痛,大便溏薄,一日数次。经净后恢复正常。舌淡红苔薄白,脉沉细。中医诊断:痛经。证属:肝旺脾弱,气滞不利,冲任失调。治拟:温阳补肾,养血柔肝,暖宫止痛。处方:

益母草 30 g,艾叶 5 g,炮姜 5 g,当归 10 g,炒白芍 20 g,胡芦巴 10 g,乌药 10 g,紫石英 30 g(先煎),失笑散 10 g(包煎),延胡索 10 g,小茴香 5 g,熟地 15 g。

14 剂。

二诊:1995 年 3 月 15 日

LMP 1995-3-12,时值经期,经量中等,腹痛缓解,第一日痛甚,第二日痛止,有少量血块,无乳房胀痛,大便已实。苔薄舌淡红,脉细小。证属肝脾两虚,气滞血瘀。再拟养血柔肝,理气调冲,温经止痛。处方:

当归 12 g,川芎 6 g,熟地 15 g,炒白芍 20 g,黄精 20 g,生甘草 10 g,制香附 10 g,紫石英 30 g(先煎),小茴香 5 g,八月札 10 g,延胡索 10 g,鸡血藤 30 g。

14 剂。

三诊:1995 年 3 月 29 日

LMP 1995-3-12,经期 6 日。药后诸症好转,目前无不适,纳可,寐安,二便调。舌淡红苔薄白,脉细小。再以原法守治,拟健脾养肝,理气暖宫止痛,以臻和平而盼痊愈。处方:

当归 12 g,川芎 5 g,炒白芍 20 g,熟地 15 g,黄精 20 g,紫石英 30 g(先煎),胡芦巴 6 g,五灵脂 10 g(包煎),川楝子 10 g,延胡索 10 g,制香附 10 g,小茴香 5 g,炮姜 5 g,艾叶 5 g,益母草 30 g。

14 剂。

【按语】 本病案中患者为未婚女性,经期腹痛剧痛,伴畏寒怕冷,喜暖,为寒性痛经,故重用胡芦巴和紫石英,配以乌药和小茴香以温肾壮阳,散寒暖宫。乳房胀痛,经血有块,此属肝气郁结,郁则气滞,气滞则血行不畅,瘀阻血络而成瘀血,以致经行不畅,可见血块。脾虚则运化不足,气血生化乏源,气血两虚则无力滋养五脏,脾阳不足则无力分清泌浊,可见大便溏薄,一日多次。其舌淡红,脉细小皆显示出虚寒之象,故沈氏温经止痛汤能效如桴鼓。

第十七章 妇科血证

妇科血证是常见的、多发的病证,是指除正常月经之外的一切不规则阴道出血,出血量多时可危及生命,或继发感染,是妇科常见的危急重症之一。妇科血证常见于与月经、炎症、妊娠、分娩及产褥,以及肿瘤、宫内节育器等有关的疾病。

妇科血证可由外感六淫、内伤七情、多产房劳、久病、跌扑闪挫等致病因素影响,使气血失调、脏腑功能失常,终致冲、任、督、带损伤而引发多种妇科出血证。临床遵于"急则治其标,缓则治其本"的治疗原则,运用塞流、澄源、复旧的止血三法予以治疗。西医学治疗妇科出血症,常用止血剂、性激素、刮宫、手术等治疗方法。

一、养阴止崩方

【方源】 海派蔡氏妇科。

【组成】 龟甲 10 g,生地 12 g,煅牡蛎 30 g,墨旱莲 20 g,生地榆 12 g,白芍 12 g,丹皮炭 10 g,丹参 6 g,地骨皮 10 g,生藕节 30 g,阿胶 10 g。

【功效】 养阴补血,调固止崩。

【主治】 青春期或围绝经期功能性子宫出血属阴虚血热者。多见出血不止,或量多如注,色鲜红或紫,面赤升火,口干或苦,心烦低热,便干溲赤。舌质偏红,甚或光绛,脉细略数。

【方解】 本方以养阴止血为首要。以龟甲、生地为主,滋阴养血;白芍敛阴止血;牡蛎滋阴潜阳,固涩止血;地骨皮凉血泻火;墨旱莲、地榆补肾阴,凉血止血;牡丹皮凉血散瘀,炒炭能止血;藕节去瘀止血;阿胶养血止崩;丹参去瘀生新,配合前药以杜留瘀之弊。阴虚常致血热,血得热则行,故以滋阴养营为主,佐清热凉血,调固兼备。如出血过多,生地可炒炭并加量至 30 g;疲惫少力者加党参或太子参;烦渴加石斛、麦冬、玄参;便秘加火麻仁;腰酸加杜仲、川断。

二、化瘀定崩方

【方源】 海派蔡氏妇科。

【组成】 当归 10 g,生地 10 g,丹参 10 g,白芍 10 g,香附 10 g,生蒲黄 30 g(包煎),花蕊石 20 g,熟大黄炭 10 g,三七末 2 g(吞),震灵丹 12 g(包煎)。

【功效】 活血调经,化瘀止崩。

【主治】 崩漏由瘀血导致,或由子宫肌瘤、子宫内膜异位症等引起经量过多。血色暗紫质稠,下瘀块较大。有小腹疼痛,甚或便秘,或出血淋漓不绝,舌暗红或紫,边有瘀斑,脉沉弦。

【方解】 本方以四物汤加减,养血调经。去川芎易丹参,取其去瘀生新而无辛香走散之弊;香附理气调经,以助化瘀;生蒲黄、花蕊石化瘀止血;熟大黄炭凉血泻火,祛瘀止血;三七化瘀定痛止血;震灵丹化瘀定痛,镇摄止血。血崩而因瘀导致者,非单纯固涩止血所能奏效,甚至适得其反,愈止愈多,腹痛更甚。瘀血不去,新血不生,血不归经,则出血不止,非寓攻于止不为效。如出血过多而兼气虚者,可酌加党参、黄芪;腹痛甚者,加醋炒延胡索;大便溏薄者,去熟大黄炭加炮姜炭;胸闷不畅者加广郁金。

三、温阳止血方

【方源】 海派蔡氏妇科。

【组成】 党参 12 g,生黄芪 20 g,炒当归 10 g,熟附片 10 g,牛角䚡 10 g,生地炭 20 g,炮姜炭 3 g,白芍 12 g,煅牡蛎 30 g,仙鹤草 30 g,炒蒲黄 10 g,阿胶 10 g。

【功效】 益气养营,温阳止血。

【主治】 崩漏、青春期或围绝经期功能性子宫出血。凡阳虚暴崩,或久崩久漏,气血两亏,导致阳虚者。多见血色淡红质稀薄、面色㿠白、头晕气短、肢清畏冷、疲惫乏力、大便不实、舌苔淡薄、舌质淡或嫩红、脉细软或虚。

【方解】 本方由四物汤、当归补血汤化裁组成。原方去川芎,缘该药走而不守,有动血之弊。阳虚崩漏大都为久崩久漏导致,始则血虚,气亦随亏,久而阳虚,多数用养阴凉血剂无效。有形之血不能速生,无形之气所当急固,故以参、芪益气,主要用熟附片、炮姜温阳,以助益气摄血之力;配当归以养血,为血中气药,可免留瘀之弊;牛角䚡苦温,能止血化瘀,仙鹤草止血补虚,两药佐当归则相得益彰;生地与炮姜同用,可互制偏胜,而炒炭存性,又能增强止血之功;崩漏色淡质稀,为气血两亏、阳虚无瘀之征,用牡蛎、白芍以敛阴固涩,与温阳之剂互为制约;蒲黄化瘀止血,配阿胶养血止崩,其效益显。本方对失血过甚者可酌加参、芪等用量,每味 30 g 左右,生地炭亦可增至 30 g;背寒者增鹿角霜;腰酸加杜仲、川断;眩晕者加升麻、枸杞子;大便溏薄者加菟丝子。

四、益气升提方

【方源】　海派蔡氏妇科。

【组成】　党参 15 g,生黄芪 20 g,炒白术 10 g,炒当归 10 g,大熟地 10 g,砂仁 3 g(后下),白芍 12 g,升麻 5 g,柴胡 5 g,仙鹤草 20 g,墨旱莲 20 g。

【功效】　益气升提,调摄冲任。

【主治】　崩漏不止,色红或淡,气短少力,腰腿沉软,气随血亏,虚而下陷。苔薄或淡,质淡或嫩红,脉虚或缓或细。

【方解】　本方由补中益气汤加减组成。方中以参、芪、术为主,益气补中;佐当归以养血理血;熟地滋肾养阴补血,以制当归之辛温,但本性腻滞,故配砂仁之辛香行气调中,以解熟地之稠黏;白芍配当归以养血敛阴,调经止血;仙鹤草、墨旱莲补虚止血;升麻、柴胡为升提要药,佐参、芪、术以益气升提,摄血止崩。如出血过甚,气虚更亏者,可增加参、芪用量,每味至 30 g;腰酸者加杜仲、川断;大便溏薄者加炮姜炭;脘腹作胀者加木香;血仍不止者加阿胶。

五、加味两地方

【方源】　海派蔡氏妇科。

【组成】　玄参 10 g,大生地 10 g,麦冬 10 g,地骨皮 10 g,白芍 10 g,女贞子 10 g,墨旱莲 20 g,仙鹤草 20 g,陈阿胶 10 g。

【功效】　滋阴清热,养血止漏。

【主治】　少女经漏,长期不止。一般淋漓十余日,甚至二三月不等。血色鲜红或偏紫,或淡红。有时面赤升火,口干唇燥,或伴有低热,便坚间日,或感头晕,俯仰目䁾,疲惫少力。舌质偏红,脉细或细数。

【方解】　本方从傅青主两地汤加味。傅方原用于经行先期而量少者,有增液、清热、养血作用。本方为两地汤加二至丸法,再增仙鹤草。缘久漏阴血津液均致亏损,取玄参补肾滋阴降火;配麦冬养胃生津,强阴益精;大生地补肾滋阴,养血止漏;地骨皮入肾,凉血泻火;白芍柔肝,养血敛阴,止崩漏;女贞子补肝肾,养阴清热;墨旱莲补肾养阴止血;阿胶入肾,滋阴养血,止崩漏。少女肾气始盛,久漏必致耗血伤肾,故以补肾为先。气虚明显者增党参、黄芪;腰酸者加杜仲、川断,狗脊择用;眩晕者加枸杞子;口干唇燥者加川石斛;大便干结者加火麻仁、全瓜蒌。

蔡小荪医案

李某,43 岁,女,已婚,3 - 0 - 1 - 3。

初诊: 1977 年 11 月 14 日

主诉: 月经突狂行如注 3 日,伴大血块。

现病史: 以往经期尚准,28 日一行,量中等,色红。LMP 1977 - 11 - 11 至今,此次突狂行如注,有块且大,色红或黑,腰酸腹痛。PMP 1977 - 10 - 15,6 日净。曾育四胎。1964 年施直肠及乙状结肠部分切除术,左侧输卵管、卵巢切除(病理:良性畸胎瘤积脓,慢性输卵管炎)。1975 年因腹部不适经妇科检查诊断为右侧输卵管卵巢炎性肿块约 7 cm×6 cm×5 cm,不活动。刻下:月经量多如注,腰酸腹痛,用中西药均未效。脉略虚,苔薄质偏红。中医诊断:崩漏。证属:气虚挟瘀,冲任不固。治则:益气调固,参去瘀生新。处方:

炒党参 15 g,炙黄芪 15 g,炒当归 9 g,生地炭 30 g,炮姜炭 3 g,生蒲黄 15 g(包煎),花蕊石 12 g,焦白芍 9 g,地榆炭 9 g,大黄炭 9 g,陈棕炭 9 g,三七末 3 g(吞)。

3 剂。

二诊: 1977 年 11 月 17 日

药后崩势立缓,未下块,今已净,腹痛亦止,唯目花乏力,腰腿酸软,肢冷,脉细,苔薄白,症势显减,体虚受损。治拟和养调摄。处方:

炒党参 12 g,炙黄芪 12 g,炒当归 9 g,炒杜仲 9 g,白芍 9 g,川断 12 g,桑寄生 9 g,制黄精 12 g,仙鹤草 15 g,陈皮 4.5 g,大枣 30 g。

4 剂。

三诊: 1977 年 11 月 21 日

腰酸见减,曾自服三七伤药片,幸血崩未见反复,纳呆乏力,大便易溏,脉濡,苔薄白,边有齿印。证属气虚不足,脾肾两亏,再当补气养血,健固脾肾。处方:

炒党参 12 g,炒黄芪 12 g,炒当归 9 g,制黄精 12 g,炒杜仲 9 g,川断 12 g,炒白术 9 g,补骨脂 9 g,陈皮 4.5 g,炙谷芽 15 g,大枣 15 g。

7剂。

守法治疗3个月,月经按期而至,经量如常,诸随症皆有明显改善。

【按语】　治疗血崩,以塞流、澄源、复旧为三个主要步骤,前人并有暴崩宜止、久崩宜补之说,阐明突然血崩,以止血为先,根据"急则治标,缓则治本"的原则,补气止血,以防虚脱。患者突然大量出血,当属暴崩急症,由于在农村工作辛劳过甚,难免气虚不足,劳伤冲任,不能约制经血,以致大下不止,但间有血块且大,并伴腹痛,显见兼挟血瘀,证属虚中夹实,是以单纯止血塞流症势依然,未能收效。因拟益气调固,参去瘀生新,用参芪补气摄血,当归、白芍养血调经,生地炭、炮姜炭,温凉并蓄,互制偏胜,止血固崩。陈棕、地榆、熟大黄炭凉血止血并寓去瘀,蒲黄、花蕊石、三七去瘀生新止血,寓攻于补,药后崩势立缓,血块即除,3日全止,症势显著好转。唯究因曾经手术,冲任不免受损,加以平素操劳过度,脾肾交虚,故目花乏力,腰腿酸软,大便易溏,二诊除去瘀止血药,以益气健脾补肾为主治本复原,以资巩固。在治疗过程中不能拘于一法,必须辨别证因,按实际情况,温凉并用,攻补兼施,方可取得预期效果。

六、将军斩关汤

【方源】　海派朱氏妇科。

【组成】　熟大黄炭3g,巴戟天18g,仙鹤草18g,茯神9g,蒲黄炒阿胶9g,黄芪4.5g,炒当归9g,焦白术4.5g,生地6g,熟地6g,焦谷芽9g,藏红花0.9g,三七粉0.9g。

红茶汁送服。(朱南山)

蒲黄炭20g(包煎),熟大黄炭6g,炮姜炭6g,茜草15g,益母草20g,仙鹤草15g,桑螵蛸12g,海螵蛸12g,三七粉2g(包吞)。(朱南孙)

【功效】　补气血,祛瘀补血止血。

【主治】　崩漏属虚中夹实(血瘀)者。

【方解】　将军斩关汤由朱南孙祖父朱南山所创,朱小南承之,并撰文传之于后世,系朱氏妇科家传验方。全方"补气血而祛余邪,祛瘀而不伤正",适用于虚中夹实之严重血崩症。

本方以熟大黄炭和蒲黄炒阿胶为君药,《本草汇言》谓蒲黄:"至于治血之方,血之上者可清,血之下者可利,血之滞者可行,血之行者可止。凡生用则性凉,行血而兼消;炒用则味涩,调血而且止也。"蒲黄炒阿胶祛瘀补血止血,用熟大黄炭清热活血效佳,认为其"不仅无泻下作用,反而能厚肠胃,振食欲,并有清热祛瘀之力",两药相伍取通因通用之法,对因瘀血致血不归经之出血,祛瘀即为止血,此为治病求本;臣以巴戟天补肾助阳以温督脉,仙鹤草养血止血,藏红花活血祛瘀,三七化瘀止血,此四味共助君药以益气摄血;黄芪补气固表,生地、熟地滋阴补血,当归补血活血,白术健脾益气,取四君、四物之法益气养血以补虚;茯神健脾安神,焦谷芽消食和胃。红茶性凉味苦甘,清热化痰消食,用红茶汁送服,既可佐熟大黄炭以清郁热,又可健脾消食固护后天之本,全方旨在祛瘀养血,调理冲任。

朱南孙宗原方之旨加减化裁,临证以熟大黄炭、炮姜炭为君,熟大黄炭清热凉血祛瘀,炮姜炭温经止血,"守而不走",一寒一热,一走一守,涩而不滞,动而不烈,寒热相济,通涩并举,是治疗血崩或夹瘀之漏下的常用药对;朱南孙运用蒲黄可归纳为"通、涩、消、利",即化瘀通经、止血涩带、散结消癥、通淋利尿。益母草活血化瘀,配仙鹤草养血止血,茜草功专活血化瘀而止血,三七粉为化瘀止血之圣药,四药合用,通涩兼顾,攻补兼施;桑螵蛸、海螵蛸为厥阴血分之药,咸而走血以收涩,两药相伍以益肾摄冲;全方通涩并用,以通为主,寓攻于补,相得益彰,对产后恶露不尽、癥瘕出血、崩漏不止属虚中夹实,瘀热内滞者,用之屡屡奏效。

朱南孙医案

钟某,女,22 岁,未婚。

初诊:2007 年 7 月 29 日

主诉:阴道不规则出血一年余。

现病史:患者既往月经尚规则,月经史:13 岁,6/28 日,经讯始调。15 岁时临经游泳,经淋半月方净,此后每转量少淋漓。21 岁参加工作,看守仓库,阴暗不见阳光,下半身发冷,经水绵绵不净。患者经漏年余,日日不断,小腹隐痛,先后进服健脾益肾,补气固摄,清热凉血,养阴摄冲等多方未瘥。淋漓日久,气血两虚,渐现口干,夜寐不安,瘀下色黑如胶液。脉微细,舌红,苔黄腻、少津液。中医诊断:崩漏。西医诊断:异常子宫出血。证属:寒湿凝滞。治拟:活血化瘀。处方:

紫丹参 12 g,牡丹皮 9 g,赤芍 12 g,刘寄奴 12 g,焦楂炭 12 g,生蒲黄 12 g(包煎),炒五灵脂 12 g(包煎),益母草 12 g,仙鹤草 15 g,炮姜炭 6 g。

7 剂。

5 剂后经量增多,瘀块骤下,漏下即止。继以调补冲任,以复其常。

【按语】　详询病由,审本证由寒湿引起,下焦虚寒,经血凝结不畅,瘀血不去,新血难生,乃拟活血化瘀,以动攻动,冀瘀去血止。患者发病时正值发育初期,肾气初盛,机体发育尚未成熟,易受外界各种刺激因素的影响,伤及肾气,导致冲任失调。本症系初潮时寒邪侵体,过早服用止血收涩之药,导致寒邪凝滞不去,下焦虚寒,经血凝结不畅,久则成瘀。《血证论》:"瘀血不去,新血不生。"故初诊拟活血化瘀,以动攻动,冀瘀去血止。以将军斩关汤为加减,全方以生蒲黄、五灵脂为君,两药配伍乃古之名方失笑散,能治一切血滞腹痛,尤宜于瘀血内阻致经水淋漓之崩漏,五灵脂炒用,更增收敛止血之效。参合舌脉,有瘀久伤阴、虚火内生之象,故以丹参、牡丹皮养血活血,凉血止血。佐以赤芍、刘寄奴活血化瘀、祛瘀止痛。焦楂炭、炮姜炭一寒一热,涩而不滞。益母草、仙鹤草活血止血,通涩相伍,动静结合。因患者经血淋漓年余未净,故收涩之药量略增。守法守方,药投5剂后瘀下量增,漏下辄止。血止后予调补气血,温养胞宫,以善其后而固本。

七、芩连止漏汤

【方源】　海派陈氏妇科。

【组成】　阿胶9g(烊),艾叶炭6g,当归12g,生地15g,熟地15g,炒白芍9g,黄芩12g,炒黄连3g,黄芪15g,柴胡6g,升麻6g。

【功效】　益气养血,清热升阳摄血。

【主治】　漏下、经期延长、经间期出血等属气虚血热、冲任失调者。

【方解】　芩连止漏汤是海派陈氏妇科的王大增在奇效四物汤(《校注妇人良方》)的基础上加减,结合自身临床经验所创的经验方。全方对于顽固性久治不愈之经漏常获较好效果。方中以当归、生地、熟地、黄芪为君药,益气养血、充养血海;阿胶、炒白芍、艾叶炭养血止血,炒制加强止血功效,共为臣药;黄芩清血中之热,黄连苦寒坚阴,合白芍而成戊己,为使药,药量虽小,起画龙点睛的作用;因崩漏总属血下溢,柴胡、升麻引清阳上升,此药对相须为用,可协助诸益气养血之品升提固摄而止血,更调畅气机,使止而不滞,共为使药,全方寒热并用,动静结合,起到益气养血、清热升阳摄血之功效。可随症加减,若出血量多如崩时,气虚明显,加人参,可重用黄芪30~60g,加茜草、海螵蛸、煅龙骨、煅牡蛎固涩止血;若夹瘀,伍桃仁、红花、花蕊石、血竭、失笑散;热重,加牡丹皮、栀子;腰酸,加杜仲、狗脊。

王大增医案

李某,45岁,已婚已育,1-0-1-1。

初诊：2015 年 4 月 5 日

主诉：月经紊乱 1 年,淋漓不净 20 余日。

现病史：月经史 7~15/15~40 日,量时多时少,色红。LMP 2015 - 3 - 17,量多 5 日,夹小血块,色红,后淋漓不净,至今未净。1 个月曾经行诊刮术,病理：简单型子宫内膜增生过长。宫颈筛查：TCT(一),HPV(一)。B 超：子宫、附件未见明显异常。刻下：阴道出血淋漓,色红,加小血块,神疲乏力,心烦,夜寐欠安,二便调。脉细,小弦,舌质偏红,苔薄黄。证属：气虚血热,冲任失固。中医诊断：崩漏。西医诊断：功能性子宫出血。治拟：益气清热凉血,养血摄血调经。处方：

阿胶 9 g(烊),艾叶炭 6 g,当归 12 g,生地 15 g,熟地 15 g,炒白芍 9 g,黄芩 12 g,炒黄连 3 g,黄芪 15 g,柴胡 6 g,升麻 6 g,酸枣仁 9 g,蒲黄 9 g,栀子 9 g,牡丹皮 9 g。

7 剂。

二诊：2015 年 4 月 12 日

服药后,出血量减少,色褐,腰酸,夜寐好转,稍心烦,仍有乏力,二便调。脉细,小弦,舌质淡红,苔薄。仍属气血血热,冲任不固,继予益气养血,清热止血。处方：

阿胶 9 g(烊),艾叶炭 6 g,当归 12 g,生地 15 g,熟地 15 g,炒白芍 9 g,黄芩 12 g,炒黄连 3 g,黄芪 15 g,柴胡 6 g,升麻 6 g,酸枣仁 9 g,蒲黄 9 g,杜仲 9 g,狗脊 12 g。

7 剂。

三诊：2015 年 4 月 19 日

患者药后血止,精神好转,偶有腰酸,夜寐偶有多梦,二便调,脉细,舌淡苔薄白。治拟益气养血,清热固冲。处方：

当归 12 g,生地 15 g,熟地 15 g,黄芪 15 g,炒白芍 9 g,黄芩 12 g,炒黄连 3 g,柴胡 6 g,升麻 6 g,酸枣仁 9 g,远志 6 g,杜仲 9 g,狗脊 12 g。

14 剂。

该患者塞流血止后,继予中药澄源复旧,固本善后。

【按语】 经血非时暴下不止为“崩”,淋漓不净为“漏”,崩与漏两者表现形式虽然不同,但都属血不守经,程度上有轻重缓急之异,然两者又常互为因果,往往代表同一疾病的不同阶段。《济生方》中述之：“崩漏之疾,本乎一症,轻者谓之漏下,甚者谓之崩中。"崩漏在临床上大致可分为气虚、血热、血瘀三大类,其中以血热为多见。在治法上应根据"急则治其标,缓则治其本"的原则,灵活运用塞流、澄源、复旧三法。该患者月经紊乱1年,经期、周期已无规律可循,诊为崩漏,年近七七,天癸将绝,肾阴阳平衡失调,阴虚热扰冲任,血海不宁,节律失常,迫血妄行而成崩漏,出血日久,耗伤气血而气虚乏力,肾府失养见腰酸,虚火扰神见心烦,寐差,属气血血热,冲任失固。故王辉萍以芩连止漏汤益气养血,凉血止漏塞流。初诊查有寐差、心烦,加酸枣仁安神养心,病程日久易化热成瘀,加牡丹皮、栀子、蒲黄加强清热祛瘀;二诊热象渐少,去牡丹皮、栀子,加杜仲、狗脊强腰,三诊出血已止,故去阿胶、艾叶炭、蒲黄,治拟益气养血、清热固冲。

后续治疗以澄源复旧,调理脏腑阴阳平衡为要,以恢复冲任气血蓄溢之周期和胞宫定期藏泻之规律。

八、愈流澄源固冲汤

【方源】　海派骆氏妇科。

【组成】　党参15 g,炙黄芪15 g,生黄芪15 g,焦白术12 g,焦白芍12 g,制黄精15 g,当归炭10 g,生蒲黄30 g(包煎),蒲黄炭10 g(包煎),三七粉3 g(吞服),煅花蕊石30 g(先煎),海螵蛸10 g,陈皮6 g,炙甘草6 g,红枣20 g。

【功效】　健脾益气,化瘀止血。

【主治】　崩漏、月经过多等妇科血证属气虚血瘀者。

【方解】　本方由海派骆氏妇科第八代传人骆春所创。气虚血瘀之妇科血证多见于久病,有形之血不能速生,无形之气所当急固,故以党参、黄芪、白术健脾益气摄血,白芍、黄精以养血敛阴,当归炒炭存性,增强养血止血之功。蒲黄、三七、花蕊石化瘀止血,佐当归则相得益彰,瘀血不下,新血不生,血不归经,则出血不止,非寓攻于止不为效。海螵蛸为厥阴血分之药,咸而走血以收涩,益肾摄冲。东垣曰:"夫人以脾胃为主,而治病以调气为先,如欲调气健脾者,陈皮之功居其首焉。"陈皮健脾理气,动中求和,与海螵蛸相配,涩而不滞。炙甘草、红枣补脾养血,调和诸药。全方健脾益气,化瘀止血,补气养血固本,祛瘀而不伤正,止涩而不留瘀。临诊随症加减,若滑脱不禁,加陈棕炭10 g、煅龙骨30 g、煅牡蛎30 g、乌梅炭10 g;若血瘀证型血块较多,加益母草30 g、茜根炭10 g、香附炭10 g;若兼血虚或贫血,加阿胶9~12 g(另烊化);若兼肾阴虚,加女贞子15 g、墨旱莲15 g、龟甲胶9 g(另烊化);若兼血热,加生地(炭)12 g、地骨皮12 g、老紫草10 g、牡丹皮炭 10 g、血见愁 30 g;若兼湿热蕴遏,加椿根皮 10 g、土茯苓 15 g;若兼心脾两虚,加酸枣仁 12 g、远志 6 g;若兼肾阳虚,菟丝子 10 g、补骨脂 10 g、紫河车粉 6 g(吞服)、鹿角霜 9 g。

骆氏妇科医案

张某,女,49 岁,已婚。

初诊:2011 年 12 月 26 日

主诉:经水或量多如涌或淋漓不尽历时 4 年。

现病史:患者既往经期准,经水量中偏多,色黯红,夹血块,伴小腹滞痛及腰酸,6~7 日净。2007 年 9 月无明显诱因下见阴道大量出血,色暗红,夹较多血块,伴腰酸如折,小腹胀痛,外院诊刮示:子宫内膜单纯性增生。继而 2008 年 6 月及 2009 年 10 月再次出现上述症状,须服止血药及诊刮方能血止。2011 年 11 月 12 又出现阴道出血,量多如涌,色暗夹瘀,伴腹痛及腰酸,头晕乏力,至来诊时阴血仍时多时少,淋漓不尽。当日本院阴超示:内膜 7.6 mm,子宫后壁肌层多发性实质性占位灶(考虑肌瘤可能,一枚紧贴子宫内膜,大小 20 mm×23 mm×25 mm)。舌质淡红,边有齿痕,苔薄,脉细涩。中医诊断:崩漏。西医诊断:围绝经期功能失调性子宫出血,多发性子宫肌瘤。证属:日久气血两虚,瘀滞胞宫,血不归经。治拟:益气养血,化瘀止血,固冲摄血。处方:

党参 15 g,炙黄芪 15 g,焦白术 12 g,焦白芍 12 g,制黄精 15 g,当归炭 10 g,生蒲黄 30 g(包煎),煅花蕊石 30 g(先煎),三七粉 4 g(吞服),海螵蛸 10 g,陈皮 6 g,炙甘草 6 g,红枣 20 g。

7 剂。

二诊:2012 年 1 月 8 日

服上药 4 剂后阴血即止,感神疲乏力,腰膝酸软,舌质淡红,苔薄,脉细涩。经期将届,治拟活血祛瘀生新,补肾壮腰固冲。处方:

前方加制香附 9 g、益母草 30 g、桑寄生 12 g、续断 10 g。

7 剂。

三诊:2012 年 1 月 18 日

LMP 2012-1-10,较以往量已减,色变红,夹少许小血块,无腹痛,轻微腰酸,6 日即净。经后当予健脾补肾,益气固冲,续清瘀血。我院复查阴超:子宫内膜厚 7 mm,子宫后壁肌层多发性实质性占位灶(考虑肌瘤可能,一枚紧贴子宫内膜,大小 10 mm×11 mm×13 mm)。处方:

党参 15 g,炙黄芪 15 g,炒白术 12 g,炒白芍 12 g,制黄精 15 g,炒当归 10 g,生蒲黄 30 g(包煎),煅花蕊石 30 g(先煎),三七粉 4 g(吞服),桑寄生 12 g,续断 10 g,女贞子 15 g,墨旱莲 15 g,炙甘草 6 g,红枣 20 g。

14 剂。

随后两次月经,周期、经量均已正常,余恙悉瘥。

【按语】 《备急千金要方》说:"瘀结占据血室,而致血不归经。"本例即为瘀结血室而致崩漏,故症见月事量多如涌,色暗夹瘀,腹痛腰酸,且日久不止反复发作,则气血两虚,症见头晕乏力,故治疗健脾益气养血,化瘀生新以澄源。复因气因血消,血因气耗,辗转相因,缠绵日久,气阴两亏,虚实夹杂之症,治当标本兼顾,源清流遏,血海宁静,而崩漏获止,后期着重健脾补肾扶正,续清瘀血而告愈。

九、止崩煎

【方源】 海派王氏妇科。

【组成】 山茱萸 10 g,熟地 12 g,茜草炭 15 g,藕节炭 15 g,当归 15 g,川断 15 g,菟丝子 15 g,白芍 12 g,炙甘草 5 g,桑寄生 12 g,杜仲 15 g。

【功效】 补肾助阳,滋阴养血。

【主治】 崩漏属肝肾不足、冲任失调者。

【方解】 本方来源于王辉萍所创止崩煎,《傅青主女科》指出:"止崩之药不可独用,必须于补阴之中行止崩之法。"崩中、漏下其成因一致,止崩之药亦可用于治疗漏下。故方中采用山茱萸、川断、菟丝子、杜仲、桑寄生等补肾助阳,熟地、白芍、当归等滋阴养血,茜草炭、藕节炭凉血止血而不留瘀。兼经行血块者加蒲黄炭、五灵脂;兼有乏力短气者,加黄芪、党参;兼乳房胀痛者加牡丹皮、佛手。

王辉萍医案

蔡某,女,32 岁,1-0-0-1。

初诊:2008 年 3 月 16 日

主诉:经行 9 日未净。

现病史:患者既往月经紊乱,经行淋滴不尽。月经史:14 岁,5～20/22～40 日。LMP 2008-3-7,现未净,量少淋滴。PMP 2008-2-12,量多,无血块,无腹痛,行妇科检查提示:外阴(一);阴道:畅,见少量淡红色积血;宫颈:尚光滑;子宫:前位,常大,无压痛;附件:未及异常。今查 B 超提示:子宫内膜 5 mm,子宫及双侧卵巢未见明显异常。患者腰酸,乳房作胀,无腹痛,白带不多。舌淡红,

苔薄,脉弦细无力。中医诊断:崩漏。证属:肝肾不足。治则:补益肝肾,止血调经。处方:

牡丹皮 12 g,佛手 10 g,山茱萸 10 g,熟地 12 g,当归 15 g,川断 15 g,菟丝子 15 g,白芍 12 g,炙甘草 5 g,桑寄生 12 g,杜仲 15 g,茜草炭 15 g,藕节炭 15 g。

7 剂。

二诊:2008 年 3 月 23 日

患者月经尚未来潮,现无阴道出血,无腰酸腹痛等其他不适,舌淡红,苔薄,脉细。证属肝肾不足。治拟补益肝肾,养血调经。处方:

牡丹皮 12 g,佛手 10 g,山茱萸 10 g,熟地 12 g,当归 15 g,川断 15 g,菟丝子 15 g,白芍 12 g,炙甘草 5 g,桑寄生 12 g,杜仲 15 g。

14 剂。

三诊:2008 年 4 月 8 日

患者昨日月经来潮,量略多,无血块,无痛经,略头晕,略有乳房胀痛,不腰酸,夜寐不安,舌淡,边齿印,苔薄,脉细无力。证属肝肾不足,气血两虚。治拟益气补血,补益肝肾,养血调经。处方:

川断 15 g,桑寄生 20 g,白芍 12 g,杜仲 15 g,山茱萸 10 g,熟地 12 g,白术 12 g,佛手 10 g,炙甘草 5 g,炒黄芪 30 g,当归 15 g,炒党参 12 g,酸枣仁 12 g。

7 剂。

四诊:2008 年 4 月 15 日

LMP 2008‐4‐8,5 日净,量中等,无血块,无痛经,头晕及乳房胀痛好转,无腰酸,夜寐尚可。舌淡,略有齿印,苔薄,脉细。证属肝肾不足,气血两虚。治拟益气补血,补益肝肾,养血调经。处方:

方用上方续服 14 剂。

【按语】　崩漏之病分标本虚实,急当治其标,缓则治其本。方约之在《丹溪心法附余》中提出治崩三法:"初用止血以塞其流,中用清热凉血以澄其源,末用补血以还其旧。"此为现今治疗崩漏的"塞流""澄源""复旧"三大法。本病患者素来月经紊乱,其病状非一日而成,时崩时漏,且就诊之时为漏下之证,故治疗上当以治其本为主。患者"久病及肾",必有肾精不足,肾精不足,子盗母气,则肝阴易亏。且血为阴,气为阳,肝藏血,崩漏日久,耗伤气血,气血两虚,肝阴益加亏损,复母病及子,则肾精益加容易不足,故治疗上当以补益肝肾、止血调经为主。

《傅青主女科》指出:"止崩之药不可独用,必须于补阴之中行止崩之法。"虽然患者就诊之时乃漏下而非崩中,然崩中、漏下其成因一致,止崩之药亦可用于治疗漏下。故方中采用山茱萸、川断、菟丝子、杜仲、桑寄生等补肾助阳,熟地、白芍、当归等滋阴养血,茜草炭、藕节炭凉血止血而不留瘀。且患者久病情绪受到影响,故而肝气不疏兼见乳房作胀,加入佛手、牡丹皮理气止痛。"血得热则行,得寒则凝",此乃常理,然而此患者崩漏日久,气血耗伤较甚;气血既亏,卫气不固,卫阳不足,则易出现寒象。虽然本病患者未出现恶寒怕冷恶风之象,但出现了漏下色淡、舌淡红的症状体征,在辨证上属于血虚之证。且患者崩漏日久,肾中精气受到克伐,造成肾精亏虚,故在治疗上不能不考虑补肾。在补肾之同时亦不可不考虑温阳固摄卫气,故处方用药时应该加入补肾阳之药以达两全之功效。

十、止崩汤

【方源】　海派金山唐氏妇科。

【组成】　太子参 15 g,当归身 6 g,大生地 12 g,炒白芍 9 g,五灵脂 12 g,蒲黄炭 12 g,茜草 9 g,生藕节 12 g,丹皮炭 9 g,地榆炭 12 g,黄芩炭 9 g,贯众炭 12 g,仙鹤草 15 g,三七粉 3 g。

【功效】　补气养血,化瘀止血。

【主治】　崩漏、月经过多属虚实夹杂、瘀热内阻者。

【方解】　本方是海派唐氏妇科在长期妇科临床实践中总结的经验方。治疗青春期、育龄期、围绝经期崩漏,用于虚实夹杂、血热妄行、瘀血内阻证,临床表现为月经量多,颜色或红或暗,血块较多,小腹不适者。方中太子参、当归身补气养血摄血;大生地、炒白芍滋阴养血;失笑散、三七粉化瘀止血止痛;茜草、生藕节、丹皮炭、地榆炭凉血化瘀止血;黄芩炭、贯众炭清热解毒止血;仙鹤草又名脱力草,补虚收敛止血。全方补中有清,化中有收,共奏止崩之效。随症加减:月经量多如冲,头晕乏力加党参、阿胶(烊冲,不要放酒)、制黄精、炒白术、升麻补气养血、摄血固脱;血块较多较大三七粉用量可翻倍化瘀止血;血块不多较小加煅牡蛎、五味子收敛止血;阴虚内热伤阴加女贞子、墨旱莲、桑椹子养阴清热止血;腰酸腿软加川断、杜仲、桑寄生补肾调冲。

唐锡元医案

李某,女,45 岁,已婚,1-0-2-1。

初诊:1998 年 5 月 29 日

主诉:经行 29 日未净,经行量多 5 日。

现病史：月经史 6～7/28～30 日，量偏多，有血块，腹隐痛。LMP 1998－5－1，经行量少，29 日未净，近 5 日突然量多，血块较多，小腹隐痛，头晕乏力，心慌口干。舌稍红苔薄黄，脉细弦。中医诊断：崩漏。证属：气血两虚，胞宫瘀热。治拟：补气摄血，清热化瘀。处方：

太子参 15 g，当归身 6 g，大生地 12 g，炒白芍 12 g，五灵脂 12 g，蒲黄炭 12 g，茜草 9 g，生藕节 12 g，丹皮炭 9 g，地榆炭 12 g，延胡索 9 g，黄芩炭 9 g，贯众炭 12 g，仙鹤草 15 g，墨旱莲 15 g。

3 剂。

另：三七粉每次 2 g，每日 2 次冲服。

嘱其卧床休息，不吃辛辣热性食物。

二诊：1998 年 6 月 1 日

药后月经量明显减少，刻下似净，血块已无，腹痛好转，仍头晕乏力，心慌口干，有时腰酸，舌稍红苔少，脉细弱。证属气血两亏，肾阴亏虚。治拟补气养血，益肾调冲。处方：

太子参 15 g，制黄精 12 g，当归身 6 g，大生地 12 g，炒白芍 9 g，枸杞子 12 g，女贞子 12 g，墨旱莲 15 g，桑椹子 12 g，川断 12 g，丹皮炭 9 g，黄芩炭 9 g，贯众炭 12 g，仙鹤草 15 g，五味子 6 g。

5 剂。

嘱其注意休息，暂时不能参加运动。

三诊：1998 年 6 月 5 日

药后 2 日月经彻底干净，自述精神好转，心已不慌，但口干仍见，腰酸乏力，舌稍红苔少，脉细弱。证属气血不足，肾阴亏虚。治拟补气养血，益肾调冲。B 超：子宫附件未见异常。处方：

太子参 15 g，制黄精 12 g，当归身 6 g，大生地 12 g，炒白芍 9 g，枸杞子 12 g，女贞子 12 g，墨旱莲 15 g，川断 12 g，盐杜仲 12 g，桑寄生 12 g，牡丹皮 6 g，炒黄芩 9 g，知母 9 g，仙鹤草 15 g。

7 剂。

以后按上述月经周期不同阶段治疗，观察了三个月经周期，月经按时来潮，经量正常，血块不多，诸症均无。

【按语】　崩漏是由于女性内分泌出现了严重紊乱而导致的严重月经失调，青春期、育龄期、围绝经期都有可能发生。本病的病因病机及临床症状复杂多变,治疗原则"塞流、澄源、复旧",但根据临床实际情况辨证论治,灵活运用尤为重要。本例患者由于素体偏热,加上近期劳累,生活不规律而致崩漏。先因热盛于内,迫血妄行,血不循经,久漏成瘀,渐进成崩,继而崩下耗气伤阴,多脏受累,穷必及肾,虚实夹杂。初诊时患者久漏成崩,瘀热内阻,虚实夹杂,所以塞流、澄源必须同时进行,所谓塞流就是止血,澄源就是治本。在用药方面,太子参、当归身、大生地、炒白芍补气养血;五灵脂、蒲黄炭、三七粉、茜草、生藕节化瘀止血;丹皮炭、地榆炭、黄芩炭、贯众炭、墨旱莲凉血止血;仙鹤草补虚止血。全方标本兼治,特别是化瘀药在辨证为瘀阻胞宫时及时合理大胆运用效如桴鼓,瘀去新生。成功塞流后,二诊、三诊时澄源、复旧再同时进行,所谓复旧就是善后,预防复发。血止后一定要继续调理,巩固治疗,不然容易卷土重来,前功尽弃。这时用太子参、制黄精、当归身、大生地、炒白芍补气养血;女贞子、墨旱莲、川断、盐杜仲、桑寄生益肾调冲;炒黄芩、知母、牡丹皮滋阴降火;仙鹤草补虚升血。全方固本清源,崩漏得愈。

崩漏既是妇科常见病又是疑难病,唐氏妇科的经验是查病因辨体质,促排卵调周期,对病症巧用药,治已病防未病。

十一、养血止崩煎

【**方源**】　海派庞氏妇科。

【**组成**】　党参9g,黄芪9g,白术9g,白芍9g,炮姜3g,炙甘草3g,阿胶(烊冲)9g,艾叶炭9g,当归9g,熟地9g,川芎9g,紫石英12g,花蕊石9g,牛角䚡9g。

【**功效**】　益气养血,固冲摄血。

【**主治**】　月经过多,崩漏,经期延长。

【**方解**】　在产生月经的机制中,血是月经的物质基础,气是运行血脉的动力,气血和调,气顺血充,则经候如常,如气血亏损,固摄无权,则血溢脉外,经来无度。本方以"四君子汤"合"胶艾汤"化裁,健脾益气,补血调经止血,再辅以黄芪助补气之力,紫石英、花蕊石相伍暖宫止血,牛角䚡一味苦温性涩,《本草衍义》谓"主妇人血崩",是治疗崩漏经多、淋漓难净的一味好药。全方配伍,达益气养血、固冲摄血之效。

庞泮池医案

钱某,女,54岁,已婚。

初诊:1994年10月17日

主诉:月经淋漓不尽1月余。

现病史：患者年过半百，经事未绝，1991年起经行时而量多如崩，时而淋漓难净，曾先后3次刮宫，诊断为"围绝经期功能失调性子宫出血"，用中西药及住院治疗，多方求医，疗效甚微。刻下：经行已1个月，淋漓难净，乳房胀痛，头晕腰酸，心悸怔忡，夜寐多梦，脉虚大而数，重按则微，苔薄中裂质红。辨证：气血两亏，肝肾不足，冲任失固。治拟：益气养阴，滋肾清热，调理冲任。处方：

党参12g，黄芪15g，白芍15g，女贞子9g，墨旱莲15g，生地9g，熟地9g，牡丹皮9g，知母9g，川黄柏9g，紫石英12g，花蕊石9g，贯众炭9g，黄芩9g，荆芥穗9g，仙鹤草15g。

5剂。

二诊：1994年10月22日

患者诉药后血止乳胀消，仍有头晕泛恶，夜寐多梦。辨证：气阴两伤。治拟：益气养阴，清热固经。处方：

党参15g，白术9g，白芍9g，生地9g，熟地9g，麦冬12g，龟甲9g，女贞子9g，墨旱莲15g，制香附12g，广郁金9g，紫石英12g，仙鹤草15g，焦六曲9g。

以上方随证加减，调理1月多后月经来潮，量中，4日净，诸症均减。

【按语】　患者就诊时主诉甚多，情绪激动，乳胀，肝旺之症较明显，然而庞泮池按其脉虚大而数，重按则微，观其舌，苔薄中裂质红，认为其病久气血两亏，肝肾不足，冲任不固，治拟益气健脾，滋水涵木，用党参、黄芪合知柏地黄丸加减，血止乳胀消，再益气养阴，调理冲任。庞泮池谓此类患者不必调周期，顺其自然，治疗关键为固本止血。

十二、加味四物汤

【方源】　海派何氏妇科（《妇科备考》）。

【组成】　当归一钱（3g），川芎一钱（3g），乌药一钱（3g），延胡索一钱（3g），熟地二钱（6g），白芍八分（2.4g），小茴八分（2.4g），姜三片。

【功效】　理气补血活血。

【主治】　妇女月经不调，月经先期或后期，或先后无定期，月经量过多或过少，或淋漓不尽，或伴有腹痛。

【方解】　何氏医家认为妇人月经异常，与气血不和相关，气滞血亏或气滞血瘀是月经失调的常见病因病机。本方用四物汤为基础，以补血活血，合以乌药、小茴香理气止痛，乌药还能散寒温肾；延胡索活血理气止痛。全方气血双调，尤其是既能活血通瘀,又能补血养血,甚合妇人以血为本,以气为用的经、带、胎、产的生理特点。

临床应用可据证灵活加减,如兼有血热者,可加黄芩、牡丹皮、生地、赤芍等药;月经量过多者,可加艾叶、阿胶;气血虚甚,或气虚甚者加党参、黄芪;兼有肾虚者加杜仲、枸杞、墨旱莲、桑寄生等药物。

何昌福医案(《壶春丹房医案》)

素体不足,操劳乳哺,营分愈亏,经事本来参前,陡然暴崩成块,甚至肢冷且麻,形寒发痉,几乎厥脱之象。止后未及一月,正值经行,虚象又作,心悸寐不安神,神烦喜静,头眩且痛,口淡纳少,腹素有瘕聚,大便易溏,右脉渐弱,左细濡。《经》言:"阴虚阳搏谓之崩。"冲为血海,经来则一身之筋脉均失所养,萃于血海而下,故遍体酸楚,左腿尤甚,肝不藏血,脾不统血,致奇脉亏损,必须静养勿劳,但非旦夕所能恢复。处方:

高丽参,大生地砂仁拌炒,制冬术,制香附,归身,朱砂拌茯神,焦白芍,盐水炒枣仁,黄菊,甘草,谷芽。

【按语】 经行超前,量多如崩,因血去过多而见阳虚厥脱之象,并心失所养而神志不宁。此证责之于肝脾二脏,即肝不藏血,脾不统血,气虚血亏。此外,与奇经之脉亦有关联,冲任不固,血下无度。治疗重在健脾益气,滋肝养血,方用四君子汤合四物汤加减,和理肝脾、气血为要。

十三、益血归经汤

【方源】 海派喜氏妇科。

【组成】 党参10 g,黄芪15 g,山茱萸15 g,升麻6 g,地榆炭10 g,仙鹤草10 g,血余炭10 g,炒阿胶10 g,海螵蛸10 g,生地炭10 g,粉甘草5 g。

【功效】 益气固脱,活血止血。

【主治】 崩漏属气虚血瘀者。

【方解】 方中以党参、黄芪、山茱萸为君健脾益气,补肾益精固脱,地榆炭、生地炭、血余炭、海螵蛸、仙鹤草为臣凉血收敛止血,佐以阿胶、升麻补血滋阴,益气止血,甘草调和诸药。全方益气固脱,活血止血,善治崩漏之气虚血瘀证。

喜棣医案

李某,女,34岁,已婚,1-0-1-1。

初诊：2019 年 6 月 5 日

主诉：月经淋漓 10 余日未尽。

现病史：患者 2 年前人流术后出现经期延长，淋漓不尽，迁延 9～10 日始净，经色暗红，无血块，月经先后无定期，余无特殊不适，患者未曾就诊。近半年自觉症情加重，伴有腰酸乏力，近 2 个月甚至淋漓不尽，色暗红，夹有小血块。LMP 2019 - 5 - 22，经行 13 日未尽，前 3 日量多，色红，夹有暗红小血块，后经量明显减少，色暗，点滴不尽，否认腹痛腹胀等不适。刻下：劳累后头晕，腰酸乏力明显，畏寒，胃纳欠佳，小便调，大便干，夜寐欠安，多梦。舌淡，苔薄白，脉细。中医诊断：崩漏。证属：气虚血瘀。治拟：补气化瘀，养血归经。处方：益血归经汤加减。

黄芪 15 g，党参 10 g，山茱萸 15 g，升麻 6 g，地榆炭 10 g，仙鹤草 10 g，血余炭 10 g，熟大黄炭 3 g，海螵蛸 20 g，生地炭 10 g，白芍 10 g，山药 10 g，炒杜仲 10 g，炙甘草 6 g。

7 剂。

注意饮食清淡，忌辛辣黏腻，劳逸结合，注意休息。

二诊：2019 年 6 月 30 日

诉服药 3 日后月经干净，腰酸头晕好转，大便通畅，余症同前。昨日月经来潮，色暗红，血块较前减少，量多。舌脉同前。处方：

黄芪 15 g，党参 10 g，山茱萸 15 g，升麻 3 g，地榆炭 10 g，仙鹤草 10 g，白芍 10 g，山药 10 g，熟地 10 g，续断 15 g，当归 10 g，丹参 10 g，蒲黄炭 10 g，炒阿胶 10 g，炙甘草 6 g。

7 剂。

三诊：2019 年 7 月 17 日

诉服药后行经 8 日即尽，腰酸乏力明显好转，头晕不明显，余症同前。此后滋养肝肾兼以补气，月经期间经量多时加蒲黄炭、地榆炭、血余炭等，调养半年，月经如常。

【按语】 喜棣认为崩漏的临床治疗应根据《内经》"急则治其标，缓则治其本""血脱者当宜益其气"的原则，结合"塞流、澄源、复旧"辨证施治。认为离经之血即为瘀血，瘀血是本，崩漏是标，故其治疗宜标本兼顾。本案患者来时月经淋漓已 13 日，出现头晕腰酸等正气已虚之象，故喜棣运用蒲黄炭、地榆炭、熟大黄炭等炭类收涩之剂，先止血为主。待患者症情稍好转运用当归、阿胶等养血活血,黄芪、党参、续断、熟地等健脾益气补肾,攻补兼施。如此相伍,使止中有化,化中有止,止血不留瘀,祛瘀不伤正,瘀血去则新血归经,其血自止。

十四、郑氏固摄方

【方源】 海派郑氏妇科。

【组成】 黄芪 15 g,当归 10 g,炒白芍 15 g,稆豆衣 15 g,血余炭 10 g,煅牡蛎 15 g,煅龙骨 15 g,栀子炭 10 g,黄柏 10 g,黄芩炭 10 g,莲房炭 10 g,陈棕炭 10 g,藕节炭 10 g,牡丹皮 10 g,山楂炭 15 g,佛手 6 g。

【功效】 补气摄血,收敛固涩,清热止血。

【主治】 月经先期、月经过多、经间期出血、经期延长、崩漏等妇科血证属气虚血热,冲任不固者。

【方解】 郑志洁认为妇科血证主要的病机是冲任损伤,经血失于约束,非时而下。病因总不外乎虚、热、瘀。虚包括气虚、阴虚,热包括实热、虚热,往往虚实夹杂,治疗上应补虚泻实,平衡阴阳,标本兼顾。郑志洁常用祖传的郑氏固摄方加减,临床上常常取得良好的效果。黄芪补气摄血为君药;血余炭、莲房炭、陈棕炭、藕节炭收敛止血,栀子炭、黄芩炭清热止血,煅龙骨、煅牡蛎收敛固涩,上八味共为臣药,收敛固涩、清热止血;炒白芍味苦酸养血敛阴,稆豆衣味甘平养血滋阴平肝,黄柏既清湿热又退虚热,当归养血活血,牡丹皮清热凉血,活血散瘀,上五味共为佐药,滋阴养血、清热凉血,活血化瘀,使血止而不留瘀;山楂炭、佛手健胃和胃,调和诸药为使药。血止后仍可用此方加减预防出血,即止未出血之血,防患于未然。舌红少苔阴虚加沙参、生地、知母、地骨皮;若神疲肢软气虚明显加党参、炒白术、仙鹤草、大枣;舌苔黄腻加半夏、陈皮、蒲公英;胸闷纳呆加紫苏梗、木香;腰酸脊楚肾虚加续断、桑寄生、杜仲;出血量多血虚明显加蛤粉炒阿胶,蛤粉炒阿胶补血止血,补而不腻。

郑志洁医案

胡某,女,13 岁,未婚。

初诊:2019 年 4 月 7 日

主诉:初潮后月经淋漓不尽 3 年余,加剧 2 个月。

现病史:10 岁初潮,经期、周期均不规则。初潮后一直月经淋漓不净,甚至半个月方净,色红,无痛经。近 2 个月病情加剧,阴道少量出血持续至下次月经来潮。LMP 2019 - 2 - 20,量中,经行第三日开始经量减少至今淋漓未净。刻下：月经淋漓不净 40 余日，量少，色红，无血块，偶腹痛腰酸，略觉乏力，纳可，寐安，便调。舌质偏红苔薄黄，脉细。中医诊断：崩漏。证属：气虚血热，冲任不固。治拟：益气养阴清热，固冲止血。处方：郑氏固摄汤加减。

黄芪 15 g，当归 10 g，炒白芍 15 g，稆豆衣 15 g，血余炭 10 g，煅牡蛎 15 g，煅龙骨 15 g，栀子炭 10 g，黄柏 10 g，黄芩炭 10 g，莲房炭 10 g，陈棕炭 10 g，藕节炭 10 g，牡丹皮 10 g，山楂炭 15 g，佛手 6 g。

7 剂。

二诊：2019 年 4 月 12 日

服药后阴道出血减少，色红无块，胃纳欠佳，舌质偏红苔薄黄，脉细。治宗前法。前方加味。处方：

黄芪 15 g，炒白芍 10 g，制稆豆衣 15 g，血余炭 10 g，煅牡蛎 15 g，煅龙骨 15 g，蒲公英 15 g，芦根 15 g，栀子炭 10 g，炒陈皮 6 g，六神曲 10 g，山楂炭 15 g，制香附 10 g，紫苏梗 15 g，地榆炭 10 g，藕节炭 10 g，炒黄芩 10 g，陈棕炭 10 g。

7 剂。

三诊：2019 年 4 月 19 日

服药后阴道出血明显减少，偶上厕所时见草纸上血丝，无不适。舌质偏红苔薄黄脉细。治宗前法。处方：

地黄 15 g，炒白芍 10 g，炙黄芪 15 g，当归 10 g，制稆豆衣 15 g，血余炭 10 g，煅牡蛎 10 g，煅龙骨 15 g，栀子炭 10 g，关黄柏 10 g，蒲公英 10 g，黄芩炭 10 g，陈棕炭 10 g，莲房炭 10 g，山楂炭 15 g，川佛手 6 g。

7 剂。

四诊：2019 年 4 月 26 日

现阴道少量出血时有时无，舌红苔薄黄脉细。治宗前法，佐以化瘀。处方：

黄芪 15 g，炒白芍 10 g，稆豆衣 15 g，血余炭 10 g，煅牡蛎 15 g，煅龙骨 15 g，蒲公英 15 g，芦根 15 g，栀子炭 10 g，炒陈皮 6 g，六神曲 10 g，山楂炭 15 g，制香附 10 g，川佛手 6 g，藕节炭 10 g，地榆炭 10 g，陈棕炭 10 g，黄芩炭 10 g。

另三七粉 2 g，每日两次冲服。

7 剂。

五诊：2019 年 5 月 2 日

服上药 4 月 28 日出血已止，无不适。舌脉同前。治拟益气养血，滋阴清热，补肾固冲。处方：

黄芪 15 g,炒白芍 10 g,制稽豆衣 15 g,煅牡蛎 15 g,煅龙骨 15 g,炒白术 15 g,当归 10 g,山楂炭 15 g,制香附 10 g,川佛手 6 g,续断 10 g,地骨皮 15 g,山茱萸 6 g,槲寄生 15 g,地黄 15 g,杜仲 10 g。

7 剂。

此后以补肾健脾,养血摄血与活血化瘀、调经止血交替治疗,如此治疗 5 个月,每月月经 5～7 日干净,量中,周期 27～32 日。

【按语】　《内经》云:"二七,天癸至,任脉通,太冲脉盛,月事以时下。"患者 10 岁初潮,未满 14 岁,月经来潮,系先天肾气未充,肾精未实,冲任不固所致。刘河间言"童幼属少阴",肾阴亏虚,虚火妄动,而致崩漏。崩漏日久,耗气伤血伤阴,加剧崩漏。初诊阴道出血淋漓不尽,治疗以益气摄血、清热止血、收敛止血为主,塞流与澄源同治,常用郑氏固摄方。四诊已过经期,加用三七粉化瘀止血,以防止血留瘀;五诊血止后澄源复旧,治病求本,固本善后,以防再次崩漏,用郑氏固摄方去炭类止血药,加用补益肝肾之品:山茱萸、续断、槲寄生、地黄、白芍。患者经治疗 5 月余,月经周期及经期均恢复正常。

十五、加味归脾二至汤

【方源】　海派严氏妇科(《济生方》《证治准绳》)加减演化。

【组成】　炙黄芪 30 g,党参 30 g,炒白术 10 g,生地 18 g,熟地 10 g,墨旱莲 30 g,女贞子 12 g,白茯苓 15 g,山药 15 g,白扁豆 15 g,炒当归 9 g,益母草 15 g,大枣 18 g,阿胶 9 g(烊),制香附 12 g,藕节炭 20 g,侧柏叶炭 18 g,槐角炭 18 g,炙甘草 9 g。

【功效】　补脾肾,健气血,重收涩。

【主治】　崩漏及经期延长、月经过多属脾肾亏虚者。

【方解】　本方取归脾汤和二至丸之意再加入止血之品而成,用治脾肾亏虚型崩漏及经期延长、月经过多等病。方中黄芪、党参、白术补中益气以生血,升阳固脱以防出血过多;熟地、女贞子、墨旱莲益精填髓、滋阴养血,共为君药。藕节、侧柏、槐角三药烧炭,取其收涩止血之功,临床广泛运用于妇科出血诸症,为臣药。白茯苓、白扁豆健脾利湿以防湿浊碍脾,山药平补脾肾,当归、益母草、生地养血活血以祛瘀生新,大枣、阿胶益气滋阴补血,制香附理气,使补而不滞,皆为佐药。炙甘草调和药性,为使药。纵观全方,补脾肾、健气血、重收涩,标本同治。可随症加减,阴虚有热,加麦冬、地骨皮;畏寒肢冷,加鹿角胶、艾叶炭；出血量多，加人参、升麻；久漏不止，加煅龙骨、煅牡蛎、海螵蛸；夹瘀，加三七、五灵脂等。

吴昆仑医案

朱某，49 岁，已婚，1-0-1-1。

初诊： 2018 年 4 月 26 日

主诉：阴道流血 20 余日未净。

现病史：患者既往月经正常，4～6/28～32日，月经量中等，月经色平和。LMP 4 月初来潮，至今未净，月经量多，经色暗红，有血块，无腹痛。伴神疲乏力，腰酸频作，睡眠不安。纳食可，大便如常，偏软，小便调。本院今日查血常规：血红蛋白 80 g/L，红细胞计数 2.74×10^9/L，红细胞比容 25%，血小板计数 545×10^9/L。刻下：阴道流血量中，腰酸乏力，面色㿠白。舌质淡红，有齿印，舌苔薄白，脉细弦。中医诊断：崩漏。证属：脾肾亏虚，冲任不固。治拟：补气摄血，健脾益肾。处方：

炒党参 30 g，炙黄芪 30 g，炒白术 10 g，熟地 10 g，墨旱莲 30 g，女贞子 12 g，炒山药 15 g，白茯苓 15 g，白扁豆 15 g，炒当归 9 g，益母草 15 g，生地黄 18 g，阿胶 9 g(烊)，藕节炭 20 g，侧柏叶炭 18 g，槐角炭 18 g，大枣 18 g，制香附 12 g，炙甘草 9 g。

7 剂。

二诊： 2018 年 5 月 4 日

患者述服药第二日阴道流血即止，之前临床不适诸症均改善减轻，苔脉同初诊变化不大，患者认为初诊之药疗效可信，亦提出要求续服初诊之方药，结合苔脉症状同意续原方药调治巩固。

故二诊、三诊守原法方药论治。

四诊： 2018 年 6 月 27 日

LMP 2018-6-20，月经 5 日干净，经量自觉正常范围。腰酸、乏力除，纳寐可，二便调。今日复查血常规：血红蛋白 120 g/L，红细胞计数 3.73×10^9/L，血小板计数 278×10^9/L。舌质淡红，舌苔薄白，脉细。仍属脾肾亏虚，继以补气摄血，健脾益肾。处方：

炒党参 30 g，炙黄芪 30 g，炒白术 10 g，熟地 10 g，生地 18 g，墨旱莲 20 g，女贞子 12 g，炒山药 15 g，白茯苓 15 g，白扁豆 15 g，炒当归 9 g，益母草 15 g，鳖甲 10 g，龟甲 20 g，大枣 18 g，制香附 12 g，藕节炭 20 g，侧柏叶炭 18 g，槐角炭 18 g，

炙甘草9g。

14剂。

守法调治1个月后,患者连续3个月经周期经行规律,后因经济原因停服中药,建议患者常服左归丸或六味地黄丸补肾健脾以固本。

【按语】　审证查因,吴昆仑认为,针对阴道流血过多所致贫血患者的治疗应首先排除子宫阴道等盆腔系统的肿瘤疾病以及血液系统疾病,如:血小板减少性疾病、再生障碍性贫血等,所属血液系统疾病应以治疗血液系统疾病为主。然崩漏、经行量多、经期延长等病导致失血过多进而贫血的患者则应以补虚养血、调经止血为主。本案患者即属于后一种情况。

本例患者适逢七七之年,任脉虚,太冲脉衰少,天癸将竭,精气耗亏,肾失封藏,且患者素体脾虚,气虚不固而致崩病。肾精不足,脾失调养,加之失血过多,故见血虚贫血。如果单纯见血止血,投以大量凉遏止血之品,"殊不知血归于经,虽旺而经亦不多;血不归经,虽衰而经亦不少",恐难以速效。故首诊投以健脾益肾、补气止血之方,标本同治,一剂起效。之后守法调治一月余,四诊复查患者血红蛋白已近正常,此时转以补肾填精治本之法为主,兼顾健脾益气,去阿胶加鳖甲、龟甲。龟甲甘、咸、寒,滋肾养血,兼有健骨之效;鳖甲咸、微寒,功专滋阴。二甲同用,取其血肉有情滋阴补血力甚。经过中药调治,患者经行恢复规律,贫血好转,续以成药缓补肾精。

严二陵医案

张某,女,41岁。

主诉:经漏半载。

现病史:经漏半载,时多时少,色鲜或淡,腹中绵绵作痛,神倦肢寒,腰酸便溏。察脉细,舌淡,苔白。中医诊断:崩漏。此系脾阳虚馁,不能化湿摄血,与血热经多者不同。法当温摄化湿。处方:

熟地炭12g(砂仁1.5g同炒),赤茯苓12g,白茯苓12g,归身炭6g,血余炭6g,制半夏6g,醋炒川芎炭2.4g,白芍9g(肉桂0.9g同炒),炒阿胶珠9g,莲蓬炭9g,陈艾炭4.5g,生白术4.5g。

服10剂而病除,再予人参健脾丸调养巩固。

【按语】　崩为急症,漏为缓病。脾为统血之脏,喜温燥而恶湿,得阳始运。本案因脾虚失运,不能化湿,统摄无权,崩漏半载不止,故不宜再投凉血止血之剂,以免伤阳助湿。遂予温摄化湿,方选胶艾四物汤而获效。

十六、沈氏固经方

【方源】 海派沈氏妇科。

【组成】 益母草30g,鲜生地30g,当归炭10g,炒蒲黄10g(包煎),炒白芍20g,丹皮炭10g,仙鹤草30g,禹余粮30g(先煎),赤石脂30g(先煎),大黄炭10g。

【功效】 益气补虚,调补肝肾,活血祛瘀调经。

【主治】 崩漏属肝肾不足、冲任不固者。

【方解】 此方为沈仲理治疗崩漏的经验方。崩漏主要表现为月经紊乱,或量多如崩,或量少如漏缠绵不净,两种症状可以交替出现,症状严重,可危及五脏。治疗时急需止血,本着"急者治其标,缓则治其本"的原则,利用重剂以期快速见效。方中重用益母草以活血祛瘀、止血调经,仙鹤草重用以益气固脱、补虚止血,辅以鲜生地滋阴清热、凉血止血,炒白芍柔肝养血、止血调经,加用炭类药收涩止血,如当归炭、丹皮炭、大黄炭,活用赤石脂禹余粮汤的温涩固冲、收敛止血之功,加入其中的君药赤石脂、禹余粮相须而用以止血,为防止血留瘀,加用活血化瘀之炒蒲黄以既病防变。

沈仲理医案

汤某,女,54岁。已婚育。

初诊: 1976年6月29日

主诉:月经量多4年余。

现病史:患者绝经期间,仍按期来潮,经临如崩,色鲜红,尤以第三日明显,约6日后方净。病延4年余,屡治未见好转,头晕目花,少腹隐痛,乳房胀痛,二便尚调,夜寐不安。舌质淡红,苔薄黄,脉细弦。中医诊断:崩漏。证属:肝肾不足,冲任不固。治拟:养血滋肾,固摄冲任。处方:

大生地15g,白芍9g,生甘草4.5g,炙甘草4.5g,益母草9g,炙龟甲12g,贯众30g,墨旱莲30g,椿根皮12g,川断12g,乌药6g,山海螺15g,橘叶9g,橘核9g,失笑散12g(包煎)。

4剂。

二诊: 1976年7月5日

月经7月2日来潮,量多崩冲,一如既往,但此次腹痛,乳房胀痛见轻,近日腰痛如折,口燥欠润。苔薄黄,舌质红,脉细微数。证属肾亏肝旺,冲任不固。治

拟养血柔肝,滋肾固摄,佐以益气升清之法。处方:

生地9g,熟地9g,杭白芍12g,枸杞子9g,炙甘草6g,黄芪12g,陈皮3g,墨旱莲30g,花蕊石30g,炙龟甲12g,麦冬9g,怀山药15g,川断9g。

3剂。

另:震灵丹9g,3剂,每日9g,分2次吞服。

三诊: 1976年7月10日

经来崩冲已净止,少腹胀满不适,腰肢酸软无力,夜寐不安。苔薄,舌质淡红,脉转濡小。气虚血脱,血失濡养胞宫,乃属虚胀。证属肝肾两亏,心神不宁。再拟益气养血,滋肾宁心法。处方:

党参12g,白术9g,白芍9g,生地9g,熟地9g,炙甘草4.5g,肉苁蓉9g,怀山药15g,川断12g,麦冬9g,乌药6g,炒酸枣仁9g,墨旱莲15g,熟女贞子9g。

4剂。

另服:雉子筵片2片,每月经净后10日,每日2次,每次2片。

四诊: 1976年8月1日

月经又将来潮,乳胀腹胀虽轻未平,近日伴发风疹,舌质淡红,脉濡。素体气阴两虚,肾虚肝旺,冲任不固,阴虚则内热,故发为风疹。再进益气摄血,补之摄之,防其崩冲之虞。处方:

黄芪12g,橘叶9g,橘核9g,生地9g,熟地9g,生甘草4.5g,炙甘草4.5g,益母草9g,白芍12g,花蕊石30g,贯众30g,槐花12g,炙龟甲12g,金石斛12g。

4剂。

另服:震灵丹9g,3剂,每日9g,分2次吞服。

五诊: 1976年8月8日

月经已延期6日,少腹微胀,口燥欲饮,大便欠润,苔薄腻,脉濡。肝肾两亏,胃阴不足。现拟益气养血,生津和胃。处方:

黄芪12g,麦冬9g,生地9g,熟地9g,生甘草4.5g,益母草12g,白芍12g,花蕊石30g,墨旱莲30g,竹茹9g,陈皮3g,炙龟甲12g,金石斛12g,火麻仁12g。

4剂。

六诊： 1976 年 8 月 18 日

月经 14 日来潮，已延期 12 日，经来 4 日净止，已无崩冲之象。饮食不馨，大便干燥，苔薄腻，脉濡细。气阴两亏之质，脾胃气虚，津液乏于濡养，症情显见好转。再拟益气养血，生津和胃，巩固疗效。处方：

太子参 12 g，大生地 12 g，枸杞子 9 g，杭白芍 12 g，生甘草 4.5 g，生白术 4.5 g，竹茹 9 g，白薇 9 g，金石斛 12 g，炙龟甲 12 g，黄精 12 g，熟女贞子 9 g。

7 剂。

【按语】 功能失调性子宫出血类似于中医妇科学中提及的崩漏之病，该病表现为经血非时而下，或阴道突然大量出血，或淋漓不断，所谓"阴虚阳搏谓之崩"（《素问·阴阳别论篇》），又有云"崩漏之病，本乎一证。轻者谓之漏下，甚者谓之崩中"（《济生方》），是月经严重紊乱的疾病。

沈仲理治月经病时重视气血调和，常强调冲任二脉的重要性。五脏中肝主疏泄，女子以肝为用，肝藏血而司血海，脾统血司中气，与胃同为后天之本，气血生化之源，肾藏精，为先天之精，主生殖。因此，沈仲理认为肝、脾、肾三脏功能的平衡决定了月经的正常与否。此案中患者绝经前后，冲任二脉渐衰，气血渐亏，肝、脾、肾功能失衡，则易出现崩漏之病。绝经前后常为"阳常有余，阴常不足"（《丹溪心法》），阴血不足，阴不制阳，阳热偏亢，热甚动血，迫血妄行，则可见经血暴崩，经血色鲜红。出血日久，气随血脱，故气血两虚不能上荣头目，可见头晕目花。肝之疏泄功能失常则肝气运行不利，瘀滞于肝脉，又肝脉行经乳房及少腹，不通则痛，故可见乳房胀痛，少腹隐痛。久病及肾，肾之封藏失司，固摄无权则经血暴崩。此病为肝肾同病，冲任不固，治疗宜滋肾养阴，固摄冲任。沈仲理治疑难重症时，擅用大剂量的草药达到快速见效的目的，此案中为快速止血以存真阴，他重用贯众和墨旱莲以固摄经血，配合滋肾阴的龟甲和生地以填补肾精，加强固摄效果，用椿根皮加强收涩之力以止血，乌药温经活血以防止血太过而留瘀，利用理气活血、化瘀止痛的失笑散和有理气疏肝之效的橘叶、橘核共奏理气止痛之功，养阴柔肝的白芍配合清热补血的山海螺以清肝热、滋肾阴，加上川断补肾固摄，益母草调经止血，全方补肾疏肝固冲任以期止血调经。二诊时，虽只用 4 剂就已见成效，乳房胀痛和腹胀明显缓解，但用药日短月经已来潮，止血效力尚未完全发挥效力故经量仍多，腰痛如折。沈仲理用药侧重于柔肝止血、补肾固摄，同时加用黄芪和山药以益气健脾、固护脾胃，配合震灵丹以温宫止血，化瘀止痛，药用 3 剂即止。血止后气血两虚明显，故用药侧重于积极固护脾胃以生气血，补肾滋阴以填补后天之精，为下次月经来潮打基础，并之后在经期继续止血调经，非经期加强滋阴养血、健脾补肾的功效。如此这般调养后该病痊愈。

第十八章　月　经　过　少

　　每次经行血量明显减少,不足 30 ml,甚或点滴即净,或经行持续时间仅
1～2 日,经量亦较少者,为月经过少。月经过少的病机有虚实两端。虚者有肾
虚和血虚;实者有血瘀和痰湿。治疗重在养血行血调经。虚者补肾养血调经;实
者疏通经脉。祛瘀化痰,以畅血行。

　　临床常因过度节食、作息无度、人工流产、心理抑郁、卵巢功能衰退等而发
病,西医学的高催乳素血症、高促性腺激素血症可参照本病处理,常用雌孕激素
或避孕药治疗。

一、三子调冲汤

　　【方源】　海派骆氏妇科。

　　【组成】　菟丝子 10 g,枸杞子 12 g,桑椹子 15 g,紫河车粉 6 g(吞服),紫石
英 30 g(先煎),炒当归 12 g,炒白术 12 g,炒白芍 12 g,茯苓 12 g,川芎 9 g,天冬
12 g,炙甘草 6 g。

　　【功效】　滋养肝肾,养血调冲。

　　【主治】　月经量少属肝肾不足、冲任失调者。

　　【方解】　本方是由骆春制定的经验方。方中菟丝子性平,补而不峻,温而不
燥,为平补肝肾之品。枸杞,《本草经疏》云其“润而滋补,兼能退热,而专于补肾、
润肺、生津、益气,为肝肾真阴不足、劳乏内热补益之要药”。桑椹子,功能滋阴补
血,补益肝肾之阴。三药合用能增强滋补肝肾阴精、营血之功,共为君药。紫河
车为血肉有情之品,主入肝、肾、肺经,功能益气养血,补肾益精,善治虚弱诸症,
紫石英,功能温肾助阳,暖胞宫,调冲任,常用于治疗元阳衰惫、血海虚寒诸症,两
者温养肝肾、调理冲任,同为臣药。当归、川芎、白芍能滋养气血,调补肝血;白
术、茯苓功能益气健脾,既能促进化生营血,又能健脾,防方中滋腻之品阻滞脾胃
气机;天冬养阴生津,既能滋养肝肾之阴,又能制约方中燥热之品伤阴之虞。甘

草调和药性,是为使药。全方共奏滋养肝肾、养血调冲之功效。临诊随症加减:肝郁气滞者,加柴胡 6 g、郁金 12 g、制香附 9 g;脾气虚者,加党参 15 g、炙黄芪 15 g、陈皮 6 g;夹瘀者,加丹参 30 g、生蒲黄 10 g;排卵期,加皂角刺 15 g、三棱 6 g、莪术 6 g;黄体期,去桑椹子、天冬,加葛根 30 g、淫羊藿 15 g、鹿角片 9 g。

骆氏妇科医案

林某,36 岁,已婚,2-0-1-2。

初诊:2019 年 7 月 23 日

主诉:月经量少 4 月余。

现病史:月经史 14 岁,7/30 日,经量中,色红,经行无腹痛。近 4 个月来,无明显诱因下出现经量明显减少,周期同前。LMP 2019-7-19,经期准,量少。刻下:经期第五日,经量已极少,色暗。近常觉体倦乏力,纳食馨香,二便调畅,夜寐欠安。舌质淡红,苔薄白,脉细。中医诊断:月经过少,经期延长。证属:肝肾不足,脾气虚弱,冲任失调。治拟:滋养肝肾,补气健脾,调养冲任。处方:

菟丝子 12 g,枸杞子 12 g,桑椹子 10 g,当归 10 g,熟地 12 g,川芎 6 g,炒白芍 9 g,炒白术 9 g,党参 10 g,黄芪 15 g,海螵蛸 10 g,芡实 9 g,炙甘草 6 g,大枣 20 g。

7 剂。

二诊:2019 年 8 月 2 日

LMP 2019-7-19,量少,药后经行 6 日净。精神好转,纳可,夜寐欠安,二便调。舌质淡红,苔薄;脉细弦。处方:

当归 12 g,炒白芍 9 g,炒白术 9 g,茯苓 30 g,黄芪 15 g,党参 15 g,川芎 9 g,熟地 12 g,菟丝子 9 g,枸杞子 9 g,桑椹子 15 g,紫石英 10 g(先煎),葛根 30 g,巴戟天 9 g,芡实 9 g,珍珠母 10 g(先煎),合欢皮 9 g,紫河车粉 6 g(吞服),炙甘草 6 g,大枣 20 g。

14 剂。

三诊:2019 年 8 月 17 日

LMP 2019-8-16,经期准,经量较前明显增多,色红,无腹痛,精神已佳,食纳可,二便畅,夜寐已安,乳胀。舌质淡红,苔薄,边有齿痕,脉细小弦。处方:

当归 10 g,熟地 12 g,川芎 9 g,赤芍 12 g,柴胡 6 g,郁金 12 g,制香附 10 g,红花 5 g,桃仁 12 g,益母草 30 g,川牛膝 10 g,磁石 30 g(先煎),桑寄生 12 g,杜仲 15 g,炙甘草 6 g,大枣 20 g。

5剂。

此后按月经周期,调治3个月经水恢复正常。

【按语】《医学正传》云:"月经全借肾水施化,肾水既乏,则经血日以干涸。"叶天士云:"女子以肝为先天。"肾虚精气不足,无精化血,冲任失养,月经源流匮乏,血海不盈故发月经过少,甚或闭经。骆氏认为月经与肝、肾、脾三脏有密切关系,肝藏血,肾藏精,精能生血,血能化精,肝肾同源,精血相生,同为先天之本,冲任二脉同起会阴,内系于胞宫而与肝肾同源,临床调经则需调冲任,调养冲任即治肝肾;脾胃为后天之本,气血生化之源,脾失健运不能正常运化水谷精微,生化之源不足,以致血虚气少,血海不能充盈而致月经量少。本例患者,年逾五七之届,屡经产乳,肝肾不足,脾气虚弱,冲任失养,而致月经衰少。《证治准绳·女科》言及月经过少的治疗时提出:"经水涩少,为虚为涩。虚则补之,涩则濡之。"骆氏遵此法,以三子调冲汤化裁治之,经过1个月的调治,患者月经量即有明显增加,3个月恢复正常。

二、补肾疏肝方

【方源】 海派喜氏妇科。

【组成】 补骨脂10 g,菟丝子10 g,川断肉10 g,桑椹子10 g,炒白芍15 g,大熟地10 g,怀山药10 g,软柴胡6 g,广郁金10 g,当归10 g,山茱萸15 g,枸杞子15 g,炙甘草6 g。

【功效】 补肾滋阴疏肝。

【主治】 月经过少之肾虚肝郁证。

【方解】 方中以补骨脂、菟丝子、续断为君,补肾益精助阳,怀山药、熟地健脾滋阴补肾,山茱萸、桑椹、枸杞子、当归补肝肾滋阴养血为臣。佐以柴胡、郁金疏肝理气,白芍养阴柔肝,甘草为使调和诸药。若形寒肢冷者酌加淫羊藿、巴戟天以温肾助阳。如经色红、手足心热,舌红苔少脉细酌加生地、玄参、牡丹皮滋阴清热。全方补肾为主,兼以滋阴疏肝,善治月经量少,肾虚肝郁者。

喜棣医案

杨某,女,38岁,已婚,1-0-0-1。

初诊:2019年6月16日

主诉:月经量少1年余。

现病史:患者1年前开始出现月经量少,经行2日即止,色暗,夹有少量血块,月经周期基本规律,2～30 日一行,经前双侧乳房胀痛明显。LMP 2019 - 5 - 25,经行 2 日,量少色暗,血块较多,经前 1 周乳房胀痛。平素工作压力较大,腰酸乏力,胃纳可,二便尚调,寐欠安,多梦。妇科超声示:宫颈纳囊,内膜 7 mm。刻下:腰酸乏力,胃纳可,二便尚调,寐欠安,多梦。舌暗,苔薄白,脉沉弦细。中医诊断:月经过少。证属:肾气亏虚,肝郁血瘀证。治拟:补肾疏肝,活血理气。处方:

补骨脂 10 g,菟丝子 10 g,川断肉 10 g,桑椹子 10 g,炒白芍 15 g,软柴胡 6 g,大熟地 10 g,怀山药 10 g,广郁金 10 g,当归 10 g,肥玉竹 10 g,制黄精 10 g,炙甘草 6 g。

7 剂。

月经结束后服逍遥丸 6 g,每日 2 次,口服。

二诊:2019 年 7 月 21 日

患者于 6 月 25 日月经来潮,经血转红,小血块仍较多,3 日净,腰酸乏力,舌脉同前。因患者近期要出差,要求中成药治疗。治拟理气活血调经。

处方:女金丸×3 盒,每次 5 g,每日 2 次,口服。

三诊:2019 年 8 月 14 日

LMP 2019 - 7 - 26,经前乳房胀痛明显好转,经量较前增多,少量血块,经行 3 日,腰酸乏力稍缓解。舌脉同前。治拟补肾调经(经间期用药)。处方:

补骨脂 10 g,党参 15 g,菟丝子 10 g,川断肉 10 g,制狗脊 10 g,桑寄生 10 g,制黄精 10 g,炒酸枣仁 15 g,北五味 10 g,大熟地 10 g,女贞子 10 g,炙甘草 6 g,怀山药 15 g,白茯苓 10 g,当归 10 g。

7 剂。

【按语】　喜氏妇科认为月经过少辨证首辨虚实,五脏虚损都可致本病,阴阳气血亏损亦可见,实证主见标实,如气郁、血瘀、寒凝、痰湿。本案患者喜棣辨其肾虚兼肝郁,《素问·六节藏象论篇》中曰"肾者……精之处也",五脏六腑之精皆藏之于肾,本案患者肾虚,精血不足,故见腰酸乏力,月经量少。又因平素工作压力大,肝气不舒,气滞血瘀,致经行不畅,乳房胀痛。治以补肾疏肝,活血调经,补而不滞,行而不伤,收获良效。

第十九章　月经前后诸证

　　女性每值经期或月经前后出现某些症状,如乳房胀痛、头晕、头痛、身痛、肿胀、泄泻、口舌糜烂、吐血衄血、粉刺、情志异常、烦躁易怒、失眠等症状,严重者影响工作和生活质量者,称为月经前后诸证。西医学的经前期综合征可参照本病辨证施治。

　　本病的发生与月经周期关系密切,具有经前、经期发病,经净自然缓解,下次月经期重现的特点。肾、肝、脾功能失调,气血失和是导致月经前后诸证的重要机制,而素体禀赋又是引发本病的关键因素。治疗重在补肾、健脾、疏肝理气、活血祛瘀,使脏腑功能平衡,阴阳气血互济。治疗应分两步,平时辨证施治以治本,经前、经期在辨证基础上随症加减以控制症状。

一、调经解郁方

　　【方源】　海派王氏妇科。

　　【组成】　柴胡 10 g,白芍 10 g,当归 15 g,川芎 7 g,制香附 15 g,川楝子 12 g,杜仲 15 g,广木香 10 g,娑罗子 10 g,橘叶 15 g,橘核 15 g,甘草 5 g。

　　【功效】　疏肝理气,活血化瘀。

　　【主治】　经前乳胀、经前忧郁症、月经失调、痛经等。

　　【方解】　本方主要来源于"宣郁通经汤"(《傅青主女科》)加减而成。方中柴胡、白芍疏肝理气柔肝,娑罗子、川楝子理气解郁,郁金、香附活血理气化瘀,橘叶、橘核疏肝行气,当归、川芎养血活血,杜仲补益肝肾,木香健脾理气,甘草调胃和中。本方亦可随症加减,见畏寒肢冷,腰酸如折加巴戟天、仙茅、补骨脂等;见夜寐多梦,加夜交藤、五味子等。

王辉萍医案

张某,33 岁,1 - 0 - 0 - 1。

初诊: 2008 年 12 月 14 日

主诉:经前 2～3 日眼眶胀痛 5 年。

现病史：5年来每于经前2～3日起双眼眶胀痛，甚则恶心呕吐，经净后缓解。月经14岁初潮，经期正常，持续4日，无腹痛，不头痛，伴乳胀，LMP 2008－11－25。平时胃部不适，食欲欠佳，二便调。舌质淡红，苔薄黄，脉细。中医诊断：经行前后诸症。证属：肝气郁结，肝胃失和。治以：疏肝理气，平肝和胃。处方：

柴胡9g，白芍9g，白术9g，川楝子15g，制香附15g，当归12g，川芎7g，潼蒺藜15g，白蒺藜15g，杜仲12g，制半夏12g，菊花9g，石决明30g，猪苓15g，茯苓15g，甘草5g，全蝎3g，橘叶15g，橘核15g。

10剂。

二诊：2008年12月25日

LMP 2008－12－23，眼眶痛较前减轻，无恶心。证属：肝气郁结，肝胃失和。治以：疏肝理气，平肝和胃。处方：

柴胡9g，白芍9g，白术9g，川楝子15g，制香附15g，当归12g，川芎7g，潼蒺藜15g，白蒺藜15g，杜仲12g，制半夏12g，菊花9g，石决明30g，猪苓15g，茯苓15g，甘草5g，全蝎3g，橘叶15g，橘核15g，白芷10g。

14剂。

三诊：2009年1月29日

LMP 2008－1－20，眼眶疼痛较前明显减轻，时间缩短，呕恶未作。食欲正常，眠不安。脉细，舌薄。证属肝郁血虚。治以疏肝养血。处方：

生地12g，当归12g，白芍10g，川芎6g，杜仲15g，茯苓15g，香附15g，潼蒺藜15g，白蒺藜15g，菊花9g，丹参10g，枸杞子12g，甘草5g。

14剂。

四诊：2009年2月26日

LMP 2009－2－20，无异常，4日净。眼眶未痛，不泛恶，眠稍差。舌薄脉细。治按原意。

【按语】　经期诸症的各症状可以单独出现，也可以成群出现，因人而异，不尽相同。例如，经行吐血、经行发热、经行吐泻等大都单独出现，而经前乳胀或经前头痛常与烦躁易怒同时出现。更有经前头痛、经前乳胀和经行泄泻呈交叉型出现的。证候虽各异，病机也不同，然与经期都密切相关。本患者每至经前眼眶胀痛，伴恶心，是肝失疏泄、胃失和降所致。其病机主要是冲任失调，肝脾肾病变，故治则首先是调冲任、理气血，以和法为主，然后按临床表现，分别辨证施治。

如肝郁气滞,治则为疏肝理气,和血调经。治疗时一要抓住特点,谨守病机;二要辨证以诸症表现为重点,又须结合月经情况,标本兼顾。

五脏各有阴阳,相互制约,不仅本脏阴阳互相制约,而且脏与脏、脏与腑之间也相生相克,互根制约。《难经》指出,子能令母实,母能令子虚;虚则补其母,实则泻其子。在临床上更不仅如此,子也能令母虚,而母也能令子实,所以治疗时要充分应用五行生克乘侮的生理病理关系,母子同治,补泻兼施。例如肝,其为多气多血之脏,在女子有先天之称,易气郁、血滞,易阳亢阴亏,可累及胆、脾胃和肺等,可引起头晕、胁痛、腹胀痛、月经不调和不能消谷、黄疸等,病证繁多,皆因失调所致。肝阳上亢的高血压病,表现为头晕、面红、烦躁、郁怒等,治疗时一养其肝阴以制肝阳,二滋其肾水以克木火,三补其心血以柔肝。同时,若肝木克土,当先疏肝为要,后培脾土善后,根据"虚则补其母"的原则,养肾精以化生肝血,故需兼顾肾水滋养肝木。

二、经期头痛方

【方源】 海派金山唐氏妇科。

【组成】 潼蒺藜 12 g,白蒺藜 12 g,稽豆衣 12 g,枸杞子 12 g,白菊花 6 g,钩藤 12 g,延胡索 12 g,炒当归 9 g,大生地 12 g,炒白芍 9 g,炒赤芍 9 g,广郁金 9 g,炒黄芩 9 g,蔓荆子 9 g。

【功效】 滋补肝肾,养血活血。

【主治】 与月经周期有关的经前、经期、经后功能性头痛、头胀、头晕等。

【方解】 "经期头痛方"是海派金山唐氏妇科的家传验方。采用养血、清肝、平肝、滋肾四法同用治疗经行头痛。全方对于肝旺肾虚的经前、经期、经后功能性头痛、头胀、头晕有佳效。方中潼蒺藜入肾补虚,白蒺藜入肝疏肝,枸杞子滋补肝肾,稽豆衣养血平肝,钩藤平肝息风,生地清热养阴,当归养血活血,白芍柔肝养肝,炒赤芍活血化瘀,延胡索化瘀止痛,广郁金行气解郁,白菊花疏风清热,蔓荆子清利头目。其中四物汤加减补血而不滞血,行血而不伤血;芍药甘草汤平肝柔肝,养血滋阴,缓急止痛。全方肝肾同治,水木兼顾,气血并调,头痛即除。可以随症加减:若月经量少加丹参、益母草、泽兰;失眠加夜交藤、合欢皮;焦虑加淮小麦、麦冬;乳胀加炒柴胡;便艰加决明子;口干加炒黄芩。

唐锡元医案

王某,女,33岁,已婚,1-0-1-1。

初诊：2002 年 10 月 18 日

主诉：经前经行头痛半年。

现病史：月经史 5～6/25～28 日，经量偏少，色红有块，LMP 2002 - 9 - 24。患者每逢经前经期头痛，常持续 1 周，甚则恶心，心烦便艰，夜寐多梦。舌稍红，苔薄白，脉细弦。中医诊断：经行头痛。证属：肝郁化热，水不涵木。治拟：养血清肝，滋水涵木。处方：

潼蒺藜 12 g，白蒺藜 12 g，稽豆衣 12 g，枸杞子 12 g，钩藤 15 g，炒当归 12 g，炒赤芍 12 g，大生地 12 g，丹参 12 g，益母草 15 g，炒延胡索 12 g，广郁金 12 g，决明子 30 g，夜交藤 30 g，蔓荆子 9 g，甘草 5 g。

7 剂。

医嘱：忌辛辣酸冷之品，少生气发火。

二诊：2002 年 10 月 25 日

LMP 2002 - 10 - 21，头痛显减，经量亦增，大便通畅，夜寐改善，有时口干，舌稍红，苔薄白，脉细弦。经净后继续调理。证属：肝郁化热，水不涵木。治拟：养血清肝，滋水涵木。处方：

潼蒺藜 12 g，白蒺藜 12 g，稽豆衣 12 g，枸杞子 12 g，白菊花 6 g，钩藤 9 g，炒当归 9 g，大生地 12 g，炒白芍 9 g，广郁金 9 g，决明子 15 g，炒黄芩 9 g，夜交藤 15 g，蔓荆子 9 g，甘草 5 g。

14 剂。

三诊：2002 年 11 月 29 日

LMP 2002 - 11 - 18，经行头痛稍见，经量增加，血块减少，脉舌如前，效不更方，继服上药，以资巩固。

用上述方法连续服用 3 个月，经行头痛 1 个月减，2 个月轻，3 个月愈。3 个月后随访，未见复发。

【按语】　本病虽然在临床较为常见，但历代医家对此病论述较少，仅《张氏医通》有"经行辄头痛"的记载。唐锡元认为：女子以肝为先天，因情志不畅，导致肝气郁结，郁久化火；经期阴血下泄，肝失所养，以致肝火上逆，上扰清空；房劳流产，损精耗血，以致肾水不足，水不涵木，肝阳上亢，上扰清窍，均可发为头痛。因此，临床以肝旺肾虚为主要病机，属虚实夹杂之证。头位于人身之高巅，人神之所居，清窍之所在，依赖肝肾精血之濡养。肝藏血，肾藏精，肝主疏泄，肾主封藏，肝为水之子，肾为木之母，精血同源，藏泄互用。所以治当从肝肾论治。

本例患者经前经期头痛,药用潼蒺藜、枸杞子、穞豆衣养肝补肾;白蒺藜、钩藤平肝息风;白菊花、蔓荆子清利头目;月经量少药用当归、生地、白芍、赤芍养血活血,经期加用益母草、丹参、延胡索活血化瘀,行气止痛;心烦便艰药用广郁金、炒黄芩、决明子清肝畅腑;夜寐多梦加用夜交藤养血安神。全方肝肾同治,气血并调,头痛能除,月经亦顺。

一般来说头痛病程短,程度轻的,疗程短,治愈率高,复发率低。头痛病程长,程度重的,疗程要长一些,不要贸然停药,以防复发。若有月经失调,还须共同治疗。服药的同时,辅以心理疏导可以提高疗效。

三、经行吐衄方

【方源】 海派金山唐氏妇科。

【组成】 桑叶 9 g,桑白皮 9 g,牡丹皮 9 g,炒赤芍 9 g,炒当归 9 g,大生地 12 g,炒黄芩 9 g,广郁金 9 g,白茅根 12 g,川牛膝 9 g,甘草 5 g。

【功效】 清热凉血,活血化瘀。

【主治】 经行期间鼻腔或牙龈出血。

【方解】 "经行吐衄方"是海派金山唐氏妇科唐锡元根据家传再结合现代人发病的特点自创的一张经验方。本方又名"二桑顺经汤""丹芩顺经汤"。唐锡元认为经行吐衄病在肝肺,所以本方用药多取入肝肺二经之药,治疗此病每获良效。方中桑叶既能清肺热又能清肝火;桑白皮清泄肺热、凉血止血;牡丹皮、炒赤芍清热凉血化瘀;黄芩、广郁金清泄肝肺;生地、当归滋阴养血调经;川牛膝引血下行;白茅根导热下行,凉血止血。全方清养结合,上下兼顾,引血归经。但注意经期清热药剂量不能过大,以免留滞而腹痛,而且既要清上焦之热,还需下焦经血流畅。可以随症加减:口干加芦根;便艰加决明子;经行期量少加益母草、丹参、桃仁;经净后可以加强清热泻火的力量,加焦栀子清热除烦;加枸杞子、桑椹子、女贞子、墨旱莲滋阴养血。

唐锡元医案

陈某,女,32 岁,已婚,1 - 0 - 1 - 1。

初诊:1999 年 9 月 13 日

主诉:经行鼻腔出血半年。

现病史:月经史 3/23～25 日,LMP 1999 - 8 - 23,3 日净止。月经周期稍前,量少色黯,小腹隐痛。每逢经期鼻腔出血,量少色红。心烦易怒,大便不畅。

舌红苔少,脉弦细。中医诊断:经行吐衄。证属:肝郁化火,上炎侮金。治拟:清木佐金,调理冲任。处方:

桑叶 9 g,桑白皮 9 g,牡丹皮 9 g,炒赤芍 9 g,大生地 12 g,炒当归 9 g,炒黄芩 6 g,广郁金 9 g,决明子 15 g,桃仁 9 g,益母草 15 g,川牛膝 9 g,白茅根 12 g,甘草 5 g。

7 剂。

医嘱:忌辛辣热性之品,少生气发火。

二诊:1999 年 9 月 20 日

LMP 1999 - 9 - 16,此次经行鼻腔未见出血,但经量仍少,心烦口干,舌红苔少,脉弦细。刻下月经已净,经后继续调养。证属:肝郁化火,热伤肺阴。治拟:清肝养阴,调理冲任。处方:

桑叶 9 g,桑白皮 9 g,炒当归 9 g,炒白芍 9 g,大生地 12 g,枸杞子 12 g,桑椹子 12 g,女贞子 12 g,墨旱莲 15 g,炒黄芩 9 g,广郁金 9 g,牡丹皮 9 g,焦栀子 9 g,芦根 9 g,甘草 5 g。

14 剂。

如此按经期、经后分阶段加减服药 3 个月,鼻腔出血未作,月经周期 26 日,经量亦增加,余症悉平。医嘱:忌辛辣热性之品预防复发。

【按语】　经行吐衄古代又称"倒经""逆经"。相当于西医学的"代偿性月经",也有认为是"子宫内膜异位症"的一种表现。每逢经期鼻腔或牙龈出血,量或多或少,常伴月经量少,甚则闭经。唐锡元认为本病的发病机制主要是肝热火盛,灼伤肺阴,迫血妄行,血不循经,因此治疗此病重在肝肺。肝肺之间可以互为因果,一是肝火旺盛,上炎侮金;二是肺阴不足,肝木相侮。治疗原则:一是清木佐金,二是滋肺清木。在临床应用时,应根据情况的不同而对清木和佐金有所侧重。如表现为心烦易怒,口干口苦,大便不畅肝火较旺者,清热泻火药剂量大一些;如表现为月经量少,手足心热,口干不苦肺阴不足者,滋阴养血药应剂量大一些,并且在月经周期不同阶段加减灵活应用。

本例患者素体偏热,肝火较旺,表现为心烦易怒,乳胀便艰,药用桑叶、桑白皮、牡丹皮、焦栀子、炒黄芩、广郁金、决明子清泻肝火;阴血已伤表现为月经提前,经行量少,药用枸杞子、桑椹子、女贞子、墨旱莲、大生地、炒当归、炒白芍滋阴养血;热伤肺阴,血不循经表现为经行鼻腔出血,药用川牛膝引血下行,白茅根导热下行。清养结合,药到病除。

四、滋阴潜阳汤

【方源】 海派郑氏妇科。

【组成】 沙参 10 g,生地 15 g,当归 10 g,炒白芍 10 g,白菊花 10 g,钩藤 10 g,川芎 15 g,羌活 10 g,僵蚕 6 g,煅石决明 30 g,丹参 10 g,紫苏梗 10 g,合欢皮 15 g,夜交藤 15 g,陈皮 6 g,山楂炭 15 g,佛手 6 g,黄芪 15 g,甘草 5 g。

【功效】 养血滋阴,平肝息风,柔肝止痛。

【主治】 阴血不足,肝阳上扰清窍而致经行头痛、围绝经期头痛头晕。

【方解】 郑志洁认为肝为藏血之脏,经行时气血下注冲任而为月经,此时体内阴血相对不足,阳气失潜,肝阳偏亢,上扰清窍而致头痛。此外阴血不足,脑失所养也加剧经行头痛。故治疗上行养血滋阴、平肝息风、柔肝止痛之法可获良效。方中白芍、北沙参、当归、丹参为君药,养血滋阴,使阳亢得潜,则冲逆可降;钩藤、菊花、石决明平肝潜阳,川芎、羌活、僵蚕祛风止痛,合欢皮、夜交藤疏肝解郁,养心安神;黄芪生津养血,紫苏梗宽中理气,上十味共为臣药;陈皮、山楂炭、佛手为使佐药,健脾和胃,使气血生化有源;甘草调和诸药为使药。诸药合用,使经来脑髓阴血盛,肝阳不复上扰清窍,头部脉络舒畅条达则头痛止。临床可随症加减,若伴月经量少加生地、熟地养血补血益冲任;腹胀矢气,大便溏泄者,去当归加木香、砂仁、六曲;口干明显者可加麦冬、石斛滋阴生津。

郑志洁医案

王某,27 岁,已婚,经期头痛,1 - 0 - 4 - 1。

初诊:2018 年 5 月 11 日

主诉:经期头痛伴月经量少 4 年。

现病史:患者平素月经规则,月经史:13 岁,3～7/28～30 日,量中,无痛经。近 4 年来经行头痛伴月经量少,剧时痛引呕吐,烦躁不安,经色暗,有血块,无腰痛,无痛经,时有经前乳房胀痛。LMP 2018 - 4 - 23,5 日净,量少。刻下:纳可,大便秘结,小便调,睡眠欠佳。舌红,苔薄,脉弦细。中医诊断:经行头痛。证属:阴血不足,肝阳上扰。治拟:滋阴养血,平肝潜阳。处方:郑氏滋阴潜阳汤加减。

紫苏梗 15 g,黄芪 15 g,炒当归 10 g,炒白芍 10 g,白菊花 10 g,钩藤 10 g(后下),枸杞子 10 g,党参 15 g,煅石决明 30 g,合欢米 15 g,夜交藤 15 g,北沙参 10 g,炒陈皮 6 g,山楂炭 15 g,广佛手 6 g,茯神 15 g,灯心草 2 g,丹参 10 g,甘

草 5 g。

7 剂。

二诊：2018 年 5 月 18 日

服上药无不适,睡眠明显好转,今日始轻微乳房胀痛,无头痛。月经未潮,纳可,二便调,舌淡红苔薄,脉弦细。又将届期,肝郁气滞,阴血不足,肝阳上扰。治拟疏肝理气,养血安神,平肝潜阳。处方:

紫苏梗 12 g,黄芪 15 g,炒当归 10 g,炒白芍 10 g,白菊花 10 g,钩藤 10 g(后下),煅石决明 30 g,羌活 10 g,蜜麸炒僵蚕 6 g,炒川芎 6 g,灯心草 2 g,合欢米 15 g,夜交藤 15 g,制香附 10 g,丹参 10 g,柴胡 10 g,广郁金 15 g,陈皮 6 g,山楂炭 15 g,北沙参 10 g,广佛手 6 g。

7 剂。

三诊：2018 年 5 月 25 日

月经来潮,经期头痛乳房胀痛减轻,睡眠欠佳。LMP 2018 - 5 - 24,量少好转,色红,无痛经,纳可,二便调,舌淡红苔白脉弦细。再拟前法出入。处方:

紫苏梗 12 g,黄芪 15 g,炒当归 10 g,炒白芍 10 g,白菊花 10 g,钩藤 10 g(后下),煅石决明 30 g,羌活 10 g,蜜麸炒僵蚕 6 g,炒川芎 6 g,灯心草 2 g,合欢米 15 g,夜交藤 15 g,制香附 10 g,丹参 10 g,柴胡 10 g,广郁金 15 g,陈皮 6 g,山楂炭 15 g,北沙参 10 g,广佛手 6 g,酸枣仁 15 g。

14 剂。

四诊：2018 年 6 月 8 日

患者近 2 日感疲劳口干,经行头痛及乳房胀痛明显缓解。LMP 2018 - 5 - 24,经量较前增多,5 日净,纳可,二便调,舌红苔薄脉弦细。治拟滋阴清热,养血安神,平肝潜阳。处方:

紫苏梗 12 g,黄芪 15 g,炒当归 10 g,炒白芍 10 g,白菊花 10 g,钩藤 10 g(后下),煅石决明 30 g,羌活 10 g,炒僵蚕 6 g,炒川芎 6 g,灯心草 2 g,合欢米 15 g,夜交藤 15 g,制香附 10 g,丹参 10 g,蔓荆子 10 g,山楂炭 15 g,北沙参 10 g,广佛手 6 g,酸枣仁 15 g,牡蒿 10 g,芦根 15 g,太子参 15 g。

14 剂。

五诊：2018 年 7 月 13 日

月经来潮,无明显经行头痛及经期乳房胀痛。LMP 2018 - 6 - 24,量中,5 日净,无痛经。疲劳口干缓解,睡眠可。现白带量多无异味,感腰酸,纳可,二便调,

舌淡苔白腻,脉弦细。治拟养血平肝,补肾固精。处方:

炙黄芪 15 g,当归 10 g,炒白芍 10 g,白菊花 10 g,钩藤 10 g(后下),川芎 6 g,煅石决明 15 g(先煎),麦冬 10 g,盐杜仲 10 g,槲寄生 10 g,金樱子 10 g,合欢米 15 g,夜交藤 15 g,山楂炭 15 g,广佛手 6 g,北沙参 10 g,制黄精 10 g,芡实 15 g,莲须 15 g,炒椿皮 10 g。

14 剂。

上方随症加减治疗 3 个月后经行头痛、经前乳房胀痛未再复发,月经量中,睡眠饮食可,大小便正常。

【按语】 经行头痛的病因,历代医家对此论述较少,仅张璐言其由于"痰湿为患",并以二陈加当归、炮姜、肉桂治之。现代名家根据此病的特点,认为与肝有密切关系。郑志洁认为经行头痛与阴血不足、肝阳失潜密切相关。本患者素体血虚,阴血不足,经行时阴血下聚,益感不足,脑失所养故而头痛头晕。阴血不足,阳气失潜,肝阳偏亢,上扰清窍,头痛更剧,故经行头痛伴月经量少 4 年余。加之患者平素情志不畅,忧思多虑,肝郁气滞,横逆犯胃致呕吐,阴血不足,心神失养故睡眠欠佳。郑志洁投以滋阴养血、平肝潜阳,用滋阴潜阳汤,补中有清,补中有疏。郑志洁认为,治病首辨虚实,同时要标本兼顾。此患者阴血不足为本,故方中炒白芍、北沙参养阴柔肝,丹参、当归养血柔肝。头痛为标,故用僵蚕息风止痛,川芎、羌活祛风止痛。药后第一次行经头痛欲吐显著减轻,诸症好转。第二次行经临前一周乳房胀痛极轻,经行头痛明显缓解,月经量中,治疗 3 个月病情痊愈。

第二十章 不 孕 症

夫妇同居 2 年、有正常性生活、未避孕而从未妊娠者;或曾有过妊娠而后未避孕连续 2 年不孕者,称为"不孕症"。前者为原发性不孕;后者为继发性不孕。夫妇任何一方有先天或后天解剖生理方面的缺陷,而无法纠正的不孕者,称为绝对不孕;一旦得到纠正仍可受孕者称为相对不孕。西医学方面由于排卵障碍、子宫内膜异位症、生殖系统炎症及免疫因素所致的不孕症可参照本病处理或治疗。

不孕症的主要病因病机是肾气不足,冲任气血失调,导致冲任胞宫阻滞,两精不能相合。不孕症原因复杂,应辨证与辨病结合,根据月经、带下及全身证候综合分析,明确病因与病位。治疗原则主要是温养肾气,调理气血,并辅以心理疏导。

一、育肾通络方(孕Ⅰ方)

【方源】 海派蔡氏妇科。

【组成】 云茯苓 12 g,生地 10 g,怀牛膝 10 g,路路通 10 g,制黄精 12 g,麦冬 10 g,淫羊藿 12 g,石楠叶 10 g,降香片 3 g。

【功效】 育肾通络。

【主治】 不孕症之肾气不足,络道欠畅,或用于月经失调甚至闭经等症之周期调治。

【方解】 方中用茯苓以入肾利水,补脾和中;生地养血滋阴,益肾填精;牛膝下行补肾益精;路路通能通十二经,利水通络;黄精补中益气填精;麦冬配生地以强阴益精;淫羊藿、石楠叶补肾助阳益精;降香片辛温行血破滞。全方起到育肾通络的作用。可随症加减,如络道阻塞者加当归、川芎辛香活血,下通血海;增皂角刺、穿山甲片,前者辛温锐利,后者气腥走窜,贯通经络,透达关窍。寒滞者加桂枝,辛温香窜,通阳祛瘀,温经通络。痰湿阻滞者加制南星,下气散血,除痰攻积;白芥子辛温,利气豁痰。

二、育肾培元方(孕Ⅱ方)

【方源】 海派蔡氏妇科。

【组成】 云茯苓 12 g,生地 10 g,熟地 10 g,仙茅 10 g,淫羊藿 12 g,鹿角霜 10 g,女贞子 10 g,紫石英 12 g,巴戟天 10 g,麦冬 12 g,山茱萸 10 g。

【功效】 育肾培元,温煦助孕。

【主治】 不孕症之肾气不足,基础体温单相或双相不典型。亦可用于月经失调,甚至闭经等症之周期调治。

【方解】 本方从六味丸化裁,仅用其半,云茯苓、生熟地、山茱萸和中益脾肾,滋阴养血兴阳;淫羊藿、仙茅补肝肾,助阳益精;鹿角霜补肾益气,生精助阳,性较温和;巴戟天温肾助阳;紫石英温宫助孕;女贞子益肝肾,强腰膝;麦冬强阴益精,与女贞子相配以抑制诸阳药之偏温,以使阴阳平衡而相得益彰。全方起到育肾培元,温煦助孕的作用。可随症加减,如兼气虚者加党参、黄芪;血虚者加黄芪、当归,兼阴虚者加炙龟甲;腰酸者加杜仲、川断、狗脊择用;目眩者加枸杞子;大便不爽者可加肉苁蓉、火麻仁;大便不实者加菟丝子;白带较多者加蛇床子、海螵蛸;肝肾虚损、下元衰惫者加紫河车。

蔡小荪医案

李某,女,26 岁,已婚,0-0-0-0。

初诊:2005 年 11 月 8 日

主诉:结婚 5 年未避孕未孕。

现病史:月经史 13 岁,5/30~35 日,7 年前患盆腔炎史,未避孕 5 年至今未孕。基础体温双相欠典型,余无所苦。LMP 2005-11-8。辅助检查:抗精子抗体(+),曾服中药治疗。HSG 示双侧输卵管粘连不通。今秋 10 月 14 日曾住院在宫腹腔镜下行盆腔粘连分解术,伞端粘连通液后,双侧输卵管通畅。脉浮细,苔薄质嫩红。中医诊断:不孕症。证属:肾气不足,络道欠畅。治拟:育肾调经。处方:

炒当归 10 g,大生地 10 g,炒牛膝 10 g,川芎 6 g,白芍 10 g,制香附 10 g,王不留行 10 g,穿山甲片 10 g,路路通 10 g,青皮 5 g,陈皮 5 g,续断 10 g。

5 剂。

二诊:2005 年 11 月 15 日

经行始净,腹微酸,疲惫乏力。脉略细,苔薄尖嫩红。拟育肾通络。处方:

炒潞党 12 g,制黄精 12 g,炒杜仲 12 g,续断 12 g,炒怀膝 10 g,路路通 10 g,降香片 3 g,麦冬 12 g,王不留行 10 g,淫羊藿 12 g,巴戟天 10 g,肉苁蓉 10 g。

7 剂。

三诊:2005 年 11 月 22 日

时届中期,基础体温未升。脉细略数,苔厚质嫩红。拟育肾培元。处方:

云茯苓 12 g,生地 10 g,熟地 10 g,炙龟甲 10 g,鹿角霜 10 g,仙茅 10 g,淫羊藿 12 g,巴戟天 10 g,肉苁蓉 10 g,续断 10 g,女贞子 10 g,河车粉 5 g。

14 剂。

四诊:2005 年 12 月 6 日

经净后乳胀,迄今胸闷,烦躁又作,大便日 2～3 次,成形。脉略细,舌中根黄腻,先拟疏肝调理。处方:

炒当归 10 g,炒白术 10 g,云茯苓 12 g,白芍 10 g,焦薏苡仁 12 g,柴胡 5 g,青皮 5 g,陈皮 5 g,木香 3 g,淮小麦 30 g,生草 3 g,广郁金 10 g。

7 剂。

五诊:2005 年 12 月 13 日

LMP 2005 - 12 - 12,脉细,舌中根微腻,预拟育肾通络。处方:

云茯苓 12 g,大生地 10 g,炒怀膝 10 g,路路通 10 g,王不留行 10 g,柴胡 5 g,麦冬 12 g,降香片 3 g,青皮 5 g,陈皮 5 g,淫羊藿 12 g,肉苁蓉 10 g,巴戟天 10 g。

7 剂。

六诊:2005 年 12 月 20 日

经净后右少腹隐痛,无压痛。脉略细,舌中根薄黄,质淡红,再拟育肾培元。处方:

云茯苓 12 g,生地 10 g,熟地 10 g,仙茅 10 g,淫羊藿 12 g,炙龟甲 10 g,鹿角霜 10 g,巴戟天 10 g,肉苁蓉 10 g,女贞子 10 g,青皮 5 g,陈皮 5 g,河车粉 6 g。

14 剂。

七诊:2005 年 12 月 31 日

右少腹有时压痛,无反跳痛,基础体温上升 3 日。脉略细,舌苔黄腻,质嫩红,再拟前法出入。处方:

云茯苓 12 g,生地 10 g,熟地 10 g,仙茅 10 g,淫羊藿 12 g,木香 3 g,鹿角霜 10 g,巴戟天 10 g,肉苁蓉 10 g,女贞子 10 g,青皮 5 g,陈皮 5 g,续断 10 g。

5剂。

八诊：2006年1月10日

经期将届,基础体温上升13日,较前明显好转。脉细略数,舌苔黄腻,预拟调理通络,经来时再服,目前观察。处方：

炒当归10g,大生地10g,炒怀膝10g,制香附10g,川芎10g,白芍10g,路路通10g,山甲片10g,皂角刺30g,王不留行10g,青皮5g,陈皮5g。

5剂。

九诊：2006年1月17日

月事逾期未行,上方未服。基础体温升而不降,自测尿HCG阳性,略泛恶。脉弦滑,苔薄微黄,边尖嫩红,拟安和,待B超。处方：

云茯苓12g,姜竹茹6g,桑寄生12g,炒杜仲12g,续断12g,炒白术10g,炒条芩10g,紫苏梗10g,陈皮5g,砂仁3g,苎麻根12g。

7剂。

随访：B超检查示宫内早孕,后顺利平产一女。

【按语】 本案运用蔡氏妇科流派育肾助孕周期调治法治疗,经期调理冲任、经后期(月经干净至排卵期前)育肾通络、经前期(排卵期到月经来潮前)育肾培元从而疏通络道,促排卵、健黄体,2月余而顺利成孕。因患者有盆腔炎史,致输卵管不通,虽进行通液,在治疗中也要注意育肾通管,故在经后期酌加王不留行、穿山甲片、路路通等锐利通络中药,助其保持通畅。

三、健肾助孕方

【方源】 海派蔡氏妇科。

【组成】 党参12g,云茯苓12g,炒白术10g,炒黄芩10g,续断10g,炒杜仲10g,桑寄生12g,苎麻根12g,白芍10g,甘草3g。

【功效】 益气健肾,助孕安胎。

【主治】 助孕、安胎。用于体外受精—胚胎移植技术围移植期。

【方解】 中医学认为肾藏精,主生殖。肾虚则导致胞脉、胞络空虚,无力摄精成孕,以致宫寒血凝,着床失败,甚至屡次失败。方中健肾药选用补肾药续断、杜仲、桑寄生,取其强健之意。苎麻根清热止血安胎。体外受精—胚胎移植技术(IVF)前子宫内环境应该适应胚胎的种植生长,此时胃气当降,脾气当升,脾胃之气和则胎气亦安;若气盛则孕卵着床发育有力,阴阳气血达到平和状态则胎儿易健固。以党参、茯苓、白术等益气健脾,气为先决条件,养血需益气,补肾需益气,健脾也需益气,脾肾相连,健脾还能抑肝。黄芩配白术为芩术散柔肝泻火,还可减轻胚胎植入后出现的发热不适。诸药合用,起到益气健肾、助孕安胎的作用。可随症加减,若移植前后,患者易焦虑致肝郁气滞,可重用白芍 12～15 g,并给予精神疏导,使心情舒畅、忧急缓解、气血调和,为胚胎着床创造有利环境。

蔡小荪医案

李某,女,35 岁,0 - 0 - 0 - 0。

初诊:2012 年 1 月 7 日

主诉:结婚 5 年未避孕未孕,IVF - ET 失败 2 次。

现病史:月经史 13 岁,5～7/60 日甚至闭经,量中,LMP 2012 - 1 - 1(服黄体酮后月经来潮)。已婚 5 年,未避孕。男方输精管闭锁,曾行 IVF - ET 2 次未着床。拟再行 IVF - ET,要求中药调理。有哮喘史,春秋易发,有湿疹史,头汗出,左侧肢体冷。经前头痛偏右,乳胀烦躁。刻下:经行始净,腰酸疲惫,脘胀欠舒。苔薄白,质红,脉细。中医诊断:不孕症。证属:肾气不足。治拟:益肾和中。处方:

云茯苓 12 g,炒白术 10 g,生地 10 g,砂仁 3 g(后下),炒杜仲 10 g,续断 10 g,炒怀膝 10 g,路路通 10 g,公丁香 2.5 g,麦冬 10 g,淫羊藿 12 g,肉苁蓉 10 g。

7 剂。

另:健肾助孕方加减(嘱试管植入前 1 周开始服用)。

炒潞党 12 g,炒白术 10 g,云茯苓 12 g,桑寄生 12 g,炒杜仲 10 g,续断 10 g,炒黄芩 6 g,白芍 12 g,紫苏梗 10 g,苎麻根 12 g,生甘草 3 g。

10 剂。

二诊:2012 年 2 月 4 日

2012 年 1 月 22 日试管植入,目前尿 HCG 阳性,少腹两侧偶有轻微隐痛,略有烦躁泛恶,略感烦热。脉略细,苔薄,质殷红,再拟安和。处方:

云茯苓 12 g,姜竹茹 4.5 g,桑寄生 12 g,炒杜仲 10 g,续断 10 g,柴胡 4.5 g,淡黄芩 10 g,白芍 12 g,炒白术 10 g,苎麻根 12 g,生甘草 3 g。

14 剂。

三诊:2012 年 2 月 19 日

2012 年 2 月 19 日外院 B 超示:早孕(双胎)。自觉脘满,旬前下红急诊,共

3次,量少。脉略细,苔薄微白,质红,拟健肾安固。处方:

云茯苓12 g,姜竹茹6 g,姜川连2.5 g,淡吴茱萸2.5 g,桑寄生12 g,炒杜仲12 g,续断12 g,淡黄芩10 g,白芍12 g,木香3 g,陈皮4.5 g,苎麻根12 g,生甘草3 g。

7剂。

随访:上方加减保胎至孕3个月停药。后剖宫产两子。

【按语】 本案患者曾行IVF-ET 2次均未着床,故而来诊希望通过中药治疗提高试管婴儿成功率。此类患者一般建议先予育肾助孕周期调治一段时间更好,但因患者来诊时告知当月将行胚胎植入术,故只能直接予施术期方案治疗。初诊拟健肾助孕方备用,嘱其胚胎植入前1周开始服用。方中党参、白术、茯苓益气,桑寄生、炒杜仲、续断补肾安胎,紫苏梗理气宽中,黄芩清热安胎,苎麻根既能止血,又能清热安胎,历来被视为安胎之要药。白芍配伍甘草取芍药甘草汤之意。芍药酸寒,养血敛阴,柔肝止痛;甘草甘温,健脾益气,缓急止痛。二药相伍,酸甘化阴,调和肝脾,有柔筋止痛之效。现代药理研究表明芍药、甘草中的成分有镇静、镇痛、解热、抗炎、松弛平滑肌的作用,二药合用后,这些作用确能显著增强。全方健脾疏肝,补肾安胎,临床运用确能提高试管婴儿成功率。孕后续予保胎治疗,并随症加减,一般保胎至孕3个月,本案患者经中药治疗第三次试管婴儿顺利成孕,喜得双胎。

四、调经促孕方

【方源】 海派朱氏妇科。

【组成】 党参20 g,黄芪20 g,当归20 g,熟地15 g,巴戟天12 g,淫羊藿12 g,菟丝子12 g,覆盆子12 g,石楠叶12 g,石菖蒲12 g。

【功效】 补气养血,填精生髓,活血调经。

【主治】 排卵障碍性不孕症属肾虚者。

【方解】 朱氏常言脏腑功能正常,气血旺盛,阴阳平和为受孕基本条件。不孕症病因复杂,需仔细审证求因,方能药到病除。对于排卵障碍性不孕,朱南孙认为其病之根在于肾虚。肾阴匮乏、精血不足,不能滋养卵子生长;肾阳不充、肾气衰惫,不能鼓动卵子排出。临床上排卵障碍性不孕症患者多伴随月经失调的表现,或为经水涩少,或为经闭不行,又或暴崩淋漓,故问诊时首当问清月事,即所谓"血旺经调然后子嗣也"。朱氏认为排卵障碍,以虚证居多,即使确系实证

（如卵巢异位囊肿等），亦应注意久病消耗人之正气，攻病之药亦能损耗人的元气，久病必伤正。阴阳乃人身之根本，"阴平阳秘，精神乃至"，阴阳失衡，则动静失常，气血不和，胎孕难结。故朱氏用药极不赞成不审阴阳动静，弃脉证于一旁而随意轻投温而刚燥之品，谓其能重伤阴血。又提出虚证日久者，必致瘀血夹杂，故用药不能一味投之以补益之品，谓其能阻碍气血运行。故以黄芪、党参、当归为君补气养血、活血调经。熟地、巴戟天、淫羊藿、菟丝子、覆盆子为臣药平补肝肾，填精生髓，柔阳以济阴。石楠叶、石菖蒲为佐使能温肾阳、壮性欲，阳中求阴，以期阴阳平衡。

朱南孙医案

王某，女，38岁，已婚，0-0-0-0。

初诊：2006年2月25日

主诉：结婚8年未避孕而未孕8年。

现病史：月经史14岁，7/27～28日，量偏多，无痛经。患者30岁结婚，未避孕未孕至今，经来尚准，量较多，夹小血块，色红，无痛经。2003年8月行腹腔镜卵巢囊肿剥离术、子宫内膜异位症电灼术，双侧输卵管通液显示通而欠畅。2005年试管婴儿失败，之后常感小腹隐痛，行经时腰酸腿软。LMP 2006-2-23，未净。基础体温不典型双相，黄体期短。脉细软，舌质淡暗，边尖暗红，苔黄厚腻。中医诊断：不孕症。证属：肝肾不足，气血两虚，冲任气机不利。治拟：益气养血，调补冲任。处方：

党参20g，丹参20g，黄芪20g，当归20g，熟地15g，川芎6g，枸杞子12g，菟丝子12g，覆盆子12g，巴戟天12g，淫羊藿12g，肉苁蓉12g，制香附12g，川楝子12g。

12剂。

二诊：2006年3月18日

LMP 2006-2-23，基础体温上升6日（最高36.7℃），时感畏寒，尿频，神疲，脉细软，舌边尖暗红，苔黄腻。仍属肝肾不足，湿热蕴积，冲任气滞。治拟疏肝养血。处方：

全当归15g，丹参20g，赤芍12g，柴胡12g，延胡索6g，川楝子12g，红藤12g，刘寄奴12g，制香附12g，川断12g，桑枝12g，桑寄生12g，丝瓜络12g，石菖蒲9g。

12剂。

三诊：2006 年 4 月 8 日

LMP 2006 - 3 - 25，经期 6 日，推迟 3 日，基础体温未升，小腹胀时作，脉弦细数，舌淡、边尖红，苔黄腻。自试管婴儿术后邪侵冲任，气机不利。治拟清热疏化，通利冲任。处方：

蒲公英 20 g，红藤 20 g，紫花地丁 15 g，败酱草 15 g，柴胡 6 g，延胡索 6 g，川楝子 12 g，制香附 12 g，王不留行 15 g，刘寄奴 15 g，路路通 15 g，桑枝 12 g，桑寄生 12 g，丝瓜络 12 g。

12 剂。

四诊：2006 年 4 月 22 日

LMP 2006 - 4 - 20，未净，量较前略减少，经血不畅，经前双侧下腹疼痛，时有灼热感，腰酸好转。基础体温改善，典型双相，高温相 11 日，脉细软，舌偏红，苔根黄腻。拟月中求嗣，治拟疏冲促孕。处方：

党参 20 g，丹参 20 g，当归 15 g，川芎 6 g，牡丹皮 12 g，巴戟天 12 g，淫羊藿 12 g，石菖蒲 9 g，石楠叶 9 g，蛇床子 9 g，柴胡 6 g，路路通 12 g，娑罗子 12 g，王不留行 15 g，川楝子 12 g。

12 剂。

嘱月经第十四、第十五日同房。

五诊：2006 年 6 月 17 日

LMP 2006 - 6 - 16，未净，量少，经行不畅，色红，经行两侧下腹疼痛（灼痛），基础体温双相，脉细软，舌暗红，苔黄腻。治拟疏理冲任，期中促孕。

处方一（经行始服）：

当归 30 g，丹参 30 g，牡丹皮 15 g，赤芍 15 g，制香附 12 g，川楝子 12 g，红花 15 g，益母草 20 g。

7 剂。

处方二（经净后服）：

党参 20 g，丹参 20 g，当归 15 g，川芎 6 g，牡丹皮 12 g，巴戟天 12 g，淫羊藿 12 g，石菖蒲 9 g，石楠叶 9 g，蛇床子 9 g，柴胡 6 g，路路通 12 g，娑罗子 12 g，王不留行 15 g，川楝子 12 g。

12 剂。

由于该患者将回山东原籍，嘱其经行始服方一，经净后服方二。

2006 年 12 月 28 日电话随访已孕 56 日。

【按语】 患者初诊正值经期,行经时腰酸腿软,且基础体温不典型双相,显示黄体功能不良。中医辨证属肝肾不足,治以益气养血、补肝肾,配以少量制香附、川楝子疏理冲任之气机。二诊在经前期疏肝养血,使经来适量且排出顺畅;三诊于经后,拟清热化湿通络,改用王不留行、路路通、丝瓜络及兼具理气及通络之功效的药物,为期中促孕做准备;四诊患者盆腔炎症状好转,基础体温典型双相,可拟月中促孕。以党参为君,加强胞脉蠕动之力,臣以丹参、当归、川芎养血活血;路路通、娑罗子、王不留行理气通络、疏通胞脉之闭塞,佐以巴戟天、淫羊藿、蛇床子温肾促排卵;石楠叶、石菖蒲怡情易性,如此则万事俱备;五诊患者基础体温双相,但月经量少,方一拟养血活血使经来顺畅,则经行腹痛可解,方二宗四诊方法补肾疏冲促孕。由于患者症状发生较为规律,诸症缓解,仅经前至经行两下腹疼痛,可予两方分时周期性服用,而最终成孕。

五、健壮补力膏

【方源】 海派朱氏妇科。

【组成】 太子参 20 g,菟丝子 12 g,覆盆子 12 g,金樱子 12 g,桑寄生 12 g,五味子 6 g,石龙芮 12 g,仙鹤草 15 g。

【功效】 养肝益肾,调补冲任。

【主治】 不孕症、崩漏、带下、闭经、月经不调、胎漏等之肝肾不足、冲任虚损证。

【方解】 肾者主蛰,封藏之本;肝藏血,罢极之本,肝肾乃冲任之本,肝肾虚损,则精血滑脱,带下绵绵,神疲嗜卧。本膏中太子参补气,虚人为宜;菟丝子、覆盆子、金樱子、五味子补肝肾,摄精气,固冲任;桑寄生补肝肾,强筋骨;石龙芮前人用于治疗痈疖肿毒、瘰疬病结核等症,朱南孙予以补肾强壮之用;仙鹤草补涩之剂,属强壮止血药,寒、热、虚、实之出血皆可用之。诸药配制成膏,药性温而不燥,补而不腻,是虚损的日常温补之剂。

此方配伍,常用于临床功能失调性子宫出血伴贫血患者,复旧期用于补精血,恢复体力,也可用于经间期出血淋漓不净伴神疲乏力者,还可用于习惯性流产患者伴腰酸者,也可根据临床需要拆开用之,例如菟丝子、覆盆子、金樱子可用于调经种子,促排卵助孕,太子参、金樱子、仙鹤草可用于带下绵绵或产后子宫滑脱者,均有效验。石龙芮,《本草纲目》记载:"石龙芮,乃平补之药,古方多用之,其功与枸杞子、覆盆子相埒,而世人不知用。"《本草汇言》云:"石龙芮,凡相火炽盛,阴躁精虚者,以此充入诸滋补药,服食甚良。主补肾益精明目,有育嗣延龄之妙。"故朱南孙取其补肾阴益精之效,临证用于涩精固脱。

朱南孙医案

张某,女,36岁,已婚,0-0-3-0。

初诊: 2014年1月25日

主诉:清宫术后4日,伴腰酸乏力。

现病史:患者月经初潮14岁,既往经行尚准,量中,色红,血块(+),痛经(-),LMP 2013-11-17,6日净,量中偏多,无不适。2011年底右侧输卵管妊娠行腹腔镜下切开取胚术,2013年1月孕50日自然流产,2014年1月21日孕2月胎停行清宫术。刻下:本次就诊为患者清宫术后第五日,自诉流产后腰部略有不适,自觉神疲乏力。脉细软,舌淡,苔薄白,边有齿印。中医诊断:滑胎。西医诊断:复发性流产。证属:肝肾不足,气血两虚。治拟:益气养血,清养肝肾。处方:

太子参20g,黄芪15g,白术9g,白芍9g,茯苓神15g,菟丝子12g,覆盆子12g,桑寄生15g,制何首乌15g,夜交藤12g,合欢皮15g。

12剂。

二诊: 2014年4月12日

清宫术后2个月复诊,LMP 2014-4-1,6日净,量中,经后无不适,但感神疲乏力,时觉胃脘闷胀。脉细软,舌质红,边有齿印,苔薄腻。仍属肝肾不足,冲任虚弱。治拟养肝益肾,调补冲任。处方:

太子参20g,白术9g,白芍9g,当归15g,黄芪15g,菟丝子12g,覆盆子12g,女贞子12g,枸杞子12g,山药12g,山茱萸12g,桑寄生15g,陈皮6g。

14剂。

三诊至十一诊

守前法出入,徐徐图之,以培其损。

十二诊: 2015年3月21日

LMP 2015-2-9,现停经41日,自测尿HCG阳性,3月20日血HCG 36 252 mIU/ml,孕酮(P) 76.8 nmol/L。自觉纳差欲呕,便溏,日达3~4次。脉细尺弱,舌淡边有齿印。仍属肾气虚弱,脾运不健。治拟健脾益气,补肾安胎。处方:

炒党参 15 g,炒白术 9 g,炒白芍 9 g,炒怀山药 12 g,陈皮 6 g,制半夏 6 g,炒川断 12 g,杜仲 12 g,菟丝子 12 g,桑寄生 12 g,覆盆子 12 g,南瓜蒂 12 g,谷芽 12 g。

12 剂。

十三诊: 2015 年 4 月 4 日

停经 54 日,4 月 2 日血 HCG 105 303 mIU/ml,P 78.37 nmol/L,便溏较前好转,略有腰酸,纳呆泛恶,食后胃脘作胀。脉细尺弱能触得,舌质暗,略有齿印,苔薄腻。证属脾肾两虚,胃气失和。治拟健脾益肾,和胃安胎。处方:

炒党参 15 g,黄芪 15 g,炒怀山药 12 g,陈皮 6 g,姜半夏 6 g,炒白术 9 g,炒白芍 9 g,桑寄生 12 g,菟丝子 12 g,炒川断 12 g,炒杜仲 12 g,南瓜蒂 12 g。

7 剂。

十四诊: 2015 年 4 月 25 日

孕 11 周,B 超可见胎心,脉细滑,舌暗红,苔薄腻。证属脾虚血少,肾气虚弱。治拟健脾益气,补肾固胎。处方:

炒党参 20 g,焦白术 9 g,炒怀山药 12 g,枸杞子 12 g,菟丝子 12 g,覆盆子 12 g,补骨脂 12 g,炒川断 12 g,桑寄生 12 g,炒杜仲 12 g,桑螵蛸 12 g,南瓜蒂 12 g。

12 剂。

【按语】 患者 3 次怀孕,一次宫外孕手术,两次胎坠致冲任受损,肝肾耗损,故朱南孙先予以朱氏健壮补力膏调补肝肾,以培其损。守方调治年余,至 2015 年 3 月再次怀孕,因前有屡孕屡堕史,防蹈覆辙,予以安胎为要。《济阴纲目》张叔承曰:"气血旺,脾胃和,胎自无虞。一或有乖,其胎即堕,以胎全赖气血以养。气血又藉脾胃饮食化生。如胎妇脾胃不和,食不甘美,急宜酌量调理。"患者孕后出现纳呆便溏脾肾两虚见证,肾以系胎,血以养胎,投以健脾益气、益血之源以荣养胚胎,补肾固本系胎安胎。用党参、白术、怀山药健脾益气。川断、桑寄生、菟丝子、覆盆子补肾安胎,陈皮、姜半夏和胃降逆。如法调治至孕 11 周,B 超提示见到胎心,保胎成功。

六、峻竣煎

【方源】 海派陈氏妇科。

【组成】 三棱 9 g,莪术 9 g,路路通 9 g,牡丹皮 9 g,败酱草 15 g,穿山甲

9 g,红藤 15 g,黄芪 9 g,香附 9 g,赤芍 9 g。

【功效】 清解祛瘀,益气通络。

【主治】 输卵管阻塞及慢性盆腔炎属气血瘀热互结者。

【方解】 方中三棱、莪术破血消肿,散瘀止痛;牡丹皮、赤芍清热凉血,活血祛瘀;穿山甲、路路通破瘀散结通络,为疏通输卵管梗阻之要药。《医学衷中参西录》云:"穿山甲,味淡性平,气腥而窜,其走窜之性,无微不至,故能宣通脏腑,贯彻经络,透达关窍,凡血凝血聚为病,皆能开之。"黄芪补中益气,扶正祛邪,以防祛瘀诸药药力太过,同时增强祛瘀作用;香附疏肝理气、活血调经;红藤、败酱草以清热解毒、散瘀活血。全方共奏清解祛瘀,益气通络之力。临证中可随症加减:若脾虚加党参、白术等;腹痛加川楝子、延胡索等;输卵管阻塞甚加䗪虫等。

李祥云医案

严某,34 岁,已婚,0 - 0 - 3 - 0。

初诊:2013 年 12 月 3 日

主诉:结婚 7 年,未避孕未孕。

现病史:月经史 7/30 日,量中,色红,少量血块,时有痛经,腰酸,LMP 2013 - 11 - 20,略有痛经。结婚 7 年,未避孕未孕,2001—2006 年 3 次药流。2013 年 3 月复旦大学附属妇产科医院 HSG 示:右侧输卵管伞端粘连伴积液,基本不通,左侧输卵管伞端周围粘连。视片:宫腔偏右侧,右侧输卵管远端封闭,右侧输卵管积水。刻下:时有腹痛,胃纳可,夜寐安,二便调,舌淡红,苔薄,脉细小弦。中医诊断:不孕症。西医诊断:继发性不孕,输卵管积水。证属:肾虚血瘀,兼湿热瘀互结。治拟:补肾清解,活血通络。处方:

红藤 30 g,败酱草 30 g,三棱 9 g,莪术 9 g,赤芍 9 g,牡丹皮 12 g,黄芪 12 g,香附 12 g,路路通 9 g,丹参 12 g,水蛭 12 g,皂角刺 12 g,紫石英 15 g,紫花地丁 30 g,䗪虫 12 g,党参 12 g,半枝莲 15 g,石见穿 15 g,威灵仙 9 g。

14 剂。

嘱上药多煎 150 ml,睡前保留灌肠,另服穿山甲粉每日 5 g,经期停用,暂时避孕,监测基础体温。

二诊:2014 年 1 月 8 日

LMP 2013 - 12 - 20,量中,夹血块,无腹痛,无腰酸,苔薄脉细。治拟:补肾清解,活血通络,通利逐水。处方:

红藤 30 g,败酱草 30 g,三棱 9 g,莪术 9 g,赤芍 9 g,牡丹皮 12 g,黄芪 12 g,

香附 12 g,路路通 9 g,芫花 3 g,苏木 9 g,车前子 12 g(包煎),水蛭 12 g,䗪虫 12 g,制乳香 6 g,没药 6 g,丹参 12 g,葶苈子 15 g。

14 剂。

三诊：2014 年 7 月 29 日

LMP 2014 - 7 - 16,量中。患者 6 月 3 日至外院查 HSG 显示：右侧输卵管少量积水,左侧输卵管通而不畅。视片：双侧输卵管显影,右侧输卵管远端轻度积液,左侧输卵管碘油残留,通而不畅。刻下无殊,苔薄脉细。治拟：补肾清解,活血通络,通利逐水。处方：

红藤 30 g,败酱草 30 g,三棱 9 g,莪术 9 g,赤芍 9 g,牡丹皮 12 g,黄芪 12 g,香附 12 g,路路通 9 g,葶苈子 15 g,芫花 6 g,水蛭 12 g,桔梗 6 g,制乳香 6 g,没药 6 g,丹参 12 g,石楠叶 12 g,黄精 12 g,淫羊藿 30 g,肉苁蓉 12 g。

14 剂。

嘱患者适时试孕。

四诊：2014 年 9 月 16 日

LMP 2014 - 8 - 12,9 月 14 日少量阴道出血,无腹痛,上海国际和平妇幼保健院急诊查尿 HCG(＋),B 超示子宫 56 mm×64 mm×53 mm,宫内无回声区(偏右)8 mm×7 mm×4 mm。予地屈孕酮保胎治疗。刻下阴道出血止,无腹痛,无恶心呕吐,苔薄脉细。李祥云予补肾健脾、养血安胎中药口服,嘱其测量基础体温;禁房事;预防感冒、腹泻,注意休息。

【按语】　不孕症病因诸多,本例患者为输卵管因素导致的不孕。患者既往有过妊娠史,故属继发性不孕。患者药流 3 次后,伤及肾气,流产后未行清宫,瘀血留滞胞宫,气血运行不畅,阻滞冲任,有碍精卵结合,故难以受孕。瘀血水湿羁留胞宫,故经行夹有血块;瘀阻气机,则见腹痛;腰为肾之府,腰府失养,故而腰酸。因此李祥云分析其病因病机主要为肾虚血瘀,兼有湿热瘀与气血相结,故治以补肾益精,清解祛瘀,活血通络,利湿逐水。

初诊时李祥云予峻竣煎清解祛瘀,益气通络。初诊时患者输卵管造影示输卵管积水,基本不通,故加紫花地丁、半枝莲清热解毒,散瘀止血,利水消肿;丹参与牡丹皮同用清热凉血,活血祛瘀;水蛭、䗪虫为血肉有情之品,性善走窜,与穿山甲配伍破血逐瘀消癥之力较强;皂角刺消肿托毒排脓;石见穿活血化瘀,清热利湿,散结消肿;威灵仙通经络,消痰水,与皂角刺、路路通合用,意欲消除输卵管积水,使输卵管通畅,利于精卵结合;加入党参、黄芪加强健脾益气,扶正祛邪之功,以防上药祛邪之力太过而伤正,同时增强祛瘀作用。二诊时李祥云加入芫花泻水逐饮,因其有毒,作用强烈,宜小剂量用起;葶苈子通调水道,利水消肿,唯药力峻猛,用之宜慎。同时随症加入制乳香、制没药活血化瘀;苏木行血祛瘀,消肿止痛;车前子清热利尿消肿。三诊时患者正值氤氲的候之时,复查输卵管造影示输卵管积水明显减轻,故嘱患者适时试孕,加入石楠叶、淫羊藿、肉苁蓉、黄精等补益肾中阴阳,健全黄体功能,以助受孕。患者治疗3个月后终于喜获麟子。

七、骆氏松达汤

【方源】 海派骆氏妇科。

【组成】 黄芪15 g,当归10 g,丹参30 g,川芎9 g,地龙10 g,夏枯草30 g,皂角刺12 g,冰球子10 g,穿山甲6 g(吞服),蜈蚣2条,甘草6 g,红枣20 g。

【功效】 活血化瘀,软坚散结通络。

【主治】 输卵管阻塞,或炎症后所致的输卵管周围粘连、管壁僵硬等输卵管炎性不孕。

【方解】 骆氏认为脏腑功能失调,气血不畅,或经期不慎感受外邪,入侵冲任,气血阻滞,恶血不去,羁留胞宫胞脉,瘀久痰湿内阻,肾气不足,从而瘀血、痰湿、气滞、壅阻冲任脉络,继而出现输卵管不通或不畅、欠畅、粘连,碍于精卵相搏,故而不孕。方中黄芪、当归、丹参、川芎共为君药,川芎为血中之气药,可下行血海,黄芪补气行血,配伍当归、丹参补血养血而不滞血,行血而不伤血;臣以穿山甲、蜈蚣、地龙,功能走窜经络、活血调经、散瘀消癥;佐以夏枯草、皂角刺、冰球子化痰软坚散结,甘草、大枣调和药性、顾护脾胃。全方共奏活血化瘀、软坚化痰、散结通络之效。临证时,对经行不畅,经前乳房胀痛者加柴胡、郁金、制香附等疏肝理气;对月经后期,经色紫黯,夹血块,伴腹痛者加川楝子、延胡索或失笑散等活血化瘀止痛;对带下色黄、小腹隐痛、舌苔黄腻者加黄柏、白花蛇舌草、败酱草等清热利湿解毒。

骆氏妇科医案

周某,33岁,已婚,0-0-0-0。

初诊:2017年8月29日

主诉:结婚2年半未孕。

现病史:患者结婚2年半未孕,以往月经期尚准,偶有后期而至,经前1周余乳房胀痛明显,经行量中,时感经行不爽,经色深红,少许血块,少腹胀而不适,

5～6日净。末次月经8月13日,3个月前曾于市三级专科医院做HSG检查显示:双侧输卵管通而极不畅。来诊时仅感轻度乳胀。舌质淡红、苔薄,脉弦细。中医诊断:不孕症。西医诊断:输卵管炎性不孕。证属:肝郁气滞,痰气互结,瘀阻胞脉。治拟:化痰软坚,散结通络,疏肝理气。处方:

骆氏松达汤加:柴胡6g、郁金12g、川楝子10g、橘叶10g、穿山甲3g(吞服)。

7剂。

另:大黄䗪虫丸3g,每日2次用温水吞服。

骆氏腹敷Ⅰ号方2次。

二诊:2017年9月10日

用药7剂后诉本月经前乳房胀痛明显减轻,偶有腹胀,舌质淡红、苔薄,脉弦细。经水将临,重用活血化瘀药。处方:

当归10g,丹参30g,川芎9g,地龙10g,夏枯草30g,皂角刺12g,冰球子10g,穿山甲6g(吞服),蜈蚣2条,甘草6g,红枣20g,柴胡6g,郁金12g,川楝子10g,橘叶10g,川牛膝10g,红花5g,益母草30g。

7剂。

骆氏腹敷Ⅰ号方2次。

三诊:2017年9月19日

LMP 2017-9-13,经水量中,经行尚畅,色深红,质稠黏,有少许膜样组织排出,无腹痛,5日经净。现无不适,舌质淡红、苔薄,脉细小弦。

继以原基本方随症加减,调治5月半。

2018年2月13日月经后未做HSG复查,月经逾期未行,故验尿HCG:阳性。孕40余日做B超显示:宫内早孕(排除异位妊娠)。因患者要求予以中药保胎。11月18日剖宫产一健康男婴。

【按语】　输卵管阻塞性不孕,因其病因不一,我们应病证结合,治病求本。骆氏重视瘀血理论与血液循环障碍的病因病理学说相结合,对以湿热瘀结为主的输卵管阻塞不仅用清热利湿解毒法来控制炎症,而且还重用活血化瘀、软坚散结、虫类通络之味,攻补兼施、重建生理功能。本案主要由肝郁气滞,痰气互结,阻滞气血运行不畅,以致瘀血内停,痰瘀交阻于胞脉,精卵不遇而致不孕。血瘀痰阻是其主要病机,病位在胞脉。《女科经论》指出:"夫疝癖癥瘕,不外气之所聚,血之所凝,故治法不过破血行气。"故方用柴胡、郁金、川楝子、橘叶疏肝理气,三棱、穿山甲、地龙均入厥阴经,三棱破血祛瘀作用较强,又有行气止痛作用,穿山甲活血祛瘀攻坚散结,与地龙同用共奏活血通络,攻坚散结之效。大黄䗪虫丸其䗪虫、水蛭、虻虫、蛴螬逐瘀消坚,破瘀通络;桃仁、干漆、大黄攻瘀荡邪;黄芩、杏仁清热滑利;地黄、白芍滋血和营养阴,甘草解毒调和诸药,全方具有逐积消坚、祛瘀生新之效。更达宿邪缓攻之计,标本兼顾之意。中药口服配合骆氏腹敷内外同治,以缩短疗程,提高疗效。

八、养精益肾方

【方源】 海派王氏妇科。

【组成】 熟地 12 g,山茱萸 8 g,白芍 10 g,当归 15 g,菟丝子 20 g,柴胡 10 g,广木香 10 g,白术 10 g,牡丹皮 10 g,淫羊藿 15 g,巴戟天 20 g。

【功效】 调补肝肾,填精养血。

【主治】 不孕症(不孕、男女不育、男女性功能减退、月经失调等)属肾亏肝郁、阴阳两虚者。

【方解】 养精益肾方主要是由《傅青主妇科》定经汤合养精种玉汤加减化裁而来。定经汤出自明末清初著名医家傅山所著《傅青主女科》一书,为治疗"经水先后无定期"之方。养精种玉汤亦出自《傅青主女科》,用于治疗不孕。由熟地、山茱萸、白芍、当归、菟丝子、柴胡、广木香、白术、牡丹皮、淫羊藿、巴戟天组成,是针对不孕症肾亏肝郁、阴阳两虚的基本病机而设。方中熟地、山茱萸滋补肝肾、填精补血,当归、白芍养血和阴,柴胡疏肝理气,杜仲、菟丝子补肾养精,淫羊藿、巴戟天温补肾阳,木香、白术健脾理气,牡丹皮清肝泻火,甘草补中和胃,全方共奏调补肝肾、填精养血之功。亦可随症加减,如气虚者,加党参、黄芪;肝郁气滞者,加柴胡、香附、广郁金;血瘀者,加泽兰、石楠叶;脾虚者,加山药、白扁豆;如腰酸明显,小腹冷,脉沉迟等阴阳两虚者,加补骨脂、鹿角片等。

王辉萍医案

沈某,35 岁,职员,0-0-0-0。

初诊: 2013 年 12 月 24 日

主诉:婚后 10 年,未避孕 2 年未孕。

现病史:月经史 15 岁,3/30 日,量少,色可。经前两乳胀痛,善怒失眠,临经大便稀,平时带下少,性生活正常,性欲低下。面色少华,输卵管造影提示输卵管通畅,诊断性刮宫无异常,妇科检查阴性。舌质略淡,苔薄白,脉虚弦且细。中医诊断：不孕症。证属：肝郁气滞，脾肾两虚。治拟：解郁理气，补脾益肾。处方：

当归 12 g，白芍 12 g，柴胡 10 g，制香附 15 g，广郁金 12 g，黄芩 10 g，山茱萸 8 g，怀山药 12 g，川芎 7 g，丹参 12 g，鹿角霜 12 g，甘草 5 g。

14 剂。

二诊：2014 年 2 月 20 日

随症加减治疗 2 个月后，经量增多，乳胀大减，情绪稳定，大便实，眠不安，性欲仍低，舌微红。已转为肝肾不足，治以调补肝肾为主。处方：养精益肾方加减。

当归 12 g，山茱萸 8 g，熟地 12 g，白芍 10 g，川芎 7 g，丹参 12 g，菟丝子 30 g，杜仲 12 g，淫羊藿 15 g，胡芦巴 10 g，制香附 15 g，茯苓 15 g，山药 12 g，牡丹皮 10 g，甘草 5 g。

药后基础体温转为双相，性欲渐强。治疗至第六个月，停经确诊早孕。2015 年 4 月顺产一女婴。

【按语】 王辉萍认为不孕症病程长，病情交叉夹杂，或肾阳不足，或久郁化火，肝肾之阴被灼，遂致阴阳两虚。不孕症脉证错综复杂，虚实夹杂，又受月经周期的影响，故辨证治疗灵活多变。不孕症的主要原因大多是肝肾不足，而气滞血瘀、痰湿等为标，治疗时调补肝肾为主，但宜先调经治标，临床上辨证与辨病相结合，参合月经周期的生理变化，灵活掌握攻补调经时机，合理处方用药。

《内经》说："女子……五七，阳明脉衰，面始焦，发始堕……"是人体生长过程中出现了气血衰减，肾气不足，开始走向衰退，这是不孕的根本原因。西医学也认为妇女在 35～40 岁后卵巢功能开始退化，黄体功能不健。所以，35 岁以上的大龄不孕妇女，治疗难度增加，且婚久不孕，求子心切，以致肝郁气滞，脾失健运的标证突出，也就是出现了明显的经前期紧张综合征现象。此外，肝属木，主风，体阴用阳，以血为体，以气为用，滋生于水，涵养于木，乃藏血之脏，性善条达，与情志密切，故气血之病与肝有直接关系；脾主运化水谷精微，才能化生气血，但需肝的正常疏泄，脾胃方能升清降浊；血之运行，需脾的固摄，肝的调畅，又需气的推动。如此可知，肝脾在气的生成运动中是十分重要的。治疗首先疏肝健脾，在"标证"缓解后，然后针对不孕的根本原因——肾虚，着重调补肝肾而获效。

本案患者年介"五七之年"，本属阳明脉衰，机体功能较年轻患者下降，且多年不孕，影响情绪，久郁伤肝，思虑伤脾，故而在治疗上首先应当疏肝解郁，继而健脾补肾，使得"标"之气机得疏而"本"之肾虚能够得到调补。

九、助孕方

【方源】　海派金山唐氏妇科。

【组成】　太子参 12 g,制黄精 12 g,炒当归 12 g,大熟地 12 g,炒川芎 6 g,炒白芍 12 g,山茱萸 9 g,枸杞子 12 g,炒川断 12 g,盐杜仲 12 g,桑寄生 12 g,菟丝子 15 g,陈皮 5 g,甘草 5 g。

【功效】　补气养血,补益肝肾,生精助孕。

【主治】　不孕症。

【方解】　"助孕方"是海派唐氏妇科的临床经验方。本方对于月经失调、卵泡发育不良的不孕症有良效。方中太子参、制黄精补气生血;四物汤养血活血;山茱萸、枸杞子养阴补肾;炒川断、盐杜仲、桑寄生、菟丝子补肾助阳。全方补气养血、补益肝肾、生精助孕。随症加减:气虚加党参、黄芪;血虚加桑椹子、鸡血藤;血瘀加丹参、三七;阴虚加女贞子、生地、龟甲;阳虚加鹿角霜、淫羊藿、巴戟天、肉苁蓉;肝郁气滞加柴胡、广郁金、制香附;痰湿加白茯苓、浙贝母、制半夏、制胆星;胞宫寒冷加紫石英、肉桂。

并且根据月经的周期变化,卵泡发育的规律,在排卵期加用茺蔚子、泽兰活血通络,促其排卵,月经期加益母草、桃仁、红花、制香附、川牛膝活血化瘀、理气调经。有炎症输卵管通而欠畅或不通加败酱草、路路通、皂角刺、丝瓜络,另加外敷药包外敷小腹行气活血、温经通络。

唐锡元医案

刘某,女,32 岁,已婚,0 - 0 - 0 - 0。

初诊:1998 年 11 月 6 日

主诉:结婚 3 年余未孕。

现病史:月经史 3～5/30～37 日,经量偏少,色红有块,经行腹痛。LMP 1998 - 10 - 26,5 日净止。患者结婚 3 年余未孕,平时腰酸,容易腹泻,小腹觉凉,排卵期小腹不适,夜寐不实,舌稍红苔薄白,脉细沉。外院 B 超:子宫附件无异常,子宫内膜较薄。输卵管造影左侧通而欠畅,右侧不通。丈夫精液常规正常。中医诊断:不孕症。证属:脾肾不足,气血失和。治拟:健脾益肾,调和气血。处方:

太子参 12 g,炒当归 12 g,大熟地 12 g,炒川芎 6 g,炒白芍 12 g,炒川断 12 g,盐杜仲 12 g,桑寄生 12 g,败酱草 12 g,延胡索 12 g,茺蔚子 9 g,路路通 9 g,

紫石英 30 g,夜交藤 15 g,陈皮 5 g,甘草 5 g。

7 剂。

另处方外敷药包每日热敷小腹,并嘱其每日测量基础体温,暂时避孕。

二诊:1998 年 11 月 13 日

腰酸好转,排卵期腹痛未作,基础体温爬升,舌稍红苔薄白,脉细沉。证仍属:脾肾不足,气血失和。治拟:健脾益肾,调和气血。处方:

太子参 12 g,炒当归 12 g,大熟地 12 g,炒川芎 6 g,炒白芍 12 g,炒川断 12 g,盐杜仲 12 g,桑寄生 12 g,菟丝子 15 g,淫羊藿 12 g,鹿角霜 9 g,败酱草 12 g,紫石英 30 g,夜交藤 15 g,陈皮 5 g,甘草 5 g。

7 剂。

三诊:1998 年 11 月 20 日

小腹觉凉好转,夜寐安稳,经将及期,临经量少,经行腹痛,证属:气血失和,瘀血内阻。治拟:调和气血,化瘀止痛。处方:

炒当归 12 g,大熟地 12 g,炒川芎 6 g,赤芍 9 g,益母草 15 g,泽兰 15 g,红花 9 g,鸡血藤 15 g,五灵脂 9 g,延胡索 15 g,制香附 9 g,肉桂 3 g,川牛膝 9 g,路路通 9 g,陈皮 5 g,甘草 5 g。

7 剂。

按以上周期疗法加减治疗 3 个月,经量正常,小腹不痛,基础体温双相,余症均减,嘱其可以试孕。又继续加减服药 3 个月,基础体温典型双相,尿妊娠试验阳性有孕也,后 B 超显示子宫内见胚芽见心管搏动。随访顺产一子。

【按语】 本案患者表现为月经量少,基础体温爬升,因此:在经后期(卵泡期)主要补气养血、益肾育卵;期中小腹不适,因此经中期(排卵期)在上方的基础上加用活血通络,促其排卵;经前期(黄体期)加强温肾的力量为受精卵着床提供良好的条件;经行量少,经行腹痛,所以月经期用活血化瘀、温经止痛法,为下一个新的周期打好基础。

唐锡元认为:月经有它的周期性,排卵也有它的周期性,两者密切相关,卵子的发育、成熟、排出、衰退的过程也就是子宫内膜的修复、增生、分泌、脱落的过程。因此排卵质量的好坏,可以从月经的期、量、色、质上反映出来,因此唐锡元认为种子必调经,经调孕自有。肾为先天之本,总司人体的生长、发育、生殖;女子又以肝为先天;脾又为气血生化之源。所以治疗以肾、肝、脾立论,调气血为用,根据排卵的规律,按月经周期气血阴阳的变化随症加减用药,促使经调孕成。

对于盆腔有粘连、输卵管通而不畅甚则阻塞不通的,唐锡元还重视内服外用同时进行双管齐下,自制外敷药包,嘱患者根据月经周期的不同阶段热敷小腹、丹田等部位,取其温经暖宫、疏通经络、化瘀散积作用。使用外敷方后,可以明显提高疗效。

唐锡元认为不孕症的患者心理压力较大,容易紧张焦虑,这会影响月经和受孕。治病不仅要治生理上的疾病,而且要治心理上的疾病。因此心理疏导非常重要,要让患者树立信心,配合治疗,坚持治疗。有时建议他们暂时换个环境,出去旅游,放松心情,有的甚至受孕而归。

十、通补助孕方

【方源】 海派何氏妇科。

【组成】 柴胡 6 g,当归 9 g,制香附 9 g,炒川芎 9 g,黄芪 15 g,炒白术 9 g,淫羊藿 15 g,赤芍 9 g,白芍 9 g,枸杞子 15 g,杜仲 9 g,菟丝子 15 g,黄芩 6 g,白芥子 6 g,鳖甲 10 g,炙甘草 6 g。

【功效】 补益肝肾健脾,理气活血,清热祛痰,散结通络。

【主治】 不孕症,伴有月经衍期或闭经。

【方解】 不孕症患者究其病因,主要有二:一是虚,包括肾阴虚、肾阳虚、肝血虚、脾气虚等;二是结,包括气滞血瘀、寒凝、热蕴、痰湿等。两者可互为影响,如阳虚生内寒,阴虚生内热,气虚多痰湿;痰湿碍脾气,热蕴耗肝阴、肾阴,寒甚伤脾阳、肾阳。因此,治疗当通结、补虚并施,方能"任脉通,太冲脉盛,月事以时下"而有子。本方补虚以肝、脾、肾为要,药用芍药、黄芪、白术、淫羊藿、枸杞子、杜仲、菟丝子等,阴阳配对,刚柔相济。通结兼顾理气活血、清热祛痰、散结通络,药如柴胡、制香附、当归、炒川芎、黄芩、白芥子、鳖甲等。临证可据正虚、邪结两方面的主次而权衡变化,如:气虚甚者可加党参;阴虚甚者可加地黄、墨旱莲、女贞子;阳虚甚者可加补骨脂、肉苁蓉。此外,紫河车、鹿角霜等血肉有情之品亦可随证选用。邪结甚者,如血瘀可加泽兰、䗪虫;热扰可加知母、金银花、牡丹皮;痰湿可加制半夏、厚朴;气滞痛经者可加小茴香、乌药。总之,通结、补虚双管齐下,以使人体气血充盈、血脉流通、阴阳平衡而成功受孕。

案 1:何新慧医案

徐某,女,21 岁。

初诊: 2011 年 7 月 30 日

主诉: 月经闭阻、面部痤疮多发 2 年余。

现病史：2011 年 5 月血检示：FSH 6.5 mIU/ml，黄体生成素（LH）19.06 mIU/ml，雌二醇（E_2）33 pg/ml，催乳素（PRL）13 ng/ml，睾酮（T）57.73 ng/ml。今 B 超示：双卵巢呈多囊改变，子宫内膜 4 mm（双层）。曾用达英-35（炔雌醇环丙孕酮片）、达芙通（地屈孕酮）治疗，LMP 2011 - 7 - 8，乃用达芙通（地屈孕酮）后经行。刻下：面部痤疮散发，大便秘结。舌淡红，苔薄白，脉细。中医诊断：闭经。证属：气滞血瘀。治拟：疏肝理气，活血化瘀。处方：

柴胡 6 g，红花 3 g，淫羊藿 15 g，赤芍 10 g，白芍 10 g，生地 15 g，炒川芎 10 g，炒白术 10 g，黄芩 10 g，枸杞子 15 g，杜仲 15 g，菟丝子 15 g，制何首乌 15 g，白芥子 10 g，鳖甲 10 g，补骨脂 15 g，河车粉 5 g（吞服），制香附 10 g，当归 10 g，怀牛膝 10 g，生黄芪 15 g，红藤 30 g，牡丹皮 10 g，桑白皮 10 g，薄荷 3 g，炙甘草 6 g。

14 剂。

二诊：2011 年 8 月 14 日

药后大便通畅，面部痤疮稍减。因在外地，不方便前来，要求配膏方。处方：

柴胡 60 g，红花 30 g，淫羊藿 150 g，赤芍 100 g，白芍 100 g，生地 150 g，炒川芎 100 g，炒白术 100 g，黄芩 100 g，枸杞子 150 g，杜仲 150 g，菟丝子 150 g，生何首乌 150 g，白芥子 100 g，鳖甲 100 g，补骨脂 150 g，制香附 100 g，当归 100 g，怀牛膝 100 g，生黄芪 200 g，红藤 300 g，牡丹皮 100 g，桑白皮 100 g，桑叶 100 g，墨旱莲 300 g，女贞子 300 g，炙甘草 60 g。

上方水煎，浓缩后加入河车粉 50 g，黄酒 300 ml，阿胶 300 g，蜂蜜 200 g，收膏。每日空腹 2 匙。

三诊：2014 年 12 月 6 日

沿用上方，已守方治疗 3 年，其间未服西药，月经基本能按月来潮，或延期数日不等。2013 年结婚，LMP 2014 - 10 - 5，11 月 29 日 B 超示早孕，测 P 11.59 ng/ml，β - HCG 47 152 mIU/ml。

四诊：2018 年 3 月 31 日

于 2015 年 7 月产一子，现已 3 岁。产后至今月经基本正常，曾人工流产 1 次。LMP 2018 - 3 - 9，量不多，3 日净，（衍期 2 个月，上次月经 1 月 7 日）。2018 年 3 月 11 日 FSH 4.62 mIU/ml，LH 5.4 mIU/ml，E_2 11 pg/ml，PRL 11.15 ng/ml，P 0.26 ng/ml，T 0.37 ng/ml。舌偏暗红，苔薄白，脉细。处方：

柴胡 6 g，赤芍 10 g，白芍 10 g，炒川芎 10 g，红花 3 g，淫羊藿 15 g，生黄芪

15 g,制香附 10 g,当归 10 g,炒白术 10 g,黄芩 10 g,怀山药 15 g,白芥子 10 g,鳖甲 10 g,杜仲 15 g,枸杞子 15 g,菟丝子 15 g,墨旱莲 30 g,女贞子 15 g,炙甘草 6 g。

14 剂。

另:按上方 10 倍量,水煎,浓缩后加入河车粉 50 g,黄酒 300 ml,阿胶 300 g,蜂蜜 200 g,收膏。每日空腹 2 匙。

【按语】 本案为多囊卵巢综合征,以严重闭经为主症。证属肾虚阴亏,气血不足,脾胃结热,治当补肾滋阴,清热泻火。故于通补助孕汤加补骨脂、生地、制何首乌、河车粉等药,以增强补肾滋阴功效,生地、制何首乌有润肠通便以泄热作用,加红藤、牡丹皮、桑白皮、薄荷,并加重黄芩量,以清热泻火,桑白皮、薄荷又可泻肺、散热,有助于去痤疮。本病多顽固不易速愈,故需坚持调理,待肾气充,脾运健,阴阳和,冲任脉通,月经正常,自能有孕。

案 2:何新慧医案

罗某,女,36 岁,教师。

初诊:2010 年 6 月 27 日

主诉:卵巢巧囊剥离术后复发,自患病后未避孕而不孕。

现病史:2009 年行右卵巢巧囊剥离术,术后复发,今 B 超示右卵巢囊肿 25 mm×24 mm×18 mm。有双乳房小叶增生,伴多发结节。月经尚准,量中等,无腹痛。舌暗,苔薄微黄,脉细。中医诊断:不孕症。处方:

柴胡 6 g,赤芍 10 g,白芍 10 g,川芎 10 g,制香附 10 g,当归 10 g,生黄芪 15 g,炒党参 15 g,炒白术 10 g,杜仲 15 g,枸杞子 15 g,鹿角霜 10 g,夏枯草 15 g,鳖甲 10 g,䗪虫 10 g,水蛭 5 g,海藻 15 g,土茯苓 30 g,八月札 15 g,紫草 30 g,莪术 10 g。

14 剂。

嘱:月经期停服上方,经净后续服。

患者守方加减治疗 2 年余,于 2013 年 1 月怀孕,同年 10 月生一子。

【按语】 子宫内膜异位症、卵巢内膜囊肿是引起不孕的常见病因。本证瘀血内结,气血不畅,郁久热结,邪缠瘕起,脉络阻滞,进而脾虚不运,久则肾气受损。本虚标实之证,治当通补兼施,化瘕助孕。方以通补助孕汤加减,加炒党参以增益脾助运;不用菟丝子,加入鹿角霜以温运肾阳而克邪气;加䗪虫、水蛭、莪术以增活血祛瘀之功;加土茯苓、紫草、八月札、海藻以清热解毒,软坚化结。本证的治疗重在祛邪通结,邪去则正气得存,阴阳调和而能有子。

十一、喜氏促孕方(毓麟珠加减方)

【方源】　海派喜氏妇科。

【组成】　补骨脂 10 g,女贞子 20 g,菟丝子 15 g,怀牛膝 10 g,当归 10 g,川芎 6 g,地黄 10 g,黄芪 15 g,路路通 10 g,淫羊藿 10 g,党参 10 g,香附 10 g,炙甘草 6 g,黄精 10 g。

【功效】　补肾活血,化瘀助孕。

【主治】　黄体功能不全、卵巢功能障碍等所致不孕。

【方解】　喜棣认为,不孕多与肾虚血瘀有关,肾虚则肾精不足,血瘀则阻塞不通,影响受孕。故补肾活血通络助孕为治疗此不孕的治疗大法,拟方"喜氏促孕方"。主要由川牛膝、补骨脂、女贞子、菟丝子、当归、川芎、路路通、川断、黄芪、熟地等组成,其中:黄芪、党参、当归、熟地有益气养血、活血调经的功效;菟丝子具有安胎、固精缩尿、补肾益精的功效;黄精补肾益精,补气养阴;补骨脂有补肾助阳,固经缩尿的功效;川断、女贞子具有止血安胎、补益肝肾的功效;路路通有活血通络促排卵之功效;川牛膝起到补肝肾、活血通络的作用;香附具有理气活血、调经通络的功效等,整组药方联合使用,起到补肾、活血化瘀、改善患者卵巢血液运行、促进患者排卵的作用。

喜棣医案

金某,女,31 岁,已婚,0 - 0 - 2 - 0。

初诊:2015 年 12 月 6 日

主诉:未避孕未育 7 年。

现病史:月经规律,14 岁初潮,5～7 日/30 日,LMP 2015 - 11 - 30,量少,色暗红,无明显血块,经期腰酸。刻下:心烦,夜寐欠安,大便干。既往自然流产 1 次,其后曾尝试试管婴儿一次而流产。配偶精子正常,彩超提示单角子宫,宫腔偏小,呈桶状,检查提示左侧输卵管通畅。舌脉:舌红苔薄,脉细。中医诊断:不孕症。证属:肾精亏虚,冲任亏虚。治拟:补肾益冲任。处方:

女贞子 10 g,山茱萸 15 g,覆盆子 12 g,菟丝子 10 g,补骨脂 10 g,川断肉 15 g,路路通 10 g,枸杞子 15 g,鸡血藤 15 g,怀牛膝 10 g,大熟地 15 g,淡苁蓉 10 g,鹿角霜 10 g,麦冬 10 g,淫羊藿 10 g,当归 10 g,炙甘草 5 g,柏子仁 10 g,党参 15 g,黄芪 10 g,制黄精 15 g。

14 剂。水煎,一日分早晚两次温服。

二诊: 2015 年 12 月 19 日

LMP 2015 - 11 - 30,腰酸,舌脉同前,续前法,予经间期用药。处方:

菟丝子 15 g,川断肉 15 g,炒白芍 15 g,覆盆子 12 g,党参 15 g,制黄精 15 g,紫河车 5 g,女贞子 10 g,山茱萸 10 g,枸杞子 15 g,怀牛膝 10 g,大熟地 10 g,川杜仲 10 g,路路通 10 g,香附 5 g,炙甘草 5 g。

7 剂。水煎,一日分早晚两次温服。

患者来诊不便,予麒麟丸 2 盒,每次 6 g,每日 2 次,服完 7 剂汤药后口服。

三诊: 2015 年 12 月 27 日

LMP 2015 - 12 - 23,量少,经期腰酸,舌脉同前,续前法,经后期用药。处方:

女贞子 15 g,覆盆子 12 g,山茱萸 10 g,菟丝子 15 g,川断肉 15 g,枸杞子 15 g,怀山药 15 g,鸡血藤 15 g,白茯苓 10 g,淫羊藿 15 g,佛手片 5 g,党参 15 g,制黄精 15 g,桑寄生 15 g,炙甘草 5 g。

10 剂。水煎,一日分早晚两次温服。

四诊: 2016 年 1 月 10 日

LMP 2015 - 12 - 23,脉证同前,续前法,经间期补肾益冲任。处方:

太子参 10 g,炙黄芪 15 g,制黄精 10 g,菟丝子 10 g,桑寄生 15 g,杜仲 10 g,白术 10 g,炒子芩 5 g,炙甘草 5 g。

7 剂。水煎,一日分早晚两次温服。

五诊: 2016 年 1 月 17 日

腰酸,夜寐尚安,卵泡排出后同房,予补肾健脾安胎方药,以期未病先防,并建议休息 1 周。处方:

党参 15 g,炙黄芪 15 g,菟丝子 10 g,桑寄生 10 g,川断肉 10 g,炒杜仲 10 g,炙甘草 5 g,炒白术 10 g,炒黄芩 5 g。

5 剂。水煎,一日分早晚两次温服。

六诊: 2016 年 1 月 24 日

LMP 2016 - 1 - 20,腰酸,夜寐欠安,舌脉同前,续前法,予经后期用药。处方:

女贞子 20 g,覆盆子 12 g,紫河车 5 g(分冲),柏子仁 10 g,制远志肉 10 g,五味子 10 g,菟丝子 15 g,川断肉 15 g,炒白芍 15 g,怀山药 15 g,枸杞子 15 g,党参

15 g,制黄精 15 g,巴戟天 10 g,黄芪 15 g,大熟地 10 g,炙甘草 5 g。

7 剂。水煎,一日分早晚两次温服。

七诊:2016 年 1 月 31 日

夜寐欠安,便秘,腰酸,续前法,予经间期用药。处方:

太子参 10 g,制黄精 15 g,菟丝子 15 g,川断肉 15 g,白茯苓 10 g,覆盆子 12 g,怀山药 15 g,紫河车 5 g,鹿角霜 10 g,炒白芍 15 g,淡苁蓉 10 g,大熟地 10 g,怀牛膝 10 g,枸杞子 15 g,柏子仁 10 g,黄芪 15 g,炙甘草 5 g。

14 剂。水煎,一日分早晚两次温服。

八诊:2016 年 2 月 24 日

LMP 2016 - 2 - 18,夜寐转安,大便调,腰酸,续前法,予经后期用药。处方:

紫河车 5 g(分冲),菟丝子 15 g,川断肉 15 g,怀山药 15 g,枸杞子 15 g,党参 15 g,制黄精 15 g,大熟地 10 g,黄芪 15 g,炒白芍 15 g,桑寄生 15 g,路路通 10 g,麦冬 10 g,制狗脊 10 g,炙甘草 5 g。

14 剂。水煎,一日分早晚两次温服。

九诊:2016 年 3 月 20 日

LMP 2016 - 3 - 14,脉证同前,予经后期用药。处方:

菟丝子 15 g,川断肉 15 g,党参 15 g 黄芪 15 g,桑寄生 15 g,女贞子 15 g,山茱萸 10 g,炒白芍 15 g,枸杞子 15 g,大熟地 15 g,制黄精 15 g,覆盆子 15 g,紫河车 5 g,炙甘草 6 g。

14 剂。水煎,一日分早晚两次温服。

十诊:2016 年 4 月 10 日

LMP 2016 - 4 - 7,量少,腰酸,续前法,予经后期用药。处方:

女贞子 20 g,覆盆子 12 g,山茱萸 10 g,大熟地 15 g,太子参 10 g,制黄精 15 g,黄芪 15 g,桑椹子 10 g,炒白芍 15 g,菟丝子 15 g,川断肉 15 g,紫河车 5 g(分冲),当归 10 g,枸杞子 15 g,炙甘草 15 g,怀山药 15 g。

14 剂。水煎,一日分早晚两次温服。

十一诊:2016 年 5 月 8 日

LMP 2016 - 5 - 6,夜寐安,二便调,腰酸较前略缓解,续前法,予前方加减。处方:

女贞子 20 g,覆盆子 15 g,紫河车 5 g(分冲),党参 15 g,黄芪 15 g,炒白芍 15 g,麦冬 10 g,枸杞子 10 g,大熟地 15 g,菟丝子 15 g,川断肉 15 g,淫羊藿 10 g,

山茱萸 10 g,炙甘草 5 g,怀山药 15 g。

10 剂。水煎,一日分早晚两次温服。

十二诊:2016 年 5 月 22 日

腰酸,口干,续前法,予经间期用药。处方:

菟丝子 15 g,川断肉 15 g,怀山药 15 g,覆盆子 12 g,沙苑子 10 g,紫河车 5 g,怀牛膝 10 g,党参 15 g,黄芪 15 g,枸杞子 15 g,桑寄生 15 g,炒白芍 15 g,大熟地 15 g,肥玉竹 15 g,麦冬 10 g,炙甘草 5 g。

7 剂。水煎,一日分早晚两次温服。

十三诊:2016 年 6 月 5 日

LMP 2016 - 5 - 30,提前 6 日,脉证同前,续前法,予经后期用药。处方:

女贞子 20 g,墨旱莲 10 g,大熟地 10 g,炒子芩 5 g,覆盆子 15 g,山茱萸 10 g,炒白芍 10 g,麦冬 10 g,菟丝子 10 g,桑寄生 10 g,炙甘草 5 g,怀山药 15 g,紫河车 5 g(冲服)。

7 剂。水煎,一日分早晚两次温服。

十四诊:2016 年 6 月 26 日

LMP 2016 - 6 - 22,量少,夜寐安,二便调,续前法,予经后期用药。处方:

女贞子 20 g,覆盆子 15 g,党参 15 g,黄芪 15 g,怀山药 15 g,枸杞子 15 g,炒白芍 15 g,菟丝子 15 g,川断肉 15 g,紫河车 5 g(分冲),大熟地 10 g,白茯苓 10 g,麦冬 10 g,北五味 6 g,炙甘草 6 g。

10 剂。水煎,一日分早晚两次温服。

十五诊:2016 年 7 月 17 日

切得孕脉,腰酸,无出血,予补肾安胎,以期未然先防。处方:

菟丝子 15 g,川断肉 15 g,桑寄生 15 g,党参 15 g,炙黄芪 15 g,炒杜仲 10 g,炙甘草 6 g,炒子芩 5 g。

7 剂。水煎,一日分早晚两次温服。

十六诊:2016 年 7 月 24 日

LMP 2016 - 6 - 21,见少量血性分泌物,腰酸,续前法补肾安胎,并禁性生活,建议卧床休息。处方:

党参 15 g,炙黄芪 15 g,炒子芩 5 g,菟丝子 10 g,川断肉 10 g,仙鹤草 15 g,苎麻根 20 日,炒杜仲 10 g,桑寄生 15 g,炙甘草 6 g。

7 剂。水煎,一日分早晚两次温服。

其后中药保胎,观察至妊娠4个月,数月后患者剖宫产一足月女婴。

【按语】 自古中医重视种子求嗣,《济阴纲目》载有论"求子须知先天之气""求子脉须平和""求子先调经""孕子必知氤氲之时""求子贵养精血"等,列出了影响怀孕的诸多因素,强调月经调顺、先天和后天精血充盛对孕育子嗣至关重要。本案中的患者正值壮年,却形体消瘦,检查发现单角子宫,此先天禀赋不足之象,料其肾精素亏,加之后天两次流产,屡伤冲任气血,故先后天之气血皆损。患者虽自述月经规律,但来诊治疗期间多见经期提前,经量稀少,伴腰酸乏力,可知其有求嗣之不利因素,结合舌脉,辨其肾虚证,冲任亏虚,偏于阴精亏虚,故治以补肾益冲任,并结合喜氏分期调经法,根据月经不同时期用药以调经种子。方药用女贞子、山茱萸、枸杞子、熟地等补肾阴,肉苁蓉、续断、覆盆子、菟丝子、杜仲、巴戟天、淫羊藿、补骨脂、鹿角霜等温补肾阳。党参、黄芪、山药、黄精、麦冬补益脾胃,当归、炒白芍柔肝养血,路路通、香附理气活血通络,远志、柏子仁安神,怀牛膝引药下行,炙甘草调和诸药。其中,覆盆子、菟丝子、补骨脂、杜仲、巴戟天等虽偏温,但性味平和,可阴阳并补,正如张景岳所云"善补阴者,必于阳中求阴,则阴得阳升而泉源不竭",补肾阴是酌加温肾阳的药物可起到相辅相成、提高药效的作用。另外,患者检查发现单角子宫,宫腔偏小,呈桶状,现代医学认为不利于受精卵着床,而中医理论中无相对应的治疗方法,然而宗治病求本,辨证论治的原则,治以分期调经,补肾调冲任,经过半年余的中药治疗,患者成功自然怀孕,料想本案或可为相关治疗提供参考。

十二、苁蓉杞子汤

【方源】 海派郑氏妇科。

【组成】 肉苁蓉10 g,枸杞子12 g,补骨脂12 g,淫羊藿10 g,菟丝子15 g,煅紫石英15 g,艾叶5 g,当归10 g,白术10 g,赤茯苓15 g,黄柏10 g,焦山楂15 g,佛手6 g,甘草5 g。

【功效】 温肾助阳,健脾养血。

【主治】 卵泡发育不良所致不孕或排卵障碍性不孕属脾肾阳虚者。

【方解】 苁蓉杞子汤是海派郑氏妇科家传验方,本方重在温补肾阳,同时兼护后天之变,适用于脾肾阳虚型不孕。方中肉苁蓉、补骨脂、淫羊藿、菟丝子为君药,温补肾阳。枸杞、黄柏为臣药,善补肾阴,一阴一阳,相得益彰,即所谓的"善补阳者,必于阴中求阳,阳得阴助,而生化无穷"。佐以煅紫石英暖宫助孕,艾叶温经散寒,当归养血补肝,白术、茯苓、甘草健脾益气,以充肾气。山楂炭、佛手理气和胃为使药。本方具有温肾助阳,健脾养血的功效。配伍特点:补阳补阴相配,阴中求阳,使阳有所附,纯补无泻。可随症加减,若胃脘不舒、胃纳欠佳、苔腻者,加半夏、陈皮;腹胀矢气,大便溏泄者,去当归加木香、砂仁、六曲、大腹皮健脾和胃止泻;若腰酸腰痛,小便较频者,加海螵蛸、桑螵蛸固精缩尿;若经行下腹痛可加青皮、肉桂、木香、香附行气温经止痛。

郑志洁医案

患者,女,31岁,原发性不孕,0-0-0-0。

初诊:2008年3月10日

主诉:婚后未避孕2年未孕。

现病史:月经史3~5/30~50日,量少色淡。LMP 2008-2-24,量少,无痛经,5日净。患者婚后未避孕2年未孕。男方精液分析正常。曾经多家医院诊治均未怀孕,外院行输卵管碘油造影术示双侧输卵管通畅,多次B超检测排卵情况均提示卵泡大小发育正常大小而无排卵,内膜厚度在9~12 mm。即刻B超检测排卵情况提示右卵泡直径约16 mm。刻下:面色晦暗,腰膝酸冷,纳可,大小便正常。舌淡苔白脉沉细。中医诊断:不孕症。证属:脾肾阳虚。治拟:补肾健脾。处方:

肉苁蓉12 g,紫石英15 g,补骨脂12 g,淫羊藿10 g,菟丝子15 g,枸杞子12 g,艾叶5 g,当归10 g,白术10 g,茯苓15 g,黄柏10 g,焦山楂15 g,佛手6 g,甘草5 g。

7剂。

二诊:2008年3月17日

服药4日后复查B超示卵泡已排出。现腰膝酸冷症状好转,舌淡苔薄脉弦。仍属肾阳不足,继以补肾助阳,暖宫助孕。处方:

肉苁蓉12 g,紫石英15 g,补骨脂12 g,淫羊藿10 g,菟丝子15 g,枸杞子12 g,艾叶5 g,当归10 g,白术10 g,茯苓15 g,黄柏10 g,焦山楂15 g,佛手6 g,杜仲10 g,桑寄生15 g,甘草5 g。

7剂。

三诊:2008年3月28日

月经未潮,逾期5日,仍感腰酸,舌淡苔薄脉滑。尿妊娠试验阳性。证属肾虚不固。治拟补肾安胎,予以安胎饮。处方:

当归 10 g,川芎 6 g,白芍 15 g,生地 15 g,艾叶 6 g,阿胶 10 g,白术 10 g,茯苓 15 g,地榆炭 10 g,黄芩炭 10 g,苎麻根 10 g,菟丝子 15 g,桑寄生 10 g,续断 10 g,甘草 5 g。

7 剂。

2009 年 1 月 15 日因产后恶露不尽 1 月余再次来本院治疗,诉 2008 年 12 月 4 日产下一健康男婴。

【按语】 郑志洁认为不孕症患者一部分由于脾肾阳虚所致。临床表现为婚久不孕,月经迟发或停闭不行,小腹冷,带下量多,腰酸膝软。该患者婚后未避孕未孕 2 年,伴腰酸膝软,月经后期,量少。故诊断为原发性不孕。该患者证属素体脾肾阳虚,以肾阳虚为主。肾阳亏虚,命门火衰,阳虚气弱,肾失温煦,则生化失期,不能触发氤氲乐育之气以摄精成孕,故不孕;脾肾阳虚,天癸不充,故月经后期量少;腰为肾之府,肾阳虚则腰膝酸软。故郑志洁投以家传经验方苁蓉杞子汤温肾健脾。特别是经间期温补肾阳有助于重阴必阳的转化,以利于卵子排出及输卵管摄精成孕。阳回而血亦充沛,有如春风化雨,万物滋生,即所谓"天地氤氲,万物化醇",其制方之妙。

十三、左归八珍汤

【方源】 海派严氏妇科(《景岳全书》《正体类要》加减演化)。

【组成】 熟地 15 g,生地 15 g,党参 20 g,炒白术 12 g,白茯苓 15 g,当归 12 g,炒白芍 15 g,怀山药 20 g,山茱萸 12 g,枸杞 15 g,菟丝子 15 g,龟甲 20 g,炙甘草 9 g。

【功效】 填补真阴,益气补血。

【主治】 不孕症及月经过少、月经后期属肾阴亏损、气血两虚者。

【方解】 左归八珍汤乃左归丸与八珍汤合方演化而成。全方对于真阴不足、气血两亏之不孕症及月经过少、月经后期等病有佳效。方中以熟地、党参为君药,滋阴补肾、益气健脾。龟甲、当归助熟地填精益髓、补血活血,炒白术协党参补气助运,共为臣药。炒白芍养血敛阴,白茯苓健脾渗湿,炙甘草益气补中,生地清热凉血,山茱萸养肝滋肾,山药补脾益肾,枸杞子补肾养肝,菟丝子平补阴阳,皆为佐药。炙甘草又有调和药性,兼作使药。方中用药熟地、龟甲、党参、山药、山茱萸、枸杞、菟丝子等,补力较峻;配伍生地、炒白术、当归、白茯苓等使补而不滞。全方起到填补真阴,益气补血的作用。可随症加减,若小腹冷甚,减生地、龟甲,加巴戟天、补骨脂、艾叶、仙茅、淫羊藿等,血虚甚者,加鹿角胶、紫河车等,兼有潮热、盗汗者,加知母、青蒿、鳖甲等。

案 1：吴昆仑医案

彭某,40 岁,二婚,继发不孕,月经过少,1－0－0－1。

初诊：2019 年 7 月 17 日

主诉：再婚后不孕 1 年半。

现病史：患者 2018 年年初再婚,随即停服避孕药试孕,然不孕至今。停药后月经按月来潮,3～4 日干净。月经量少,量多时一日一片卫生棉即可,经色淡红无块,伴神疲乏力、腰酸腿软。LMP 2019－7－10,平素白带量偏少、无味。2018 年 12 月 12 日输卵管通液试验提示双侧输卵管通畅,2019 年 7 月 12 日性激素全套提示：E_2 75.3 pmol/L、FSH 15.7 mIU/ml,男方不育相关检查均正常。刻下：乏力、口干,腰酸,偶耳鸣,纳少,寐一般,大便不畅,小便调。脉沉细,舌质偏红苔薄白腻。中医诊断：不孕症。证属：肾阴亏损,气血两虚。治拟：益肾填精,补气养血。处方：

熟地 15 g,生地 15 g,党参 20 g,怀山药 20 g,山茱萸 12 g,当归 12 g,炒白芍 15 g,炒白术 12 g,龟甲 20 g,女贞子 12 g,墨旱莲 20 g,菟丝子 15 g,柴胡 6 g,炙甘草 9 g。

14 剂。

二诊：2019 年 7 月 31 日

服药后乏力、口干好转,耳鸣减少,仍腰酸,感腹胀。脉细,舌质偏红苔白腻。仍属肾元亏损,脾虚不运。继以滋补肾元,健脾助运。处方：

熟地 15 g,生地 15 g,党参 20 g,怀山药 20 g,山茱萸 12 g,当归 12 g,炒白芍 15 g,炒白术 12 g,炒苍术 12 g,女贞子 12 g,墨旱莲 20 g,菟丝子 15 g,巴戟天 12 g,制厚朴 12 g,炙甘草 9 g。

7 剂。

三诊：2019 年 8 月 14 日

LMP 2019－8－9,5 日干净,经量增加,余症均减,唯有寐欠安。脉细,舌质偏红苔薄白,仍治拟益肾培元,补气养血。处方：

熟地 15 g,党参 20 g,怀山药 20 g,山茱萸 12 g,当归 12 g,炒白芍 15 g,炒白术 12 g,炒苍术 12 g,女贞子 12 g,墨旱莲 20 g,菟丝子 15 g,合欢皮 12 g,夜交藤 20 g,炙甘草 9 g。

14 剂。

后随症略行增损,调治 4 月余,2019 年 12 月月经未潮,停经 43 日查尿妊娠试验阳性,后足月顺产 1 子。

【按语】　本案患者有生育史,再婚后 1 年半未避孕而不孕,属继发性不孕症,古称"断绪"。《校注妇人良方》卷九有云:"窃谓妇人之不孕,亦有因六淫七情之邪,有伤冲任,或宿疾淹留,传遗脏腑,或子宫虚冷,或气旺血衰,或血中伏热,又有脾胃虚损,不能营养冲任……各当求其源而治之。"结合患者已近六七之年,月经量少色淡,输卵管通畅等情况,吴昆仑认为,肾主生殖,乃先天之本;脾主运化,乃后天之本。先后天之相滋相养、互促互助,方能胞脉得充、胞宫得养,故能成孕。首诊施以左归八珍汤加减,既滋先天肾气以生精髓,又补后天脾气以化气血见效。该方补益药众,其二诊加强健脾助运,左归主肝肾阴虚,精血亏损,二方同用以资生化。随后的治疗中宗法育肾培元,气血双补并临证加减,半年调治,受孕乃成。

案 2:严二陵医案

吴某,女,36 岁。

初诊:

主诉:婚后 8 年未孕。

现病史:禀赋虚弱,14 岁月经初潮,后每隔 3 个月一转,名曰"季经"。婚后 8 年未孕。刻下:头昏目花,面色萎黄,神疲乏力,胸闷气不畅,腰腿酸软。已 2 个月经水未至,情绪不佳,眠差。脉细弦,舌淡苔白。中医诊断:不孕症。证属:肾虚肝郁,气血不足。治拟:补肾疏肝,益气养血。处方:

当归 9 g,白术 9 g,白芍 9 g,茯苓 9 g,牡丹皮 4.5 g,制香附 6 g,川芎 4.5 g,丹参 12 g,党参 12 g,熟地 12 g,菟丝子 12 g,炒杜仲 9 g,鹿角霜 12 g,娑罗子 9 g。

诊治十余次,服药 83 剂,月信且准期来潮,后 2 个月而受孕。

【按语】　该患者系先天禀赋不足,肾气未充,精血亏耗,肝气失于条达,影响肝之藏血和调节血流的功能,故冲任失养,证属肾虚肝郁型月经不调所致的不孕症。严二陵谨守病机,虚则补之,郁则疏之,调经种子并举,仿开郁种玉汤、毓麟珠加减主治,使月信恢复正常且受孕。

十四、冲任调周组合方

【方源】　海派沈氏妇科。

【组成】

(1) 卵泡方：当归 12 g，川芎 6 g，熟地 12 g，炒白芍 20 g，黄精 20 g，葛根 30 g，石楠叶 15 g，淫羊藿 30 g，紫石英 30 g(先煎)，杜仲 15 g，菟丝子 15 g，桑椹子 12 g。

(2) 排卵方：淫羊藿 30 g，当归 12 g，川芎 6 g，炒白芍 20 g，熟地 12 g，桃仁 10 g，红花 10 g，紫石英 30 g(先煎)，葛根 30 g，石楠叶 15 g，淫羊藿 30 g，黄精 15 g，穿山甲 10 g(先煎)，王不留行 15 g，路路通 15 g。

(3) 黄体方：当归 12 g，熟地 15 g，炒白芍 20 g，黄精 15 g，刘寄奴 15 g，桑椹子 12 g，覆盆子 30 g，菟丝子 15 g，胡芦巴 10 g，淫羊藿 30 g，葛根 30 g。

(4) 平时粉剂口服方：阿胶粉 6 g，紫河车粉 6 g，鹿角霜 10 g，鳖甲粉 10 g。调入汤药里一起服用，每日 1 次。(也可以冲入豆浆，牛奶中。)

【功效】 养血调冲任，益肾暖宫种子。

【主治】 女性不孕不育。

【方解】 卵泡方：养血调冲任，益肾暖宫。排卵方：益肾养血，暖宫通络(促排卵)。黄体方：养血调冲任，温肾暖宫种子(健黄体)。粉剂口服：补肾精，暖胞宫。

沈仲理医案

范某，35 岁，已婚，0－0－0－0。

初诊：1996 年 1 月 7 日

主诉：婚后未避孕 3 年未孕。

现病史：患者平时月经易推迟，月经史 14 岁，3/30～90 日，无痛经史。形体肥胖，身高 160 cm，体重 75 kg。LMP 1995－11－16。查尿 HCG 阴性。外院性激素水平显示：LH/FSH＞3，T 1.98 ng/ml。阴道超声波检查示：双卵巢内见多枚直径小于 10 mm 的卵泡。HSG 提示：双侧输卵管通畅。丈夫相关检查无异常。舌淡胖边齿印，苔薄白，脉濡细。中医诊断：不孕症。西医诊断：原发性不孕，多囊卵巢综合征，高雄激素血症。证属：脾肾阳虚，冲任失养。治拟：健脾益气，温肾暖宫，调摄冲任。处方：

益母草 30 g，炮姜 5 g，桃仁 10 g，红花 10 g，泽兰 30 g，川牛膝 10 g，凌霄花 10 g，制香附 10 g，八月札 10 g，川芎 6 g，荷叶 9 g，生山楂 30 g。

10 剂。

二诊：1996 年 1 月 21 日

LMP 1996 - 1 - 14，经期 3 日，量中偏少，夹少量血块，色暗红。经前乳房胀痛，纳可，寐安，大便溏薄，一日 2 次。基础体温监测中，已加强锻炼减脂。舌淡胖边齿印，苔薄腻，脉濡细。治拟健脾化湿，益肾暖宫。处方：

青礞石 30 g（先煎），荷叶 10 g，生山楂 30 g，制黄精 15 g，当归 12 g，炒白芍 20 g，丹参 30 g，紫石英 30 g（先煎），淫羊藿 30 g，制香附 10 g，炙甘草 6 g，杜仲 15 g，菟丝子 15 g。

14 剂。

三诊：1996 年 2 月 3 日

LMP 1996 - 1 - 14，PMP 1995 - 11 - 16，基础单相，体重 73 kg。舌淡胖，苔薄白，脉濡细。治拟补肾温阳，活血化瘀。处方：

桃仁 10 g，红花 10 g，当归 12 g，熟地 15 g，炒白芍 20 g，桑椹子 10 g，制黄精 15 g，紫石英 30 g（先煎），胡芦巴 10 g，淫羊藿 30 g，穿山甲 10 g，路路通 10 g，王不留行 10 g。

14 剂。

此后按时就诊，于 1996 年 5 月 30 日复诊时告知 LMP 1996 - 4 - 26，体重 64 kg，T 1.35 ng/ml。基础体温双相，高温相已维持 20 日。即予查尿 HCG 阳性。超声波提示：宫内见一胚囊。随后中药调养保胎 3 个月后停药，患者于 1997 年 1 月底剖腹产一对龙凤胎。

【按语】 本病案患者为脾肾阳虚、痰湿瘀滞证不孕症。西医诊断为不孕症、多囊卵巢综合征、高雄激素血症。其病情复杂，西医治疗无效，沈仲理认为该病治疗上应着重于健脾化痰、温肾暖宫、调摄冲任。患者月经素来推迟时作，初诊时停经 100 日左右，已排除早孕可能，故急需恢复其月经，经行则瘀滞能得以缓解，予以"沈氏行经方"。二诊时月经来潮已干净 1 周左右，此时为卵泡期，故予以温阳化湿，养血活血以调经。沈氏卵泡方中加入青礞石、荷叶、生山楂以增强温阳化湿、活血祛痰之功，达到降低雄激素水平，促使卵泡发育的目的。三诊时，正值排卵期，故治疗上注重温肾暖宫，润养胞脉，以达到促排卵、健黄体、调整周期的目的。以后遵循其月经周期，序贯辨证治疗。患者总共服药 5 个多月，治疗后其痰湿祛，任脉通，月事以时下，宫暖而得子，足月产下一对龙凤胎。

十五、通管方

【方源】 海派陈氏妇科。

【组成】 当归10g,丹参10g,泽兰10g,益母草10g,川芎5g,制香附10g,红花10g,桃仁10g,延胡索10g,广郁金5g,路路通10g,艾叶2g,川牛膝10g,全瓜蒌12g(打),红月季花10g。

【功效】 通经活血,行气消瘀。

【主治】 输卵管阻塞,或炎症后输卵管周围粘连、管壁僵硬、瘢痕挛缩等因素而致之不孕症。

【方解】 通管方是海派陈氏妇科陈筱宝根据其闭经验方"香草汤"衍化而来的,具有通经活血、行气消瘀之功,本方录入《陈氏医案》传之予后世。全方以"疏通胞脉之瘀、调治冲任脉络"为宗旨,适用于输卵管阻塞,或炎症后输卵管周围粘连、管壁僵硬、瘢痕挛缩等因素而致之不孕症。

陈筱宝认为全身血液的储藏与调节、气机运行与通畅,无不依赖于肝气的正常疏泄,如情志不舒或暴怒伤肝,肝失条达,疏泄失常则气血津液运行受滞,从而形成痰湿、瘀血、气滞,壅阻冲任脉络,继而出现输卵管不畅或欠畅、粘连等引起不孕。方中当归、川芎、香附共为君药,川芎为血中之气药,可下行血海,配伍当归补血而不滞血,行血而不伤血。因输卵管阻塞诸证根源在于肝失条达,肝郁气滞,疏泄失常,故方中以香附利三焦,解六郁,疏肝气,配伍川芎可奏疏肝解郁、理气活血之功。因输卵管阻塞诸证多有水饮内停,益母草、泽兰为臣药,两药均为行血利水之要药,益母草微寒,泽兰微温,两药配伍,疏通冲任二脉,活血利水行而不伤正。丹参凉血活血,艾叶暖宫寒,一温一凉,调和阴阳。桃仁、红花可活胞脉之血,通冲任之滞。输卵管不畅者大多伴有少腹疼痛,多属气郁、气滞,故佐以路路通配伍广郁金疏肝解郁、行气通络。延胡索辛散、苦泄、温通,既入血分又入气分,既能行血中之气又能行气中之血,专治瘀而不散、滞而不行之少腹疼痛。牛膝引诸药下行促使经行通畅。通管方还另外重用红月季花,专入血分调冲任二脉之气血。《泉州本草》言:"月季花通经活血化瘀,清肠胃湿热,配伍赤砂糖温中和血,黄酒活血温经以助药效,可使胞脉瘀滞、湿邪经肠道排出体外。"行经期红月季花配合通管方服用,能促使输卵管蠕动、炎症吸收、粘连松解、进而达到胞脉通畅得以受孕的效果。

陈惠林医案

周某,女,41岁,已婚。

初诊: 2018年10月18日

主诉:婚后两年不孕。

现病史:结婚两年不孕,夫妻同居有正常性生活,2016年曾北京某医院试管移植后 60 日流产。子宫输卵管造影(HSG)：双侧输卵管通而不畅,右侧输卵管伞端及盆腔粘连。性激素六项检查：FSH 12.2 mIU/ml,AMH 2.3 ng/ml。平素月经延后,量少,经期腹痛,血块偏多,乳胀,腰酸并见。因备孕问题夫妻关系不和,情绪焦虑,夜寐梦扰。LMP 2018 - 10 - 8。舌暗淡苔薄腻,脉细弦尺脉无力。中医诊断：不孕症。证属：肝气郁结,肾气不足,胞络瘀滞。治拟：疏肝理气,补肾益精,活血祛瘀,调理冲任。处方：

(1) 疏肝理气温肾益精方加减。

柴胡 10 g,白芍 10 g,佛手 10 g,合欢皮 10 g,山茱萸 10 g,菟丝子 12 g,淫羊藿 12 g,鹿角霜 10 g,香附 10 g,桑寄生 15 g,杜仲 15 g,茯苓 10 g,生地 15 g,熟地 15 g,夜交藤 10 g,山药 12 g,白术 10 g,玫瑰花 6 g,甘草 6 g。

14 剂。

上方疏肝理气、温肾益精方嘱经期以外时服用。

(2) 另配通管方嘱经至时服用。

全当归 10 g,丹参 10 g,泽兰 9 g,川芎 4.5 g,益母草 15 g,桃仁 10 g,红花 6 g,制香附 12 g,炒延胡索 10 g,广郁金 5 g,路路通 10 g,牛膝 10 g,艾叶 2 g,红月季花 10 g,全瓜蒌 12 g(打)。

3 剂。

另配红月季花 60 g 并嘱通管方与红月季花在月经来潮时头 3 日服用。

二诊：2018 年 11 月 15 日

LMP 2018 - 11 - 7,逾期而至,来潮头 3 日服用通管方 3 剂后有肠鸣感,但腹泻次数不多,经量微少,色略有暗红。刻下少腹滞痛已减过半,手足微凉,纳谷不旺,神疲乏力,腰略酸,夜寐转安,大便偏软,同时患者情绪焦虑有明显缓解,舌暗淡苔薄腻,脉细弦。证属肝气郁结,肾气不足,胞络瘀滞。治拟疏肝理气,补肾益精。处方：

疏肝理气温肾益精方加减。

三诊：2018 年 11 月 30 日

手足转暖,胃纳尚可,腰酸乏力明显改善,夜寐转安,大便成型,心情愉悦,舌淡胖,脉细。处方：

疏肝理气温肾益精方加减,另配通管方 3 剂嘱经至时服用。

四诊：2018 年 12 月 12 日

LMP 2018 - 11 - 7,刻诊本月经期已逾,但经水未行,故未服用上月所配通管方,尿 HCG 检测呈阳性。转用益肾安胎方合陈氏食疗方人参鸽蛋调理。并嘱其注意休息,免房事,后益肾安胎方调理至 2019 年 3 月,人参鸽蛋服用至预产期前半个月(即 8 月 12 日),8 月 30 日顺利生下一健康女儿,后随访母女健康平安。

【按语】 肝藏血,主疏泄,宜调达。全身血液的储藏与调节,气机的运行与畅通,无一不依赖于肝气的正常疏泄。本患者因常年夫妻不和,情志不舒或暴怒伤肝,肝失条达,疏泄失常,则周身的气血津液运行就要迟滞,而形成痰湿、瘀血、气滞,进可壅阻冲任脉络,出现输卵管阻塞不通或通而欠畅,或者胞脉附体、盆腔炎症水肿、粘连,引起不孕。故在温肾填精、疏肝理气基础上,配合通管方理气活血、疏调冲任。"通管方"温经理气、活血调经,经期服用,能舒畅气血,荡涤痰湿瘀血,对输卵管、盆腔因炎症渗出及水肿引起输卵管阻塞不通,或炎症后输卵管粘连、瘢痕挛缩、管壁僵硬、周围粘连等因素而致不孕者,服用后能促使输卵管蠕动、炎症吸收、粘连松解,进而达到胞脉通畅受孕的效果。

十六、通管汤

【方源】 海派庞氏妇科。

【组成】 当归 9 g,熟地 9 g,赤芍 9 g,川芎 9 g,红花 6 g,海螵蛸 12 g,生茜草 9 g,薏苡仁 12 g,桃仁 12 g,制香附 12 g,路路通 15 g,石菖蒲 9 g,皂角刺 9 g,败酱草 15 g,红藤 15 g。

【功效】 化瘀消积,养血通络。

【主治】 各种原因引起的输卵管阻塞性不孕症。

【方解】 本病病机主要为瘀阻。根据《石室秘录》云"任督之间,倘有疝瘕之症,则精不能施,因外有所障也",由于疝瘕积聚,阻于脉络,以致精不能施,婚后无子。疝瘕之成,大都为血滞或血瘀。故本方首选用桃红四物汤为基础,四物汤养血活血,加入桃仁、红花专攻活血化瘀,以上六味药,皆入肝经,化瘀除滞;但活血必行气,气机运行,以助活血。故用制香附、路路通、石菖蒲理气通络;加入皂角刺、薏苡仁以消积通障碍;方中生茜草、海螵蛸二药,即《素问·腹中论篇》的四海螵蛸一蘆茹丸。原方治血枯经闭,蘆茹即茜草,活血行瘀;海螵蛸咸温以软坚散结,达消积通络之效。同时,瘀久易化热,故加入红藤、败酱草清热凉血,消瘀通络。全方走肝肾血分,达化瘀消积、养血通络之效。

庞泮池医案

姚某,女,17 岁,未婚。

初诊：1994 年 8 月 22 日

主诉：月经来时腹痛 2 年余。

现病史：患者 15 岁月经初潮，每每经行腹痛。临经第一日疼痛剧烈，肢冷汗出，四肢厥冷，甚则呕吐，卧床不起，痛时喜温喜按。血下痛稍减。LMP 1994 - 08 - 16，脉细，舌淡苔薄。证属室女肝肾不足，胞宫虚寒。治拟：温宫活血，调补肝肾。处方：

黄芪 15 g，当归 12 g，白芍 15 g，炙甘草 6 g，桂心 6 g，制香附 12 g，生地 12 g，熟地 12 g，肉苁蓉 12 g，黄精 10 g，淫羊藿 9 g，小茴香 6 g，吴茱萸 6 g，菟丝子 12 g，陈皮 6 g。

经后随症加减，行经前加徐长卿 30 g、艾叶 9 g、川芎 6 g、泽兰叶 15 g、延胡索 15 g，下月行经，疼痛大减，无呕吐、肢冷，经量较前增多，色暗转红。

二诊：1995 年 3 月 25 日

患者诉治疗 4 个月，痛经缓解，经量增多，按期而行，时逢考试停药，2 个月后痛经又起但较前减轻，仍守前法化裁，续服 2 个月，症状消除，嘱以"乌鸡白凤丸"每日两粒，经后连服 10 日，促进胞宫胞脉发育，以巩固疗效。

【按语】　室女痛经，多见本体肝肾不足，加之胞宫虚寒，血行不畅，故经后以补肝肾，温胞宫治其本，经行前去肉苁蓉、黄精、菟丝子，加入活血止痛之品，重用徐长卿 30 g，延胡索 15 g 理气止痛。艾叶温经散寒，川芎、泽兰叶活血调经，体现了庞泮池"不痛"时固本，"痛"时治标的治疗思想。

第二十一章　妊　娠　病

　　妊娠期间，发生与妊娠有关的疾病，称妊娠病，亦称胎前病。临床常见的妊娠病有妊娠恶阻、胎漏、胎动不安、堕胎、小产、胎死不下、滑胎、异位妊娠、葡萄胎、胎萎不长、子肿、子晕、子痫、子满、妊娠小便不通、子淋、子嗽、难产等。若素有脏腑阴阳气血之偏盛偏衰（如肾虚或脾虚），或孕后复感邪气，则可伤及脏腑、气血、冲任，从而发生妊娠病。妊娠病的治疗原则，是治病与安胎并举。第一，分清母病、胎病。第二，安胎的治疗大法有三：即补肾、健脾、疏肝。若胎元异常，胎殒难留，或胎死不下者，则安之无益，宜从速下胎以益母。

　　其中妊娠期阴道少量流血，时下时止，或淋漓不断，而无腰酸腹痛者，称为"胎漏"，亦称"胞漏"或"漏胎"等。若妊娠期间出现腰酸腹痛或小腹下坠，或伴有少量阴道流血者，为胎动不安。胎漏、胎动不安是堕胎、小产的先兆，西医学称之为"先兆流产"。本病主要病机是冲任损伤，胎元不固。辨证主要着眼于停经后少量阴道流血、下腹痛、腰痛、下坠感四大症状。胚胎结于胞宫且胎元正常者，安胎大法以补肾固胎为主，并根据不同情况辅以益气、养血、清热等法。若发现胎元不健或胎元已殒，则需及时下胎，免生他患。

　　在妊娠晚期、临产前或新产后1～2日发生抽搐或伴昏迷。典型表现为眼球固定，瞳孔放大，瞬即头扭向一侧，继而口角及面部肌颤动，数秒钟后牙关紧闭，双手紧握，双臂屈曲，全身及四肢肌肉强直和强烈抽动。抽搐时呼吸暂停，面色青紫，神志丧失。约1分钟抽搐强度减弱，肌肉松弛，随即深长吸气，发出鼾声，恢复呼吸而后逐渐苏醒。抽搐频繁持续时间较长者，往往陷入深昏迷。子痫为产科危急重症，应重在预防。其证候特点是风、火、痰上扰，蒙蔽清窍。治疗原则以平肝息风、豁痰开窍为主。应配合西医解痉、降压、镇静，控制抽搐，防治并发症，挽救母儿生命。适时终止妊娠（罗颂平主编《中医妇科学》）。

一、益君化瘀补肾安胎汤

【方源】 海派骆氏妇科。

【组成】 三七粉 4 g(吞服),炒当归 9 g(炭),菟丝子 10 g,桑寄生 12 g,续断 10 g,杜仲 12 g,生黄芪 15 g,党参 15 g,炒白术 9 g,茯苓 15 g,南瓜蒂 30 g。

【功效】 化瘀止血,补肾健脾,固摄冲任,安胎育胎。

【主治】 胎漏、胎动不安属肾虚血瘀者。

【方解】 "益君化瘀补肾安胎汤"是海派骆氏妇科的家传验方,是在"益君安胎汤"的基础上,加三七粉和当归两味药而形成。适用于脾肾虚弱,兼挟血瘀所致胎漏、胎动不安及滑胎者。方中三七活血补虚,化瘀止血。具止血而不留瘀,活血而无出血之虞的双向调节功能。当归养血活血化瘀,两者配伍,共同发挥活血养血、化瘀止血之功效。菟丝子、桑寄生、续断和杜仲益肾填精,以补先天之本,固养胎元。黄芪、党参、炒白术、茯苓健脾益气,以助后天之本,使胎有所育。南瓜蒂能维系载胎而不坠。诸药合用,共奏化瘀止血、补肾健脾、固摄冲任、安胎育胎之效。全方使胞宫胞脉气血流畅充盈,胎有所养,孕有所载。

骆氏妇科医案

朱某,女,32 岁。

初诊: 2019 年 7 月 16 日

主诉: 停经 35 日,阴道出血 1 日。

现病史: LMP 2019 - 6 - 11,停经 35 日,昨日自测尿 HCG(＋),昨日无明显诱因下见阴道少量出血,持续至今,色暗红,无腹痛,感乏力腰酸,胃纳欠佳,大便欠实,夜寐尚安。患者原有免疫性不孕 EmAb(＋),AsAb(＋),痛经史,经本科治疗免疫抗体复查 3 次均转阴性,痛经已瘥。2019 年 7 月 15 日于外院查血 β-HCG 837.99 mIU/ml,P 105.9 ng/ml。舌质淡偏暗紫,边有齿痕,苔薄白,脉细滑。中医诊断: 胎漏。证属: 脾肾不足,气虚挟瘀。治拟: 化瘀止血,补益脾肾,益气养血安胎。处方:

益君化瘀补肾安胎汤,加生葛根 30 g、淫羊藿 12 g、鹿角片 9 g(先煎)、阿胶 9 g(烊化)、苎麻根 10 g、海螵蛸 10 g、墨旱莲 15 g。

7 剂。

二诊: 2019 年 7 月 23 日

停经 42 日,药后阴血较前减少,色暗,无血块,无腹痛,乏力气短,腰酸好转,纳差,寐安,二便正常。2019 年 7 月 22 日本院测血 β-HCG 11 171.96 mIU/ml,P 69.9 ng/ml。B 超提示:宫内早孕(孕囊大小约 16 mm×11 mm×16 mm,可见卵黄囊,未见明显胚芽及原始心管搏动回声),宫腔少量积液。舌质淡红偏暗,边有齿痕,苔薄白,脉细滑,仍属肾虚血瘀证。治拟化瘀止血,补益脾肾,养血安胎。处方:

当归炭 10 g,三七粉 4 g(吞服),生黄芪 15 g,炒白术 12 g,淫羊藿 15 g,巴戟天 9 g,菟丝子 10 g,桑寄生 12 g,炒川断 10 g,厚杜仲 12 g,阿胶 9 g(烊化),生葛根 30 g,海螵蛸 10 g,苎麻根 10 g,红枣 20 g。

7 剂。

三诊: 2019 年 7 月 30 日

服药后阴血止,感恶心呕吐,畏寒,纳差,轻微腰酸,无腹痛,寐安,二便调,舌质偏紫暗,苔薄,脉细弦滑。仍予补肾健脾,活血养血安胎,佐以和胃降逆之品。处方:

菟丝子 10 g,桑寄生 12 g,厚杜仲 12 g,生黄芪 15 g,炒白术 12 g,当归 10 g,三七粉 4 g(吞服),阿胶 9 g(烊化),淫羊藿 15 g,巴戟天 9 g,生葛根 30 g,陈皮 6 g,紫苏梗 9 g,广木香 6 g,淡干姜 2 g,苎麻根 10 g,红枣 20 g。

7 剂。

药后有轻微腰酸,恶心,畏寒已微,无腹痛,纳可,寐安,二便调。继而守法守方,随症加减月余。

四诊: 2019 年 9 月 3 日

B 超示宫内早孕,孕 11W+,见胎心管搏动,宫腔积液消失。随访患者 2020 年 3 月已平安诞下一子。

【按语】 本案根据患者早孕初期,症见少量见红且色黯,感乏力伴腰酸,B 超显示宫腔少量积液。舌质偏紫暗边有瘀点瘀斑,脉弦滑,故骆氏辨为肾虚血瘀之胎动不安证。骆氏认为脾肾为安胎之本,气血为养胎之源。本案患者素有脾肾两虚,兼气虚血瘀,故治疗宜补益脾肾,益气化瘀安胎。因为骆氏观察临床发现,仅用补肾健脾之剂则效不佳。用活血化瘀药因其药性峻下、动血易损伤胎气,少被医家所用。但骆氏认为当胚胎形成时,冲任汇聚于胞脉以养胎。若气血运行不畅,以致瘀滞胞宫胞脉不能供养胎元。所以只要辨证准确,就应果断适量地加用活血化瘀药,使胞中血脉通顺,胎得精血充养,方能安然奏效。故骆氏突破传统的保胎方法,从瘀从虚论治,气血同治,一补一行,标本并举,使瘀去络通,冲任畅达,胎有所养,胎有所系,胎有所载,则胎自安。本案使用益君化瘀补肾安胎汤加味就寓此意。

二、寿胎方

【方源】　海派王氏妇科。

【组成】　菟丝子 30 g,桑寄生 20 g,川续断 15 g,杜仲 15 g,白术 12 g,黄芩 10 g,党参 12 g,黄芪 15 g,熟地 12 g,柴胡 6 g,广木香 10 g,甘草 5 g。

【功效】　补肾益气,养血安胎。

【主治】　妇女妊娠属气血虚弱者。症见胎动不安,或屡有堕胎宿患,面色淡白,倦怠乏力,不思饮食,舌淡苔薄白,脉滑无力。

【方解】　寿胎方是在"寿胎丸"(《衷中参西录》)合"泰山磐石散"(《景岳全书》)基础上化裁而成。方中菟丝子、桑寄生、川续断、杜仲补肾,党参、黄芪益气,白术、黄芩清热安胎,柴胡升提,熟地养血滋肾,木香健脾,甘草和中。全方共奏补肾益气、养血安胎之功。本方是用于脾肾两虚,气血虚弱所致的胎漏病及滑胎病。临床上以妊娠伴有面色淡白,腰膝酸软,倦怠乏力,不思饮食,舌淡苔薄白,脉滑无力为证治要点。临证加减:若热多者,倍用黄芩以清热安胎,少用砂仁以防辛温助热;胃弱纳差者,多用砂仁以助脾胃之运化,少用黄芩以免苦寒伤胃;妊娠恶阻呕甚者,加生姜以和胃止呕。

王辉萍医案

林某,26 岁,教师,0-0-2-0。

初诊: 2016 年 4 月 15 日

主诉:婚后 3 年,自然流产 2 次。

现病史:患者结婚 3 年,2014—2015 年自然流产 2 次,LMP 2016-3-1,停经 45 日,阴道少量出血 4 日,伴腰酸,小腹坠胀,头晕,神疲肢倦,口淡欲呕,厌食,查尿 HCG(+)。B 超证实为宫内妊娠。舌质淡红,苔薄白,脉细小滑。中医诊断:滑胎。证属:脾肾不足。治拟:补肾益脾安胎。处方:

菟丝子 30 g,桑寄生 20 g,续断 15 g,杜仲 15 g,黄芩 10 g,白术 12 g,党参 10 g,黄芪 10 g,砂仁 6 g,紫苏梗 10 g,白芍 10 g,广木香 10 g,苎麻根 20 g,炙甘草 6 g,地榆炭 15 g。

7 剂。

二诊：2016 年 4 月 22 日

阴道出血止，偶腰酸，无小腹坠胀，仍感头晕欲呕，舌质淡红，苔薄白，脉细小滑。治拟健脾益肾。处方：

菟丝子 30 g，桑寄生 20 g，续断 15 g，杜仲 15 g，黄芩 10 g，党参 15 g，黄芪 15 g，紫苏梗 10 g，白芍 10 g，苎麻根 15 g，柴胡 10 g，山药 15 g，白术 12 g，炙甘草 6 g，砂仁 6 g。

7 剂。

三诊：2016 年 4 月 29 日

无阴道出血，无腰酸，无小腹坠胀，偶恶心，舌质淡红，苔薄白，脉细滑。治拟补肾益气，养血安胎。处方：

菟丝子 30 g，桑寄生 20 g，续断 15 g，杜仲 15 g，黄芩 10 g，党参 15 g，黄芪 15 g，紫苏梗 10 g，白芍 10 g，苎麻根 15 g，柴胡 10 g，山药 15 g，白术 12 g，炙甘草 6 g，砂仁 6 g。

7 剂。

2016 年 12 月 15 日顺产一男婴。

【按语】 王辉萍在长期的临诊过程中不断总结，认为滑胎的病因病机主要是胎元不固，其病机主要是肾气不固，封藏失职。故习惯性流产的治疗之法，首重补肾以固本。肾藏精，主生殖，胎络系于肾，肾气以载胎，肾旺方能荫胎。然肾气之滋长，又赖后天脾胃水谷精气以滋养，故须辅以健脾益气之法。妇女以血为主，经、孕、产、乳都以血为用。因此除补肾健脾之外，尚须佐以养血，肾脾气血充沛，体质健壮，则胎元旺盛，便可发育成长。据有关西医药理研究表明，补肾药中，菟丝子具有雌激素样作用，杜仲能镇静镇痛，抑制子宫收缩，而桑寄生含广寄生苷等黄酮类，有补肾安胎之功效，黄芩对大脑皮层中枢神经系统有镇静作用，从而达到保胎的目的。

三、郑氏安胎饮

【方源】 海派郑氏妇科。

【组成】 党参 15 g，黄芪 15 g，当归 10 g，川芎 6 g，白芍 15 g，生地 15 g，艾叶 6 g，阿胶 10 g，白术 10 g，茯苓 15 g，桑寄生 10 g，续断 10 g，菟丝子 15 g，地榆炭 10 g，黄芩炭 10 g，苎麻根 10 g，甘草 5 g。

【功效】 调肝健脾，益肾安胎。

【主治】　胎动不安、胎漏属脾肾两虚,气血不足兼热者。

【方解】　郑氏安胎饮是海派郑氏妇科的家传验方,全方对于脾肾两虚,气血不足兼热者之胎动不安、胎漏有较好疗效。本方中以芎归胶艾汤(《金匮要略》)、寿胎丸(《医学衷中参西录》)加党参、黄芪、地榆炭、黄芩汤、苎麻根而成。方中党参、黄芪、白术、茯苓健脾益气,可育后天之本以养胎体,共为君药。菟丝子、桑寄生、续断益肾填精,固胎元以资先天之本,当归、川芎、白芍养血调肝,合生地则补血安胎之功尤著。七药合用共为臣药,肝脾肾同治,调肝健脾益肾。阿胶甘平,补血止血安胎;艾叶辛温,温经止血安胎;地榆炭、黄芩炭、苎麻根清热止血安胎,上五味共为佐药,润燥相济,寒温相制,助其止血安胎之功。甘草调和诸药为使药。本方配伍特点:脾肾同补,气血兼补,补中寓止,止中有行。本方可随症加减,如:阴道出血量多者,去当归、川芎;恶心呕吐者加旋覆花、姜竹茹和胃止呕;食少脘痞者加砂仁理气和中安胎;若烦热咽干,舌红少苔,脉细数者,可酌加麦冬、知母、黄柏养阴清热安胎。

现在的药理学证明健脾补肾、养血止血安胎法可以更好地改善子宫内膜容受性,改善子宫内膜的血供,有助于胚胎的发育,提高保胎成功率。

郑志洁医案

杨某,36 岁,已婚,0 - 0 - 0 - 0。

初诊: 2019 年 10 月 18 日

主诉:停经 45 日,阴道少量出血 1 日。

现病史:月经史 6～7/29～30 日,量中等,色红,LMP 2019 - 9 - 3,6 日干净,患者停经 45 日,2019 年 10 月 3 日自测尿 HCG(＋)。查血 HCG 14 561.5 mIU/ml,P 15.2 ng/ml。超声见子宫腔内见一个孕囊回声,孕囊大小 15 mm×14 mm。未见胚胎及胎心,可见卵黄囊,直径 4 mm。今日阴道少量出血,恶心无呕吐。时觉下腹隐痛腰酸。刻下:阴道少量出血,呈咖啡色,无血块及肉样组织流出,时觉下腹隐痛腰酸,伴神疲肢软,纳可,睡眠一般,大便溏薄,小便基本正常。脉滑细,舌苔淡白。中医诊断:胎动不安。证属:脾肾两虚,气血不足。治拟:健脾补肾,益气养血,止血安胎。处方:

阿胶 15 g,艾叶 5 g,生地 15 g,炒白芍 10 g,当归 10 g,党参 10 g,黄芪 15 g,炒白术 10 g,黄芩炭 10 g,煅牡蛎 10 g,龙骨 15 g,杜仲 10 g,桑寄生 15 g,菟丝子 15 g,苎麻根 6 g,续断 10 g,砂仁 3 g(后下)。

7 剂。

二诊：2019 年 11 月 8 日

服药后阴道出血已止，现停经 68 日，感神疲肢软缓解，便溏好转，偶恶心无呕吐，饮食可，睡眠可，无腰酸，无下腹痛，舌淡苔白脉滑细。2019 年 11 月 8 日复查 β-HCG 52 146.25 mIU/ml，P 38.50 ng/ml。B 超：子宫腔内见一个孕囊回声，孕囊大小 25 mm×21 mm。见胚芽及心管搏动，胚芽长 2.8 mm。可见卵黄囊，直径 3.1 mm。证治同前，继以健脾补肾，养血止血安胎。处方：

炒党参 15 g，黄芪 15 g，当归 10 g，生地 15 g，甘草 5 g，升麻 6 g，续断 10 g，砂仁 6 g，桑寄生 10 g，菟丝子 15 g，牡蛎 10 g，苎麻根 10 g，炒白术 10 g，黄芩炭 10 g，广佛手 6 g。

7 剂。

随访 5 月余，告知已于妇幼保健院建孕卡，按时产检，胎儿发育正常。

【按语】 郑志洁认为，脾肾两虚、气血不足兼热导致冲任损伤、胎元不固是胎动不安、胎漏的基本病机。该患者妊娠期间出现阴道少量出血，时有腰酸下腹隐痛，属于中医的胎动不安。因先天禀赋不足，后天失养，导致脾肾两虚所致。脾虚运化失司，化源不足，气血两虚，气虚不摄，血虚失养，胎元不固，而致胎漏下血、胎动不安、神疲肢软。肾虚冲任不固，胎失所养，故阴道出血；腰为肾之府，肾虚则腰酸痛；舌淡苔白，脉滑细，均为脾肾两虚之证。治法健脾补肾，益气养血，止血安胎。郑志洁常用《郑氏女科八十二法》中祖传经验方安胎饮（组成：潞党参、台白术、茯苓、甘草、当归头、陈艾绒、大白芍、川芎、熟地、黄芪、阿胶珠、地榆炭）为基础方加味寿胎丸组方。方中党参、黄芪、炒白芍、茯苓、甘草健脾益气；寿胎丸补肾安胎；阿胶滋阴养血止血，蒲黄炒后止血作用加强；杜仲补肾强腰安胎；当归、炒白芍、生地养血安胎；艾叶温经止血安胎；苎麻根、黄芩炭清热止血安胎；煅牡蛎固摄止血；砂仁醒脾和胃，理气安胎，既防补中过滞，又利胞中胎安，因其性燥善走，故少量用之；甘草调和诸药。诸药合用，使脾气健，肾气盛，气血充盛。气以系胎，血以养胎，胎元得长则胎自安。郑志洁参印前贤，恪守经典，以祖传经验方与经典方完美结合。此外要嘱咐患者安胎期间忌房事 3 个月。

四、乌陈汤

【方源】 海派何氏妇科。

【组成】 乌药，陈皮，川芎，甘草，当归，香附，芍药。

【功效】 调和肝脾，和理气血。

【主治】　适用于妇女胎前产后诸证,如妊娠呕吐、胎动胎漏、产后腹痛等。

【方解】　妇女胎产以血为本,气血充盈,气血调畅,则母体、胎儿健康,反之则诸病蜂起。本方益脾燥湿化痰,脾运健则气血生化有源,然气为主导,气能生血,气能行血,肝主疏泄,肝舒柔和,则气机畅达。故欲调气血,当抓肝脾。何应璧这一学术思想和临床经验对后辈的发展有较大影响,如十七世何汝阈的《伤寒纂要》说:"妊妇劳伤,或下血如脑漏,胎动不安,小便痛涩,只宜疏气,不宜止血。"尤其是从二十二世元长以后,诊治妇科病,多从肝脾入手,注重气血的和畅。

方中乌药、香附疏肝理气;甘草、陈皮健脾化痰;芍药、甘草柔肝益脾;当归、川芎养血活血。全方有调和肝脾,和理气血之功效。临证加减:脾虚甚者,可加党参、黄芪、白术、茯苓等药;肝郁甚者,可加逍遥散;妊娠调摄失宜,胎气不安,或损动漏血伤胎,可加阿胶、艾叶。

案1:何昌福医案(恶阻,《壶春丹房医案》)

经停三月,无寒热,诊脉大,系恶阻减食。处方:

淡芩,知母,橘红,生白芍,苏梗,砂仁,当归。

【按语】　妊娠呕吐、不欲食,治以清热养胃和中。方中清热用黄芩、知母;理气和中用橘红、紫苏梗、砂仁;白芍、当归养血柔肝,与橘红、砂仁相配则调和肝脾,气血顺和则诸恙俱平。方中虽未用乌药、香附,但用了紫苏梗、砂仁,既能理气,又能安胎止呕,不失方义,又合病情。

案2:何应豫医案(胎漏,《妇科备考》)

三个月堕胎者。处方:

当归一钱(3 g),白芍一钱(3 g),熟地一钱(3 g),生地一钱(3 g),砂仁一钱(3 g),阿胶一钱(3 g),川芎五分(1.5 g),陈皮五分(1.5 g),苏梗五分(1.5 g),白术二钱(6 g),杜仲二钱(6 g),续断八分(2.4 g),条芩一钱五分(4.5 g)。

见血,加地榆(去梢,炒)、炒蒲黄各一钱(3 g);预防,五月、七月,以枣肉为丸。

【按语】　孕3个月前,最易胎动胎漏而堕胎,处方所用药物具有养血益脾补肾,理气清热和血的功效,可使漏止胎安,如加地榆、炒蒲黄则治胎漏的效果更佳,且止血而不留瘀,利于生血养胎。

案3:何其超医案(《春熙室医案》)

产后营虚,肝脾失养,气滞不达。腹痛便泄,腰脊酸楚,心跳头眩,脉来濡细。

当用温疏。处方：

炒冬术钱半(4.5 g)，制香附三钱(9 g)，焦白芍钱半(4.5 g)，淡吴茱萸五分(1.5 g)，炙艾绒一钱(3 g)，川芎一钱(3 g)，炒菟丝子三钱(9 g)，炒延胡索钱半(4.5 g)，炒杜仲三钱(9 g)，煨木香五分(1.5 g)，陈佛手五分(1.5 g)，煨姜三片。

【按语】 本案从证候表现看，肝、脾、肾俱亏不调，导致气血不和，脉络阻滞。何其超(古心)治以温疏，此法包括疏肝柔肝，药如焦白芍、制香附；健脾温中，药如炒冬术、吴茱萸、木香、佛手；补肾益精，药如杜仲、菟丝子；温经活血，药如炙艾绒、川芎、延胡索、煨姜。诸法同奏扶正祛邪，脏腑和调，气血通达之效。

五、羚珀散、羚羊角汤

【方源】 海派何氏妇科。

【组成】

(1) 羚珀散：天竺黄，天麻，羚羊角，琥珀，蝉蜕，地龙。研极细末，每服一钱，重则每日可服三五次。

(2) 羚羊角汤：天竺黄，鲜石菖蒲，郁金，地龙，黄连，全蝎。水煎，羚羊角三分(磨冲)，竹沥二两(冲)。

注：症急者先用散后用汤，症缓者可单用汤。因羚珀散可先期预配备用。

【功效】 平肝息风，镇心豁痰。

【主治】 子痫。

【方解】 子痫的发生多与素体脾虚、血虚、肾虚、情志所伤等有关，其病机属风火交炽，病在心、肝、肾，肝肾阴虚，肝阳上亢，肝风内扰，引动心火，风火相煽，则成子痫。因急者治其标，故本二方是以平肝息风、镇心豁痰开窍为要。乃用天竺黄清化痰热、凉心定惊，羚羊角平肝息风，二药两方均有，是为君药。羚珀散中辅以天麻、蝉蜕、琥珀、地龙，则增强息风定惊作用。羚羊角汤中辅以鲜石菖蒲、竹沥、黄连、郁金，则增强清心豁痰作用；合以地龙、全蝎，则增强息风解痉功效。可见羚珀散以镇心定惊见长，羚羊角汤以开窍豁痰效强。待症情缓解，则当补肾益脾，滋阴养血善其后。如昏迷甚者可加用至宝丹一丸研冲；痰盛者加安宫牛黄丸一丸研冲；热盛者加《局方》牛黄清心丸一丸研冲。以上三种丸药，方中虽不免有香窜之品，但为救急之用，现成可得，短期暂用，也所不忌。

何时希医案(子烦，《医效选录》)

某女，20 余岁。

初诊：1960 年

主诉：妊娠期烦躁不宁。

现病史：患者系北京妇产医院住院患者。患者面红身热，辗转反侧，卧不安枕，神情烦躁，但尚清醒不昏迷，能合作，屡屡自抓心区，言心里热得难受，口渴喜饮；不肿，血压不高，孕约八至九月。脉弦滑数，不疾；舌干红，尖赤，能伸缩。

处方：

鲜生地 120 g，鲜沙参 120 g，鲜石斛 100 g（三药捣汁，温服，药渣入煎），竹叶心 120 根，连翘心 12 g，莲子心 12 g，肥知母 15 g，连芯麦冬 15 g，带心玄参 30 g，水炒黄连 3 g，炒黄芩 12 g，生石膏 120 g（打碎），生甘草 6 g，紫雪丹 6 g（分 2 次凉开水冲服）。

2 剂。

二诊：后二日

服第一剂即热减面红淡，烦躁转为安静，得好睡，不再言心热难受，渴饮大减。第二剂服完，诸危急症象悉除，起坐饮食如常人一般。

【按语】　子烦相当于先兆子痫，可症见眩晕目花，头痛头热，烦躁不眠，面红目赤，肢麻筋惕。此患者脉稍弦数，但不疾，也不弱，四肢无抽搐，也无循衣摸床的动风预兆，故尚不属子痫重症，治以清心开窍，养阴生津。心火去，则神志得宁；阴液足，则肝风无以引发，疾病可尽早控制而不致发展。反之，如有角弓反张的痉症，或四肢抽搐的瘛症同时并发，或有两目上视"戴眼"，或有手舞足蹈的，有叫闹的，有迷糊而睡，醒则痉瘛俱作的，则发展为子痫重症，可用羚珀散、羚羊角汤，合牛黄清心丸 1~2 粒，清心、清肝胆、开窍化痰等药治之，一般两三日即平定了，可谓经验之谈，可参。

第二十二章 产后缺乳

产后乳汁甚少或全无,不足以喂养婴儿者,称为"缺乳"。又称"乳汁不足""乳汁不行"。西医学之产后泌乳过少可参照本病。乳汁为血所化生,来源于中焦脾胃。乳汁的分泌是否畅通,还有赖于肝气的疏泄。乳汁缺乏,多因气血虚弱,生化之源不足,或肝郁气滞,乳络不畅所致。治疗气血虚弱者应补气养血,肝郁气滞者应疏肝解郁,两者均应佐以通乳。

沈氏催乳方

【方源】 海派沈氏妇科。

【组成】 生黄芪 30 g,当归 12 g,漏芦 30 g,通草 30 g,鹿角霜粉 10 g(吞),留行子 10 g,路路通 10 g,穿山甲 10 g,生甘草 6 g。

【功效】 益气养血活血,增乳通乳。

【主治】 妇人产后乳汁稀少及乳汁瘀堵不下者。

【方解】 此方为沈仲理治疗产后缺乳的经验方。他认为妇人产后气血大亏,应以益气养血为中心,配合理气活血、增乳通乳之法来治疗。方中重用生黄芪大补元气,当归养血活血,生黄芪和当归组合取义于当归补血汤,达到益气养血、活血化瘀的目的。产后气血两虚,阳气不足,乳汁化生需阳气充足方能顺利化生,故加鹿角霜温阳增乳,穿山甲散瘀结,通乳络,重用漏芦、通草加强通乳络之力,王不留行和路路通辅助下乳。该方配伍精当,重用君药,且药下 3~4 剂即止,以期快速见效,中病即止,随后调整方药,缓治收尾。

沈仲理医案

沈某,女,29 岁,已婚,1-0-0-1。

初诊: 1976 年 10 月 8 日

主诉:产后乳少 2 个半月。

现病史:剖宫产后 2 个半月,乳汁少,纳欠佳,疲乏无力,漏红未净,夜寐不安,多梦,二便尚调。舌淡红,苔薄白,脉细小。中医诊断:产后缺乳。证属:肝脾不足,气血两虚。治拟:养血柔肝,健脾通乳。处方:

生黄芪12 g,党参9 g,炒白术9 g,陈皮3 g,山海螺15 g,漏芦12 g,木馒头9 g,墨旱莲15 g,白蒺藜12 g,梗通草3 g,炙甘草3 g。

另:乳香6 g、没药6 g、赤石脂6 g,三药同研细末,每次3 g,每日2次。

【按语】　沈仲理治疗产后缺乳首重脾胃,根据"九窍者,五脏主之,五脏皆得胃气,乃能通利"(《脾胃论》)的理论,认为脾胃能腐熟水谷、化生气血的功能很重要,气旺则血行,且"妇人乳汁乃冲任气血所化,故下则为经,上则为乳"(《景岳全书》),乳汁乃气血所化,气血旺盛,运行通利,则产妇产乳充足,乳汁排出通畅。另一方面,肝藏血,主疏泄,肝气通利则有利于乳汁排出,正所谓"乳汁之化,原属阳明,然阳明属土,壮妇产后,虽云亡血,而阳明之气,实未尽衰,必得肝木之气以相通,始能化成乳汁,未可全责之阳明也"(《傅青主女科》)。而且,生产时产妇气血大伤,脾胃虚弱,肝血亏虚,因此,产后需侧重于健脾益气,疏肝养血,以促使脾胃运化功能快速恢复,肝疏泄正常,促进气血复原,乳汁乃足。

本病例中患者在剖宫产时耗气伤血,加之产后胃纳欠佳是脾胃功能虚弱的表现,脾胃虚则气血生化乏源,产时耗伤的气血不能恢复,气血亏虚加剧,影响产乳,乳汁量少明显。治疗上需偏向于固护脾胃,积极化生气血,故方中以健脾益气的四君子汤为底,黄芪和党参补气为君药,白术和陈皮理气健脾为臣药,以恢复脾胃功能化生气血,此乃"产后乳少,大补气血则胃气平复,胃旺则水谷之精以生新血,血充则乳自足"(《陈素庵妇科补解》)。

脾胃虚弱则木旺克土,木旺则阳盛,阴不制阳,上扰神明,可见夜寐不宁,多梦。阳盛则迫血妄行,加之脾胃气虚摄血无力,则可见漏红未净。故沈仲理用滋阴止血的墨旱莲和温经止血的赤石脂,一阴一阳配合共奏止血之功。另一方面,妇人产后多虚多瘀,瘀血尚未排净,新血化生不足,止血又恐加重瘀血,影响新血的化生,故加用乳香、没药活血化瘀又不伤新血。为通畅乳络,使乳汁畅行无阻,加用了山海螺、漏芦、木馒头、梗通草,用白蒺藜以平肝疏肝,以使肝气疏泄正常,乳汁通畅,有助睡眠。全方以固护脾胃为中心,配合疏肝理气、化瘀止血之法,达到乳络通畅,乳汁充足,则缺乳得愈。

第二十三章　绝经前后诸证

　　妇女在绝经前后,出现烘热面赤,进而汗出,精神倦怠,烦躁易怒,头晕目眩,耳鸣心悸,失眠健忘,腰酸背痛,手足心热,或伴有月经紊乱等与绝经有关的症状,称"经断前后诸证"。又称"绝经前后诸证"。本病相当于西医学围绝经期综合征。双侧卵巢切除或放射治疗后卵巢功能衰竭出现围绝经期综合征表现者,亦可参照本病治疗。

　　本病的发生与绝经前后的生理特点有密切关系。本病之本在肾,常累及心、肝、脾等多脏、多经,致使本病证候复杂。但因妇女一生经、孕、产、乳,数伤于血,往往是"有余于气,不足于血",所以临床上以阴虚证居多。在治疗上应注意调理肾阴肾阳,使之恢复平衡。若涉及他脏者,则兼而治之。

一、疏肝开郁方

　　【方源】　海派蔡氏妇科。

　　【组成】　炒当归 10 g,炒白术 10 g,云茯苓 12 g,柴胡 5 g,白芍 10 g,广郁金10 g,淮小麦 30 g,青皮 5 g,陈皮 5 g,川楝子 10 g,生甘草 3 g。

　　【功效】　疏肝理气,缓急开郁。

　　【主治】　围绝经期综合征,或经前乳房作胀或胀痛,或乳头触痛,或烦躁欠安,易怒易郁,有时乳胀结块,经来即胀痛渐消,结块变软。苔薄,质边红,脉弦。

　　【方解】　本方由逍遥散与甘麦大枣汤化裁而成。方中当归养血调经;白术健脾以抑肝;茯苓和中,补脾宁心;柴胡平肝解郁,佐白芍以柔肝敛阴;广郁金利气解郁;川楝子疏肝理气止痛胀;陈皮、青皮,疏肝止痛、破气散结、消乳肿,陈皮理气治痰;淮小麦补心、除热、止烦,配生甘草以甘能缓急,并和缓泻火。如兼头痛或胀者加生石决明、白蒺藜;有低热者加栀子、牡丹皮;乳胀痛结块明显者加蒲公英、夏枯草、穿山甲片、橘叶、橘核;大便秘结者加全瓜蒌、元明粉;兼痰滞者加制胆星、白芥子、海藻、枳壳等。

二、坎离既济方

【方源】　海派蔡氏妇科。

【组成】　生地 12 g,川连 2 g,柏子仁 9 g,朱茯苓 12 g,淡远志 4.5 g,九节菖蒲 4.5 g,龙齿 12 g,天冬 9 g,麦冬 9 g,淮小麦 30 g,五味子 3 g。

【功效】　滋水益肾,清心降火。

【主治】　围绝经期心烦意乱,时悲时怒,悲则欲哭,怒则欲狂,夜不安寐,梦多纷纭,烘热潮汗,心悸眩晕等。

【方解】　《医宗必读》李中梓谓:"心不下交于肾,则火乱其神明;肾不上交于心,精气伏而不用。火居上则搏而为痰,水居下则因而生燥……故补肾而使之时上,养心而使之交下,则神气清明,志意常治。"方用生地、天冬、麦冬养阴益精以滋肾水;《内经》谓"心病宜食麦",《千金方》谓"小麦养心气",五味子能上敛心气,下滋肾水;远志能通肾水,上达于心,强志益智;茯苓能交心气,下及于肾;养心宁神,用朱砂拌炒,以镇摄离火,下交坎水;石菖蒲舒心气而畅心神,祛痰开窍;龙齿镇惊安神,固精养心;川连清心泻火,配龙齿、朱砂则能使离火下降于坎水,坎离既济,神志安宁。失寐梦多,加朱灯心 3 束,合欢皮 9 g,琥珀末(吞服)2 g;潮热盗汗,加酸枣仁 9 g、地骨皮 9 g、炙鳖甲 9 g;健忘心悸,加制胆南星 4.5 g、丹参 9 g、孔圣枕中丹 9 g(吞服);眩晕耳鸣,加枸杞子 9 g、桑椹子 9 g、泽泻 9 g;痰热神昏胸闷,加淡竹茹 9 g、莲子心 3 g、礞石滚痰丸 9 g(吞服);狂躁不安,加川大黄 9 g、磁石 15 g(先煎)、西珀末 1.5 g(吞)、白金丸 9 g(吞服)。

案 1:蔡小荪医案

李某,47 岁,已婚,干部,围绝经征,2 - 0 - 2 - 2。

初诊:1997 年 5 月 30 日

主诉:左目及鼻腔干燥半年,伴膀胱酸感。

现病史:月经史 5/24 日,量中等,色红,LMP 1997 - 5 - 22,5 日净。患者左目及鼻腔干燥与膀胱酸感交替发作,在原地遍治未效,深为所苦。来沪就医多月,经内科及眼科检治,曾用平肝清热药物,症状反而增剧。曾患肾盂肾炎。刻下:左目及鼻腔干燥,夜寐早醒,下腹酸,下肢冷。苔腻边红,脉微弦。中医诊断:经断前后诸证。西医诊断:围绝经期综合征。证属:肝肺有热,肾阴亏虚。治拟:补益肝肾。处方:

云茯苓 12 g,枸杞子 12 g,怀牛膝 9 g,车前子 9 g(包煎),淮小麦 30 g,朱远志 4.5 g,川桂枝 3 g,泽泻 9 g,炒怀山药 9 g,大生地 9 g,山茱萸 9 g,生甘草梢 4.5 g。

3 剂。

二诊：1997 年 6 月 3 日

药后症见减,LMP 1997 - 5 - 22。苔薄质红,脉较细。拟从前法出入。处方：

云茯苓 12 g,枸杞子 12 g,怀牛膝 9 g,车前子 9 g(包煎),淮小麦 30 g,丹参 9 g,朱远志 4.5 g,川桂枝 3 g,泽泻 9 g,炒怀山药 9 g,大生地 9 g,山茱萸 9 g。

3 剂。

三诊：1997 年 6 月 6 日

自觉膀胱酸感,余症均减,症势续见好转。苔薄白,尖红,脉较细,再拟原法进退。处方：

云茯苓 12 g,枸杞子 12 g,怀牛膝 9 g,车前子 9 g(包煎),淮小麦 30 g,丹参 9 g,朱远志 4.5 g,川桂枝 3 g,泽泻 9 g,大生地 9 g,淡竹叶 9 g,生草梢 4.5 g。

4 剂。

守法治疗 3 个月后诸症瘥。

【按语】 患者此症由来已久,根据患者主诉,服凉药不舒,故初诊即投济生肾气法加减,3 剂即效。二诊适值经行,原方增丹参以调经。三诊目鼻干燥虽瘥,膀胱酸感又作,前法增淡竹叶,以清心利小便除烦热,药后症势续见好转,此后曾食蟹及鳖致目鼻干燥复发,啖鳖尤为敏感,因即停食,再服前药,渐趋平息。按一般常法,肝开窍于目,肺开窍于鼻,目鼻均燥,肝肺有热,显见无疑,但屡服平肝清热之剂,非但不效,症状反甚。盖患者年近五旬,经期将绝,肾气衰退,肝失滋润,肺阴不足。肾与膀胱互为表里,因之虚热上扰,目鼻干燥,下注则膀胱酸感,证属虚象。如用凉药强行抑制,从实论治,恐难取效,故拟泻中寓补,平肝缓急,略参温散,宗济生肾气法去附子、牡丹皮,取桂枝之温散,助膀胱气化,生甘草梢清热泻火,枸杞子益肝肾、润肺燥,淮小麦甘以缓急,远志宁心安神,生地、怀山药、山茱萸补肾,泽泻、茯苓、车前子利湿泻火,牛膝益肝肾而下行,釜底抽薪,庶免虚虚之弊。

案 2：蔡小荪医案

葛某,61 岁,干部。

初诊：1994 年 3 月 2 日

主诉：情绪不能自控伴烘热阵作、烦躁易怒 2 年余。

4年前绝经后即感精神疲惫,烘热阵作,汗出频频,心悸健忘,烦躁易怒,夜寐欠安,渐致精神抑郁,忧愁寡欢,悲伤欲哭,屡经中西医治疗,症状未见明显改善。近两年来动辄怒骂哭叫,不能自控,苦不堪言,频频自寻短见,家人疲于照顾护理,难适其从。刻诊诉烘热阵作,烦躁易怒,汗出疲惫。舌质偏红,苔白腻,脉细数。中医诊断:经断前后诸证。西医诊断:围绝经期综合征。证属肾虚肝郁,火旺痰结,本虚标实。先拟疏肝化痰,泻火宁心为治。处方:

龙齿12 g,云茯苓12 g,菖蒲4.5 g,煅牡蛎30 g,远志4.5 g,柏子仁9 g,柴胡4.5 g,郁金12 g,炙甘草3 g,知母9 g,川柏9 g,淮小麦30 g,西珀末1.2 g(吞)。

7剂。

二诊:1994 年 3 月 9 日

诸症大减,情绪较佳,夜已能安睡5～6小时。大便不畅,间日而行。苔薄腻,舌质偏红,脉细数。再拟前法出入。处方:

丹参9 g,夜交藤30 g,云茯苓12 g,远志4.5 g,朱灯心3(扎),柏子仁9 g,全瓜蒌12 g(打),灵磁石30 g(先煎),广郁金9 g,柴胡4.5 g,淮小麦30 g,西珀末1.2 g(吞)。

14剂。

三诊:1994 年 3 月 23 日

今复诊,患者欣然云药后自感换了个人。精神显佳,纳馨寐酣。烘热汗出、心悸烦怒诸症趋平,大便畅,唯喉间仍有痰滞。舌质偏红,苔薄白,脉转有力。再拟标本兼顾。处方:

生地9 g,云茯苓12 g,山茱萸9 g,怀山药9 g,牡丹皮9 g,川柏9 g,知母9 g,泽泻9 g,淫羊藿12 g,巴戟天9 g,青皮4.5 g,陈皮4.5 g,广郁金9 g。

14剂。

四诊:1994 年 3 月 30 日

诸症消失如常人。再拟知柏地黄丸、越鞠丸调治1个月。

随访6个月,未见反复。

【按语】　本案为典型之脏躁证,属肾虚肝旺痰结、本虚标实之征。患者年逾七八,肾气衰退,水不涵木,木火偏旺,故烦躁易怒,精神紧张,阴虚阳亢则烘热汗出。肝失柔和,疏泄不利,气机升降失常,水湿运行受阻,湿聚成痰,痰水互结,上蒙清窍,故精神失常。肾阴亏损,水不济火,心阴失养,神不守舍,故心悸健忘,夜寐不安,悲伤欲哭,情志异常。本案虽为肾虚所致,但由此引起之病理变化较为复杂,其标实诸症既重又急,拟先治其标,后治其本。以柴胡、郁金疏肝,流畅气机;云茯苓健脾化湿;石菖蒲芳香开窍,宁心安神,配郁金化湿豁痰,配远志、柏子仁、龙齿安神定志;龙齿、牡蛎平肝潜阳,镇惊安神,加西珀末增定惊安神之效;知母、黄柏滋阴泻火,加甘麦大枣汤,重用淮小麦 30 克,养心安神。故服药 1 周,诸症大减,再从前方出入,2 周后纳馨寐酣,诸症趋平,可见标实已去。改用知柏地黄汤为主,加淫羊藿、巴戟天温补肾阳,以达到阴阳平衡,佐加芳香开窍之石菖蒲、青皮、陈皮、广郁金理气化痰,四年顽疾,一月若失。再以知柏地黄丸、越鞠丸调服,以资巩固。

三、怡情更年汤

【方源】 海派朱氏妇科。

【组成】 紫草根 30 g,淮小麦 30 g,夜交藤 15 g,桑椹子 12 g,女贞子 12 g,钩藤 15 g,生地 12 g,碧桃干 30 g,合欢皮 12 g,糯稻根 30 g,生甘草 6 g。

【功效】 滋阴敛汗,清肝益肾,宁心安神。

【主治】 围绝经期综合征。

【方解】 方中紫草根清热凉血,淮小麦、合欢皮、夜交藤宁心安神,女贞子、桑椹子滋肾养阴,钩藤平肝清热,生地、碧桃干、糯稻根养阴除热止汗,生甘草调和诸药。临床应用中如经前乳胀加夏枯草,生牡蛎;潮汗出加瘪桃干、糯稻根、麻黄根;高血压、头晕目眩加潼白蒺藜、钩藤、天麻。

朱南孙医案

仲某,女,48 岁,1-0-1-1。

初诊: 2013 年 11 月 20 日

主诉: 潮热汗出半年余。

现病史: 患者年近七七,肾气渐衰。近半年来无明显诱因下出现潮热汗出,动则尤甚,劳累烦心,气血耗损。时感神疲乏力,头晕耳鸣,口干便秘,纳平,夜寐欠安。已绝经。脉细数,舌偏红,苔薄少津。中医诊断:经断前后诸证。西医诊断:围绝经期综合征。证属:肝肾不足,冲任失调。治拟:补益肝肾,调补冲任。处方:

生晒参 100 g,何首乌 150 g,制黄精 120 g,西洋参 100 g,枸杞子 120 g,山茱萸 120 g,铁皮石斛 20 g,女贞子 120 g,菟丝子 120 g,北沙参 90 g,桑椹子 120 g,桑寄生 120 g,全当归 150 g,合欢皮 120 g,青皮 60 g,陈皮 60 g,紫丹参 150 g,广

郁金 90 g,八月札 120 g,党参 150 g,柏子仁 120 g,肉苁蓉 120 g,炙黄芪 150 g,生地 90 g,山楂肉 120 g,生地 90 g,熟地 90 g,瓜蒌仁 120 g,川杜仲 120 g,紫草根 150 g,淮小麦 150 g,合欢皮 120 g,糯稻根 150 g,碧桃干 150 g。

辅料:

陈阿胶 250 g,鳖甲胶 250 g,小红枣 250 g,莲肉 150 g,核桃肉 150 g,桂圆肉 120 g,白蜜 150 g,冰糖 500 g,黄酒 500 ml。

【按语】　妇女进入围绝经期,肾气渐衰,冲任二脉亏损,精血不足,天癸将竭,脏腑失于濡养,机体阴阳失于平衡,从而出现围绝经期症状。其主要病机以肾虚为主。肾水匮乏,不能上济心火,心肾不交,则出现潮热汗出,夜寐欠安;精血同源,乙癸同源,肾阴久亏,水不涵木,故肝气郁滞,阳亢化风,出现神疲乏力,头晕耳鸣,口干便秘。《医宗必读》有云"乙癸同源,东方之木无虚,不可补,补肾即所以补肝,北方之水无实,不可泻,泻肝即所以泻肾",故临床治疗上,强调应以补肾之阴阳为核心,兼以清肝健脾,宁心安神。方中紫草根清热凉血;淮小麦、合欢皮宁心安神,女贞子、桑椹子滋养肾阴;生地、糯稻根、碧桃干养阴除热止汗;生甘草调和诸药。配青皮、陈皮、山楂、八月札和胃助运,促进膏方消化。本方通过调补肾之阴阳,临床辨证结合清肝养血、健脾化湿、交通心肾等法综合施治,疗效明显。

四、李氏更年方

【方源】　海派陈氏妇科。

【组成】　生地 12 g,熟地 12 g,肉苁蓉 12 g,制何首乌 12 g,知母 9 g,黄芩 9 g,黄柏 9 g,白菊花 9 g,枸杞子 9 g,炙甘草 9 g,淮小麦 30 g,生铁落 45 g(先煎)。

【功效】　补肝肾,滋阴血,清热泻火除烦。

【主治】　经断前后诸证及手术后、卵巢早衰之烘热、心烦等。

【方解】　李氏更年方为海派陈氏妇科传人——全国名老中医李祥云教授的验方。全方对绝经前后以及因为手术及卵巢早衰造成的诸证均有效,尤其是烘热汗出、心烦焦虑有佳效。方中以生地、熟地、制何首乌、肉苁蓉补肝肾、滋阴血为君药,知母、黄芩、黄柏除烦清热为臣药,菊花、枸杞子、炙甘草、淮小麦补肾养心为佐药,生铁落"宁心神、泻妄火"为使药,诸药同用,可有效改善妇女经断前后诸证,尤其是烘热汗出、心烦焦虑等症状。方中擅长使用药对,生地为滋阴凉血之要药,熟地为补益肝肾之要药,两者一寒一温,入肝、肾之经,共用加强补益肝肾、滋养阴血作用,对绝经前后头晕耳鸣,腰酸腿软,烘热汗出,五心烦热有佳效。淮小麦配炙甘草,主治脏躁,出自《金匮要略》,能养肝补心,除烦安神,补养心气,和中缓急,共奏养心安神、和中缓急之功。黄柏配黄芩,黄柏清下焦之热,黄芩尤善清中上焦虚热,两药配伍更具清热泻火之功。黄柏配知母,两者均归肾经,具清热泻火、滋阴润燥、退热除蒸之功效。菊花和枸杞子配伍源于《医级》中的杞菊地黄丸,既补肝肾之阴,又能清肝肺之热,清补结合,养肝阴,清头目。此方还可以随症加减,汗出剧者加龙骨、牡蛎各 30 g;烘热频者加青蒿 9 g、白薇 12 g;大便秘结加玄参 12 g、麻仁丸 9 g,头昏加女贞子 9 g、钩藤 12 g;心悸怔忡加炙远志 9 g、石决明 15 g;口干加麦冬 9 g、石斛 12 g。有胃病者不用生铁落。

李祥云医案

冯某,49 岁,已婚,1-0-1-1。

初诊: 2017 年 4 月 18 日

主诉: 烘热汗出伴心烦易怒 1 年余。

现病史: 月经史 13 岁,6～10/30～35 日,量中,色黯红夹血块,偶痛经。LMP 2017-2-3,7 日净。患者 1 年多来烘热汗出,心烦不安,暴躁易怒,自诉情绪无法控制,似百爪挠心,多次与家人同事因小事发生争执,随后平静时又会后悔,经行无规律,经行量时多时少,色黯红,伴口苦,夜寐难安,梦魇较多,有早搏,常易感冒,口干尿频,大便干结,腰膝酸软,偶有耳鸣。2017 年 1 月 5 日在某妇产科医院阴超示:子宫大小 68 mm×50 mm×56 mm,左侧见大小约 44 mm×50 mm 液区。诊断为左侧卵巢囊肿。刻下:心烦易怒,面色潮红,烘热汗出,口干便干。舌质黯红,苔薄黄,脉细数偶结代。中医诊断:经断前后诸证。西医诊断:围绝经期综合征,卵巢囊肿。证属:肝肾阴虚,肾亏血瘀,心神不宁。治拟:滋养肝肾,补肾祛瘀,宁心安神。处方:

生地 12 g,熟地 12 g,知母 9 g,黄芩 9 g,黄柏 9 g,菊花 9 g,淮小麦 30 g,生铁落 45 g(先煎),枸杞子 9 g,何首乌 12 g,肉苁蓉 12 g,当归 9 g,川芎 4.5 g,黄芪 30 g,白术 12 g,白芍 12 g,牡丹皮 12 g,丹参 12 g,夜交藤 30 g,炒酸枣仁 9 g,夏枯草 12 g,三棱 9 g,莪术 9 g,煅龙骨 30 g,煅牡蛎 30 g,火麻仁 30 g,炙甘草 9 g。

二诊: 2017 年 5 月 17 日

连续服用 1 个月后诸症均减,月经并未来潮,自觉较前整体舒畅许多,情绪平静,精神较佳,夜寐较前安,烘热汗出略减轻,期前收缩减少,仍大便干结,但能每日一行,复查阴超,左侧卵巢囊肿依旧存在未缩小,舌尖红、苔薄黄,脉细。处方:

宗上方加味。去夜交藤,加浙贝母 9 g 以软坚散结消囊肿;加生大黄 6 g 以泻火通便。

三诊: 2018 年 6 月 6 日

近 1 年来以此方为基本方一直在社区医院转方,服用至今,诸症均好转,自 2017 年 10 月份起月经至今未行,但无不适,偶有心烦烘热,夜寐梦多,腰膝酸软;舌尖红、苔薄黄,脉细。B 超提示左侧卵巢囊肿已消失。处方:

基本同前,去三棱、莪术、夏枯草、浙贝母。

四诊: 2019 年 1 月 9 日

2017 年 10 月绝经,2018 年 12 月 25 日阴超示:子宫 42 mm × 38 mm × 28 mm,测血 FSH 88 mIU/ml,E_2 26 nmol/L,处于绝经期正常水平。自感体质状态明显好转,极少感冒,已无早搏,无心悸胸闷,无腰酸乏力,情绪稳定,夜寐已安,偶有烘热,无汗出,二便正常,舌苔薄、微黄,脉细。

【按语】　陈氏妇科注重补益肝肾,调理冲任,故而此病案选用李氏更年方传承陈氏妇科宗旨,重在滋养肝肾,养阴除烦。加用四物汤养血活血调经,夜交藤、酸枣仁等安神宁心;火麻仁润肠通便;煅龙骨、煅牡蛎固涩敛汗;三棱、莪术、夏枯草活血祛瘀,消瘤散结。诸药合用,如鼓应桴。李祥云认为本病多发生于妇女绝经前后,由于肾气渐衰,冲任亏虚,精血不足,阴阳失调,脏腑功能紊乱所致。其证候虽繁杂多样,然其病机均属肾阴虚损。如烦躁易怒、夜寐梦多、烘热汗出等诸多症状看似实象,实属本虚标实之证。肾阴不足多致心阴不足,心火内炽,心肾不交,则心神不宁;肝阴亏少,水不涵木,肝阳偏亢,则烦躁不安、烘热汗出;胃阴不足,肠燥便秘。因此,治疗上补肾为本,滋阴为主,宜重视滋水涵木、泻火宁心、润肠通便,唯有肾水得滋,才能阴阳调和,疾病自除。其次,本病症状复杂多样,需分清主次进行处方。以本案为例,患者临床表现以阴虚阳亢为主要特征,其主要症状为烘热汗出、心烦不安、夜寐梦多,因而遣方用药时宜补肾与养阴、养心并进,患者的次要症状是卵巢囊肿,因为正值七七之年,如能安稳度过,等绝经后激素水平下降,囊肿自然会萎缩,故而消瘤散结的药物为辅药,不可主次颠倒。

五、骆氏滋水济火宁更汤

【方源】　海派骆氏妇科。

【组成】 知母 10 g,黄柏 10 g,生地 12 g,地骨皮 12 g,龟甲 9 g,山药 15 g,枸杞子 12 g,桑椹子 15 g,天冬 12 g,麦冬 12 g,酸枣仁 12 g,炒白芍 12 g,广郁金 12 g,川楝子 10 g,炙甘草 6 g,大枣 20 g。

【功效】 滋肾疏肝,育阴潜阳。

【主治】 绝经前后诸证之肾虚肝郁诸症。

【方解】 绝经前后诸证是围绝经期妇女的常见症状,多因肾虚肝郁所致。肾藏精,主封藏;肝藏血,主疏泄;精血同源,同寄相火,肝肾同源,相互影响。方由知柏地黄丸和逍遥丸化裁,加酸枣仁养心安神,天冬麦冬养阴生津。全方共奏滋阴养血,清热疏肝之功。临诊随症加减:双目干涩模糊者加密蒙花 10 g、菊花 9 g、决明子 15 g;头痛眩晕者加钩藤 30 g、天麻 9 g;心烦甚者加牡丹皮 10 g、炒栀子 10 g、豆豉 9 g;多汗者糯稻根 30 g、瘪桃干 10 g。

骆氏妇科医案

强某,已婚,55 岁,2 - 0 - 1 - 2。

初诊: 2019 年 8 月 6 日

主诉:潮热汗出 3 年余。

现病史:患者育有一子一女,绝经 6 年。2016 年始时有潮热汗出,面部潮红,口干咽燥,夜寐易醒,偶有头晕,心烦易怒。近日因邻里纠纷,夜难入寐,烘热烦躁,纳可,大便干结,小便可。舌质偏红,苔薄,脉细弦。中医诊断:经断前后诸证。西医诊断:围绝经期综合征。证属:肾阴亏虚,肝气郁结。治拟:滋肾疏肝,育阴潜阳处方:

知母 10 g,黄柏 10 g,生地 12 g,地骨皮 12 g,龟甲 9 g,菟丝子 10 g,枸杞子 12 g,山茱萸 10 g,天冬 12 g,麦冬 12 g,酸枣仁 12 g,炒白芍 12 g,广郁金 12 g,川楝子 10 g,炒栀子 9 g,淮小麦 30 g,炙甘草 6 g,大枣 20 g。

7 剂。

二诊: 2019 年 8 月 14 日

潮热汗出明显减轻,情绪好转,夜寐渐安。处方:

宗原意增加桑椹子等滋养肝肾之味续服 14 剂而奏全功。

【按语】 妇女绝经前后,天癸渐竭,阴精既不能灌溉五脏,又不能滋养诸经,导致脏器不和,而出现一系列经断前后诸症。本案患者已为肾气虚,天癸竭,阴血亏虚之年;肾阴虚内热则见潮热汗出,面部潮红;阴精下亏,虚火上炽,水火不济,则心火亢盛,故现心神不宁而夜寐不安;乙癸同源,肾阴不足,肝失柔养,肝阳上亢,肾水不能上承,故有口干舌燥,心烦易怒等症。患者已过七七之年,肾阴亏虚,又因邻里纠纷遭受精神刺激,情志失调,肝气郁结,病情加重。对于本证的治疗以骆氏滋水济火宁更汤配甘麦大枣汤滋阴潜阳降火,疏肝解郁,甘润养心。同时对于此类疾患骆氏极其重视心理疗法,提倡药治与意治并重,根据患者不同性格,掌握其心理状态,辅以心理治疗,使其精神松弛,情绪转移,排除不良精神因素,往往可以获得良好的效果。

六、定志方

【方源】　海派王氏妇科。

【组成】　党参 10 g,茯苓 20 g,炙远志 10 g,石菖蒲 15 g,广郁金 15 g,炒酸枣仁 15 g,当归 12 g,白芍 10 g,龙骨 30 g,磁石 30 g。

【功效】　养心安神,祛痰定惊。

【主治】　心神不定,无故惊恐,善忘失眠,心悸心慌(围绝经期综合征、青春期月经紊乱伴意识障碍等)。

【方解】　定志方是在《千金方》"定志丸"基础上化裁而成。方中:党参补气安神益智,石菖蒲开心利窍,茯苓善镇惊悸,当归、白芍生血补心、补虚益损,郁金解郁理气、枣仁敛汗除烦,远志祛痰除惊,磁石、龙骨镇惊安神。全方共奏养心安神,祛痰定惊之功。主要用于治疗心神不定,善忘失眠,心悸心慌等。对绝经前后诸证患者精神症状方面有很好的缓解作用。对青少年学习紧张、休息不足出现的月经紊乱,或临经适逢考试而发生一时性意识障碍、失去记忆等疗效满意。如兼气血虚者,加黄芪、熟地。兼肾阴虚者,加桑寄生、枸杞子。肾阳虚者,加仙茅、淫羊藿、锁阳。

王辉萍医案

沈某,女,47 岁,1-0-2-1。

初诊:2014 年 12 月 20 日

主诉:月经后期 3 年,伴潮热盗汗。

现病史:患者既往月经规则,月经史 15 岁,4/28 日,LMP 2014-11-5。近 3 年来月经后期,常 50 日至 3 个月一行,经行量少,无血块,色鲜红,无痛经。外院查血内分泌:FSH 47.43 mIU/ml,LH 12.03 mIU/ml;E_2 13 pg/ml。阴超提示:子宫质地欠均匀,右卵巢囊性。查妇科检查提示右侧附件增厚。患者平素腰酸头痛头晕,阵发性潮热汗出,五心烦热,小腹胀。夜寐不安,大便间日行。舌暗红,少苔,脉细数,尺脉无力。中医诊断:经断前后诸证。西医诊断:围绝经期综合征。证属:肝肾阴虚。治拟:滋养肾阴,佐以潜阳。处方:定志方加减。

党参 10 g,茯苓 20 g,炙远志 10 g,石菖蒲 15 g,广郁金 15 g,炒酸枣仁 15 g,当归 12 g,白芍 10 g,龙骨 30 g,灵磁石 30 g,川断 15 g,菟丝子 20 g,山茱萸 10 g,姜半夏 12 g,丹参 12 g,白术 12 g,炙甘草 5 g,怀牛膝 15 g,青皮 10 g,陈皮 10 g。

7 剂。

二诊:2014 年 12 月 27 日

患者潮热汗出症状较为好转,夜寐好转,头晕头痛不甚,腹胀明显好转,腰略酸,大便日行一次,舌微暗,苔薄,脉细尺脉弱。证属肝肾阴虚。治拟滋养肾阴,佐以潜阳。处方:

原方续用 14 剂。

三诊:2015 年 1 月 10 日

LMP 2015 - 1 - 5,今第六日,量中,无血块,无痛经,潮热汗出症状明显好转,夜寐佳,无明显腰酸,略腹胀,无头痛,纳可,便调。舌微暗,苔薄,脉细。证属肝肾阴虚。治拟滋肾养肝,活血理气。处方:

柴胡 10 g,杜仲 12 g,川断 12 g,广木香 10 g,茯苓 12 g,狗脊 12 g,姜半夏 12 g,丹皮 10 g,炙甘草 5 g,当归 12 g,菟丝子 20 g,山茱萸 10 g,怀牛膝 15 g。

7 剂。

随症治疗 3 个月患者月经按时来潮,潮热汗出症状缓解,夜寐佳,无明显腰酸,无头痛,纳可,便调。

【按语】 妇女在绝经前后,机体由阴阳均衡向衰退的老年过渡,随着肾气日衰,天癸将竭,冲任二脉逐渐亏虚,精血日趋不足,肾阴阳易于失和,进而导致脏腑功能失调。其致病机制主要为肾虚。肝肾同源,肾阴亏虚水不涵木,则表现为阴虚阳亢之象;肾阳虚,命门火衰,脾土失煦,则出现脾肾阳虚之候。肾精不足,心阴虚而心阳亢,可致心肾不交。此外,尚有肝气郁结,心脾两虚导致气血失调,影响冲任,而出现心神不定、无故惊恐、善忘失眠、心悸心慌及意识障碍者,治疗以调补肝肾,养心安神,祛痰定惊。

定志方主要用于心神不定,善忘失眠,心悸心慌等。对绝经前后诸证患者精神症状方面有很好的缓解作用。另此证患者肾精不足,肝肾阴虚是其根本原因,故在治疗上仍需注重补益肝肾。绝经前后诸证的治疗,重在"调"字,临证之时需根据患者的不同证型,具体辨证论治,处方用药。除药物调理外,还应配合心理疏导,保持精神愉快,心情舒畅,同时还宜适当做些户处运动,则收效满意。

七、更年方

【方源】　海派唐氏妇科。

【组成】　淮小麦 30 g,浮小麦 15 g,知母 9 g,炒黄芩 9 g,大生地 12 g,牡丹皮 9 g,枸杞子 12 g,炒川断 9 g,麦冬 9 g,广郁金 9 g,夜交藤 15 g,灵芝 9 g,酸枣仁 12 g,陈皮 5 g,甘草 5 g。

【功效】　安神止汗,养阴清热凉血。

【主治】　经断前后诸证。

【方解】　本方是海派唐氏妇科唐锡元勤求古训,结合新知,创新变通总结的经验方。本方由《金匮要略》中"甘麦大枣汤""百合地黄汤"引申化裁而来,治疗妇女绝经前后诸症之肾阴不足,心肾不交型。全方对于改善绝经前后诸症疗效较好,并且通过加减可以缓解大部分绝经前后诸症。方中淮小麦、浮小麦养心安神止汗;知母、炒黄芩、大生地、牡丹皮养阴清热凉血;枸杞子、炒川断补肾养肝;麦冬、广郁金清心解郁;夜交藤、酸枣仁、灵芝宁心安神;陈皮理气健脾;甘草调和诸药。随症加减:出汗较多加糯稻根、瘪桃干、煅牡蛎;心烦失眠较甚加合欢皮、珍珠母;胸闷加瓜蒌皮、绿萼梅;心慌加茶树根、丹参;气短懒言加太子参、制黄精;头晕头痛加潼蒺藜、白蒺藜、钩藤;月经淋漓不净加女贞子、墨旱莲、贯众炭;月经量多有块加三七粉、茜草。

唐锡元医案

范某,女,48 岁,已婚,1 - 0 - 2 - 1。

初诊:2000 年 11 月 3 日

主诉:烘热汗出半年。

现病史:月经史 6～7/23～26 日,经量偏少。LMP 2000 - 9 - 11,5 日干净。患者月经紊乱半年,烘热汗出,腰酸头晕,心烦忧虑,夜寐多梦,甚则失眠,容易健忘,影响工作,口干便干,舌红苔少,脉细稍数。外院 B 超:子宫附件(一)。中医诊断:经断前后诸症。西医诊断:围绝经期综合征。证属:肾阴不足,心肾不交。治拟:滋养肾阴,宁心安神。处方:

淮小麦 30 g,浮小麦 15 g,知母 9 g,炒黄芩 9 g,大生地 12 g,牡丹皮 9 g,枸杞子 12 g,炒川断 9 g,麦冬 9 g,广郁金 9 g,决明子 30 g,夜交藤 30 g,酸枣仁

12 g,珍珠母 30 g,陈皮 5 g,甘草 5 g。

14 剂。

二诊：2000 年 11 月 17 日

服药后烘热汗出显减,夜寐改善,口干亦减,大便顺畅,月经于 11 月 10 日来潮,量少 5 日干净。舌红苔少,脉细稍数。仍属：肾阴不足,心肾不交。治拟：滋养肾阴,宁心安神。处方：

淮小麦 30 g,浮小麦 15 g,知母 9 g,炒黄芩 9 g,大生地 12 g,牡丹皮 9 g,枸杞子 12 g,炒川断 9 g,麦冬 9 g,广郁金 9 g,夜交藤 30 g,酸枣仁 12 g,珍珠母 30 g,决明子 15 g,陈皮 5 g,甘草 5 g。

14 剂。

三诊：2000 年 12 月 1 日

烘热汗出稍见,夜寐显著改善,余症未现,舌红苔少,脉细稍数。继用原方加减巩固治疗。处方：

淮小麦 30 g,浮小麦 15 g,知母 9 g,炒黄芩 9 g,大生地 12 g,牡丹皮 9 g,枸杞子 12 g,炒川断 9 g,麦冬 9 g,广郁金 9 g,夜交藤 15 g,酸枣仁 12 g,灵芝 9 g,陈皮 5 g,甘草 5 g。

14 剂。

以后患者自行断续按上方服药 3 个月,烘热汗出偶见,夜寐显著改善,记忆力明显提升,自觉神清气爽,工作生活正常。

【按语】 唐氏认为经断前后诸证病因病机主要是女子七七肾气渐衰,天癸渐竭;或者子宫、卵巢手术原因导致激素水平骤降而致阴阳失衡。除了躯体方面的不适外,出现心神方面症状也比较多,临床以肾阴不足,心肾不交型多见。常表现为烘热汗出,腰酸头晕,心烦忧虑,容易健忘,夜寐多梦,甚则失眠,口干便干。本例患者因为年近七七,肾阴亏虚不能维阳以致烘热汗出,腰酸头晕;肾水不足不能上济于心以致心烦失眠、忧思健忘,阴虚内热津液耗伤以致口干便干。所以治疗上以滋养肾阴,宁心安神为主。淮小麦、浮小麦养心安神止汗;大生地、牡丹皮、知母、炒黄芩养阴清热凉血;枸杞子、炒川断滋养肝肾;麦冬、广郁金清心解郁;夜交藤、酸枣仁、灵芝、珍珠母宁心安神;陈皮理气健脾;甘草调和诸药。

对于绝经前后诸证治疗主要以改善症状,提高生活质量为主,让患者平稳渡过围绝经期。如果还未完全绝经,对于月经延后量少不必强求催经,排除怀孕后经过调理有时还会自行来潮,但月经过多、经期延长,甚则崩漏还需排除器质性疾病后,应该同时积极治疗。

八、甘麦百合地黄汤

【方源】　海派何氏妇科(《医效选录》)。

【组成】　炙甘草6 g,淮小麦30 g,炒枣仁12 g,野百合12 g,大生地12 g,制香附9 g,沉香片3 g(后下),陈香橼皮6 g,广木香6 g。

【功效】　疏肝养心宁神,平调阴阳。

【主治】　脏躁,郁烦,烘热汗出,妇女围绝经期综合征。

【方解】　妇女经断前后诸证多因阴阳失和,肝气郁,心火旺所致。《金匮要略》中有脏躁一证,与本证相似,何时希对《金匮要略》用甘麦大枣汤治疗尤欣赏之。他还认为《金匮要略》中百合病"常默然,欲卧不能卧、欲行不能行"等症与脏躁"喜悲伤欲哭,有如非己所作,数欠伸"病似,故合用百合地黄汤,并以此为基础制方以增疗效。方中炙甘草、淮小麦甘平中和益气养心,合以炒酸枣仁,增强养心安神作用;野百合、生地滋阴清肺润燥;制香附、木香、沉香、香橼皮,谓四香法,四香均有理气作用,然香附疏肝调经尤擅,沉香降气、温肾助阳见长,香橼皮宽中化痰功佳。全方疏肝养心宁神,平调阴阳为要,清肺亦寓"金平木法",共奏去烦除躁之功。临证对于阴虚阳亢,火升气逆者,必先治以滋阴恋阳,阴能抱阳,后则平调阴阳,以达阴平阳秘。

临证加减:如玄府不固汗出多者,加二至丸、五味子、龙骨、牡蛎等药;肝郁痰气甚者,加逍遥丸、紫苏子;阴虚热甚者,加牡丹皮、知母、黄柏;肾虚阴阳失调者,用淫羊藿、肉苁蓉、巴戟之阳药,与龟甲、地黄、山茱萸之阴药为配合,使阴平阳秘为善后。此外,何氏医家常嘱患者需开怀旷达调理甚为重要。

何时希医案

李某,女,43岁,职员。

初诊:1985年4月11日

病关情志过极,焦虑不安,郁郁不乐,肝气横逆,冲犯于上中二焦,且有梅核气之渐。经周期不准(20~40日),量中等,无块,无胀痛。脉左关弦,右寸关弦动;舌下及边有紫筋。中医诊断:经断前后诸证。西医诊断:围绝经期综合征。先予甘麦大枣汤,合逍遥丸、四香法,以疏泄肝气,并安脏躁。处方:

炒当归12 g,炒白芍9 g,醋炒柴胡6 g,生白术12 g,炙甘草6 g,淮小麦30 g,制香附9 g,陈香橼皮6 g,沉香片3 g(后下),广木香6 g,路路通9 g,广郁金9g,大红枣4枚,炙紫苏子12g。

7剂。

二诊:1985年4月18日

面色稍灵活,已有笑容,自言烦躁不安、焦虑之情亦有改善,自咽至腹渐见调畅;眠好,一觉至8小时。两脉弦,左关尺仍甚;舌紫筋减。处方:

炙甘草6g,淮小麦30g,炒枣仁12g,野百合12g,大生地12g,广郁金9g,炙远志6g,路路通9g,制香附9g,沉香片3g(后下),陈香橼皮6g,广木香6g,逍遥丸9g(包煎)。

14剂。

三诊:1985年5月2日

眠好纳旺,大小便正常;因喜食某肴较多,倍于往时,家人有诮其"神经病不会好的",乃狂躁叫骂,取厨刀欲自杀,经救后,又致坐立不宁,由胸至咽梗塞又作。此真《金匮》脏躁病之见象也。脉左弦。试用借金制木法与甘麦大枣同进。处方:

炙苏子12g(包煎),炙桑白皮12g,野百合12g,大生地12g,清炙枇杷叶12g(去毛,包),炙甘草6g,淮小麦30g,大红枣4枚,广郁金9g,陈香橼皮6g,川朴花6g,沉香片3g(后下),龙胆草6g。

7剂。

四诊:1985年5月9日

情绪好转,但仍不安;自胸至咽已松,咽梗犹存,得矢气。劝以加强信心,专心治疗,绝不致成"精神病"。愿去汉口休养,励以改换环境,避免情绪,待健复回来,讥诮塞口矣,须有信心决心,方能度过。脉右渐平,而浮按仍弦;苔净,边紫转红。守法不更。处方:

南沙参15g,大麦冬12g,大生地12g,野百合15g,炙甘草6g,淮小麦30g,大红枣4枚,炙桑白皮12g,炙紫苏子12g,沉香片3g(后下),陈香橼皮6g,龙胆草6g。

14剂。

备成药:珍合灵片临卧吞5片,归脾丸12g,逍遥丸9g,琼玉膏一两,分冲。14剂。

【按语】 本案脏躁之象甚确,初诊用甘麦大枣汤,合逍遥丸、四香法(即制香附、陈香橼皮、沉香片、广木香),以养心疏肝为治,颇见效果。二诊合以《金匮》百合地黄汤,以增养心清肺之功,亦寓"金平木法"。三诊时因受精神刺激,肝火偏旺,故前法中加入龙胆草、炙紫苏子、炙桑白皮等药以增强清肝和借金制木法。梅核气《金匮》用厚朴半夏汤,然何时希认为五志之极,其痰梗乃气火所变,故仅取紫苏子、朴花,而复以"止逆下气"的麦冬,肃肺与润肺同进,收效颇符设想。

九、喜氏清更安神汤

【方源】　海派喜氏妇科。

【组成】　党参 10 g,五味子 10 g,麦冬 10 g,当归 10 g,酸枣仁 15 g,百合 10 g,炙远志 10 g,柏子仁 10 g,浮小麦 30 g,淡竹叶 10 g,炙甘草 6 g,生地 10 g,黄连 3 g。

【功效】　滋阴清热,交通心肾。

【主治】　经断前后诸证属心肾不交、神志不宁者。

【方解】　喜棣认为,肾虚是导致本病基础,阴阳失调、气血失和,导致多脏腑受累,临床表现多样变化,表现为潮热、盗汗、不寐、心烦心悸等一系列症状。治疗总以调平肾中阴阳为大法。喜氏清更安神汤,是喜氏妇科的经验传承方,本方以滋阴清热,交通心肾为治疗方法。心主火在上,肾主水在下,在正常情况下,心火下降,肾水上升,水火既济,得以维持人体水火,阴阳之平衡。水亏于下、火炎于上,水不得上济,火不得下降。心肾无以交通,故症见心悸肉跳,多梦易惊,头晕耳鸣,精神萎靡,腰腿酸软,咽干口燥,潮热盗汗等。方中以生脉饮为主益气生津、养阴敛汗;百合养阴安神;麦冬养阴清肺除烦;生地、当归滋阴养血;黄连、淡竹叶清心降火;浮小麦敛阴止汗;远志、酸枣仁、柏子仁养心安神、交通心肾。

喜棣医案

陈某,女,已婚,49 岁。

初诊：2019 年 8 月 4 日

主诉：停经 3 个月,心烦失眠 2 月余。

现病史：患者 1 年前开始月经不规律,3 月甚至半年来潮一次,量少色暗,无痛经,偶有心烦,未治疗。3 个月前患者月经停止,心烦日渐加重,失眠多梦遂来诊。刻下：患者停经 3 个月,心烦失眠,潮热盗汗,时有烘热,微微出汗,汗出烘热减退,夜间难以入睡,每晚最多睡 3 小时左右,多梦不安,手足心热,心慌心悸,时有头晕,平时腰酸,口干乏力,大便偏干。脉沉细数,舌红,少苔。中医诊断：经断前后诸证。西医诊断：围绝经期综合征。证属：阴虚内热,心肾不交。治拟：滋阴清热，交通心肾。处方：

党参 10 g，五味子 10 g，麦冬 10 g，当归 10 g，酸枣仁 15 g，百合 10 g，炙远志 10 g，柏子仁 10 g，浮小麦 30 g，淡竹叶 10 g，生地 10 g，黄连 3 g，炙甘草 6 g。

7 剂。

二诊：2019 年 8 月 18 日

患者诉心烦失眠稍改善，睡眠时间稍微延长，但仍梦多，仍时有心悸头晕，口干舌燥，烘热汗出仍有。舌尖红，少苔，脉细数。此证属于阴虚内热，心肾不交，治疗以滋阴清热，交通心肾为原则。处方：

党参 10 g，五味子 10 g，麦冬 10 g，当归 10 g，酸枣仁 15 g，百合 10 g，炙远志 10 g，柏子仁 10 g，浮小麦 30 g，淡竹叶 10 g，龙齿 10 g，生地 10 g，黄连 3 g，炙甘草 6 g，糯稻根 20 g。

7 剂。

三诊：2019 年 9 月 8 日

患者诉心烦失眠明显改善，每晚睡眠时间延长至 4 小时多，无明显心慌心悸，但仍口干舌燥，时有烘热汗出，腰酸乏力。舌尖红，少苔，脉细数。此证属于阴虚内热，心肾不交，治疗以滋阴清热，交通心肾为原则。处方：

党参 10 g，五味子 10 g，麦冬 10 g，当归 10 g，酸枣仁 15 g，百合 10 g，炙远志 10 g，柏子仁 10 g，浮小麦 30 g，枸杞子 10 g，龙齿 10 g，生地 10 g，黄连 3 g，炙甘草 6 g，糯稻根 20 g，山茱萸 10 g。

7 剂。

【按语】 喜棣认为，妇女年近 50 岁，肾气渐衰，天癸将竭，冲任虚损，精血不足，调节阴阳相对平衡的功能失常，出现肾阴亏损、阳失潜藏，经络失于濡养温煦等表现。因此，诊治绝经前后诸症常从肾论治。根据临床表现，以阴虚内热、心肾不交为多，故治法当以滋阴清热、交通心肾为主。患者肾气渐衰，血海空乏，故绝经 3 个月；肾阴亏虚，肾水不能上承济心火，心火上炎，故心烦不安、失眠多梦、眼干口燥；肾阴亏虚，虚阳上亢，故时有时有头晕；肝肾亏虚，故腰酸乏力等。故喜氏清更安神汤方中以生脉饮为主，养阴益气生津敛汗；百合养阴安神；麦冬养阴清肺除烦；生地、当归滋阴养血；黄连、淡竹叶清心降火；浮小麦敛阴止汗；远志、酸枣仁、柏子仁养心安神、交通心肾，共奏滋阴清热、交通心肾之功效。

十、郑氏更年方

【方源】 海派郑氏妇科。

【组成】　党参 15 g,黄芪 15 g,生地 15 g,当归 10 g,甘草 5 g,茯神 15 g,朱远志 10 g,酸枣仁 15 g,灯心草 2 g,合欢米 15 g,夜交藤 15 g,黄连 3 g,生栀子 10 g,黄柏 10 g,地骨皮 15 g,陈皮 6 g,山楂炭 15 g,佛手 6 g。

【功效】　益气养阴,养心安神。

【主治】　经断前后诸证属气阴两虚,心神失养者。症见神疲肢软,欠寐心悸,烦热盗汗,月经后期、月经量少或量多、经期延长等。

【方解】　郑氏更年方是海派郑氏妇科的家传经验方。对于气阴两虚,心神失养型绝经前后诸症之神疲肢软、欠寐心悸、烦热盗汗、月经后期、月经量少或量多、经期延长等有佳效。本方又名"归脾汤加减方"。方中党参、黄芪、生地、当归益气滋阴,养血调经共为君药,生地还可上清心火,下滋肾水,补肾养心。合欢米、夜交藤解郁安神;酸枣仁、茯神养心安神;灯心草、黄连、生栀子清心安神;朱远志交通心肾,养心安神;黄柏、地骨皮助生地滋阴清热,不用敛汗药盗汗自止,黄柏还善滋肾阴,上十味共为臣药,多途径宁心安神。陈皮、山楂炭、佛手共为佐药,理气化痰,和胃消食,使诸药之品补而不滞,滋而不腻,使寒不碍胃,调和脾胃,以资化源。甘草调和诸药为使药。方中善用药对,合欢米与夜交藤相须为用加强解郁安神的作用,茯神、远志、酸枣仁相须为用加强养心安神的功效。黄连、生栀子、灯心草每相须为用清心火,引火下行。综观全方,益气养阴治本,养心安神敛汗治标。标本兼顾,心肾同治,养中兼清,补中有行。可随症加减,盗汗剧者可加碧桃干、糯稻根、浮小麦收敛止汗。心悸失眠剧者可加煅龙骨、煅牡蛎、煅龙齿、煅磁石等镇静安神。头痛头晕者加白菊花、钩藤、煅石决明平肝潜阳。

郑志洁医案

沈某,48 岁,已婚,1-0-1-1。

初诊: 2019 年 11 月 23 日

主诉:月经后期量少 1 年余,欠寐心悸烦热盗汗 2 月余。

现病史:月经史 5~7/28~35 日,量中等,色红,既往经行乳房胀痛。近 1 年来月经延后,量少,周期 30~60 日不等。LMP 2019-9-2,7 日干净。现停经 2 月余,近 2 个月来出现烦热盗汗,腰酸欠寐,神疲肢软,睡眠欠佳。刻下:烦热盗汗,腰酸欠寐,神疲肢软,动则汗出,纳适,欠寐,二便调。舌淡红苔薄脉细。中医诊断:经断前后诸证。西医诊断:围绝经期综合征。证属:气阴两虚,心神失养。治拟:益气养阴,宁心安神。处方:

党参 15 g,黄芪 15 g,生地 15 g,当归 10 g,甘草 5 g,朱茯神 15 g,朱远志

10 g,酸枣仁 15 g,灯心草 2 g,合欢米 15 g,夜交藤 15 g,黄连 3 g,生栀子 10 g,黄柏 10 g,陈皮 6 g,山楂炭 15 g,佛手 6 g。

7 剂。

二诊: 2019 年 11 月 30 日

服上药后月经仍未转,腰酸欠寐渐缓,神疲肢软烦热仍然。纳适,舌淡红苔薄脉细。症治同前。处方:

党参 15 g,黄芪 15 g,生地 15 g,当归 10 g,甘草 5 g,朱茯神 15 g,朱远志 10 g,酸枣仁 15 g,灯心草 2 g,合欢米 15 g,夜交藤 15 g,灵芝 10 g,黄连 3 g,生栀子 10 g,黄柏 10 g,地骨皮 15 g,山楂炭 15 g,佛手 6 g。

14 剂。

三诊: 2019 年 12 月 14 日

服上药后月经仍未转,已届 3 月余,白垢频频,神疲肢软明显改善,欠寐盗汗渐缓,仍感腰酸。纳适,舌淡红苔薄脉细。证属气血两虚,心神失养。治拟益气养血,宁心安神。处方:

党参 15 g,炒白术 15 g,赤茯苓 15 g,甘草 5 g,当归 10 g,生地 15 g,炒白芍 10 g,川芎 6 g,香附 10 g,丹参 10 g,灯心草 2 g,合欢米 15 g,夜交藤 15 g,黄连 3 g,生栀子 10 g,山楂炭 15 g,佛手 6 g。

7 剂。

四诊: 2019 年 12 月 22 日

服上药后月经已转,LMP 2019 - 12 - 18,量中,今日刚干净,无明显神疲肢软,无腰酸,欠寐盗汗明显改善。纳适,舌淡苔薄脉细。治宗原方化裁。处方:

党参 15 g,黄芪 15 g,生地 15 g,当归 10 g,甘草 5 g,朱茯神 15 g,朱远志 10 g,酸枣仁 15 g,灯心草 2 g,合欢米 15 g,夜交藤 15 g,丹参 10 g,知母 10 g,黄柏 10 g,陈皮 6 g,山楂炭 15 g,佛手 6 g。

7 剂。

【按语】 大部分妇女自然绝经年龄通常在 45～55 岁。围绝经期的妇女由于卵巢功能减退,促性腺激素升高导致神经、内分泌功能整体失调,而在绝经前后常常出现月经失调、心烦失眠、烘热汗出等不适的症状。严重影响了围绝经期女性的身心健康及生活质量。《素问·至真要大论篇》曰:"女子……七七,任脉虚,太冲脉衰少,天癸竭,地道不通,故形坏而无子。"此时脏腑功能衰退,影响到气血的运行,阴阳的和调,即可出现围绝经期的症状。本患者 48 岁,已届围绝经期,加之素体阴虚,又劳心过度,七情所伤,耗气伤阴,导致月经量少、月经后期、欠寐腰酸、烘热汗出的围绝经期症状。治疗调和气血阴阳为其根本大法。法需益气养阴,养心安神,使心肾相交,水可以灭火,则烘热心烦欠寐自愈,使气血调和则经水自行。故郑志洁常用归脾汤加减成"郑氏更年方"治疗。方中党参、黄芪、生地、当归、甘草益气滋阴,养血调经。合欢米、夜交藤、酸枣仁、茯神、朱远志养心安神,交通心肾。灯心草、黄连、生栀子清心安神,导火下行。黄柏、地骨皮助生地滋阴清热。整方配伍,具有益气养血调经、养阴清热、宁心安神之功。

十一、滋阴补肾方

【方源】　海派严氏妇科。

【组成】　生地 12 g,怀山药 15 g,山茱萸 9 g,白茯苓 15 g,盐泽泻 12 g,牡丹皮 12 g,女贞子 12 g,墨旱莲 20 g,制黄精 15 g,菟丝子 30 g,桑椹子 15 g,太子参 15 g。

【功效】　滋阴养血,补益肝肾。

【主治】　经断前后诸证属肝肾不足者。

【方解】　本方以由六味地黄丸合二至丸加黄精、菟丝子、桑椹子、太子参化裁而成,补中寓泻,补泻结合而以调补为主。其中生地、黄精、女贞子、菟丝子、桑椹子滋阴养血,益肝肾而补精;山茱萸、怀山药、墨旱莲补肝肾、健脾养血、涩精又敛汗;牡丹皮、茯苓、泽泻清热凉血、退虚热、利水渗湿、宁心安神;太子参、怀山药、茯苓健脾和中以济滋精血化生之源。诸药合用,共奏滋先天、养后天之效,使阴血得充、冲任得养。随症加减,若虚热甚者,可加知母、黄柏;汗出多者,可加龙骨、牡蛎、糯稻根、瘪桃干、五味子;腰膝酸软者可加杜仲、川断、淫羊藿、仙茅、巴戟天等;兼有失眠多梦,可加酸枣仁、合欢皮、夜交藤等。

吴昆仑医案

马某,47 岁,已婚。

初诊: 2012 年 8 月 20 日

主诉:月经紊乱伴腰酸汗出半年余。

现病史:近半年余来月经不规律,自觉腰酸、神疲乏力。刻下:夜间汗出阵阵、睡眠欠佳,心境差,纳平,二便如常。血激素测定:FSH 84.49 pmol/L。苔薄微黄,脉细弦。中医诊断:经断前后诸证。西医诊断:围绝经期综合征。证属:肝肾不足。治拟:滋补肝肾,予滋阴补肾方加减。处方:

生地 12 g,山茱萸 9 g,怀山药 15 g,泽泻 10 g,牡丹皮 9 g,茯苓 15 g,茯神 15 g,制香附 12 g,制黄精 15 g,菟丝子 30 g,淫羊藿 9 g,仙茅 9 g,糯稻根 30 g,合欢皮 15 g,夜交藤 30 g。

7 剂。

二诊:2012 年 9 月 3 日

药后出汗改善,纳可,大便如常,舌苔淡微黄,脉细。处方:

生地 12 g,山茱萸 9 g,怀山药 15 g,泽泻 10 g,牡丹皮 9 g,茯苓 15 g,茯神 15 g,制香附 12 g,制黄精 15 g,菟丝子 30 g,煅龙骨 20 g,煅牡蛎 30 g,糯稻根 30 g,合欢皮 15 g,夜交藤 30 g,知母 12 g,炒黄柏 9 g。

7 剂。

三诊:2012 年 9 月 17 日

睡眠有所改善,时有腰部酸痛,纳平,大便正常。苔薄,脉弦细。处方:

生地 12 g,山茱萸 9 g,怀山药 15 g,泽泻 10 g,牡丹皮 9 g,茯苓 15 g,茯神 15 g,制香附 12 g,制黄精 15 g,菟丝子 30 g,煅龙骨 20 g,煅牡蛎 30 g,糯稻根 30 g,合欢皮 15 g,夜交藤 30 g,知母 12 g,炒黄柏 9 g,五味子 9 g,川断 12 g,杜仲 12 g。

14 剂。

四诊:2012 年 10 月 11 日

睡眠时好时差,腰酸改善,余平。苔薄,脉弦。处方:

生地 12 g,山茱萸 9 g,怀山药 15 g,泽泻 10 g,牡丹皮 9 g,茯苓 15 g,茯神 15 g,制香附 12 g,制黄精 15 g,菟丝子 30 g,煅龙骨 20 g,煅牡蛎 30 g,糯稻根 30 g,合欢皮 15 g,夜交藤 30 g,黄连 3 g,肉桂 3 g,五味子 9 g,川断 12 g,杜仲 12 g。

14 剂。

五诊:2012 年 10 月 29 日

诸症平,时有背部怕冷。苔薄,脉弦。处方:

生地 12 g,山茱萸 9 g,怀山药 15 g,泽泻 10 g,牡丹皮 9 g,茯苓 15 g,茯神 15 g,制香附 12 g,制黄精 15 g,菟丝子 30 g,煅龙骨 20 g,煅牡蛎 30 g,糯稻根 30 g,合欢皮 15 g,夜交藤 30 g,黄连 3 g,肉桂 3 g,五味子 9 g,川断 12 g,杜仲 12 g,附片 9 g,桂枝 9 g。

14 剂。

六诊：2012 年 11 月 15 日

背冷症状改善,其余正常。苔薄,脉弦。处方:

生地 12 g,山茱萸 9 g,怀山药 15 g,泽泻 10 g,牡丹皮 9 g,茯苓 15 g,茯神 15 g,制香附 12 g,制黄精 15 g,菟丝子 30 g,煅龙骨 20 g,煅牡蛎 30 g,糯稻根 30 g,合欢皮 15 g,夜交藤 30 g,黄连 3 g,肉桂 3 g,五味子 9 g,川断 12 g,杜仲 12 g,附片 9 g,桂枝 9 g,当归 9 g。

14 剂。

随访:3 个月后回访,无汗出、腰酸等症状,情志畅,月事依时而下,疗效满意。

【按语】 此为肾阴不足所致断经前后诸症。由于肾阴不足,阴虚则阳盛,虚热内生,故见夜汗多;肾阴不足,心阴亦亏,心神失养,故神疲眠差;肾虚则腰府失养,故见腰酸乏力。六味地黄丸为补益肝肾要方,三阴并补而以补肾为主;以菟丝子、黄精益肾滋阴,糯稻根固守汗液,故药后夜汗减,加菟丝子、淫羊藿、仙茅温补以阳中求阴,合欢皮、夜交藤、茯神、香附以解郁安神。二诊时加知母、黄柏、牡蛎、龙骨等坚阴潜镇之品,症状进一步缓解。后诊用二仙汤调理而愈。

十二、沈氏脏躁方

【方源】 海派沈氏妇科。

【组成】 生黄芪 20 g,防风 10 g,炒白术 12 g,功劳叶 30 g,银柴胡 10 g,炙甘草 6 g,炒白芍 20 g,葛根 30 g,鸡血藤 30 g,胡黄连 3 g,夜交藤 30 g,刺五加 10 g。

【功效】 补益肝肾,气阴双补。

【主治】 经断前后诸证属肝肾不足,气阴两虚者。

【方解】 此方为沈仲理治疗绝经前后诸症的经验方。沈仲理认为绝经前后妇人精血亏虚,五脏失养,阴虚不足难以制阳,以致虚火上炎极易出现潮热汗出、烦躁易怒、夜寐不宁之症,热盛动血则易出现月经紊乱之象,阴虚内热,伤精耗气,病久则气虚易出现少气懒言、疲乏无力之象,热灼津液,生津不足则易口干等。因此,该病调养五脏以肝肾为要,气血阴阳调养侧重于益气养阴。药用生黄芪大补元气,银柴胡、胡黄连、功劳叶、炒白芍清虚热以存阴液,刺五加、夜交藤、葛根滋补肝肾,宁心安神,鸡血藤重用活血调经,行血补血,炒白术健脾益气,防风、葛根同用以祛风止血。该方服用见效后,药味及剂量就按需调整,使气阴两虚之象消除。

沈仲理医案

李某,女,42岁,已婚育,既往有慢性肾盂肾炎史。

初诊:1977年8月30日

主诉:潮热头晕十余年。

现病史:脏躁病已有十余年,经西医治疗略见平静,未有明显好转,病发则头晕,面部麻木,四肢抽搐,甚则狂妄不安,形寒潮热,小便频数,大便或干结或黏腻。舌质红,苔薄腻,脉沉细。中医诊断:经断前后诸证。西医诊断:围绝经期综合征。证属:气阴两虚,阴虚火旺。治拟:养血活血,清心平肝。处方:

太子参12 g,丹参12 g,黄精15 g,柴胡6 g,粉葛根15 g,山羊角30 g(先煎),桂枝4.5 g,枳实9 g,茯苓12 g,赤芍9 g,白芍9 g,生甘草4.5 g,陈胆南星9 g,马齿苋30 g,石菖蒲9 g。

5剂。

二诊:1977年9月4日

脏躁病已有10余年,心情不适则发作,头晕面麻,四肢抽搐,月事将近,来则腹痛,血色黯红夹有血块,口干欲饮,苔薄腻,脉沉细。阴虚肝旺,冲任不和。再拟养血平肝,调摄冲任。处方:

太子参9 g,丹参12 g,麦冬9 g,川芎9 g,川楝子9 g,山羊角30 g(先煎),生白芷9 g,蒲公英15 g,全瓜蒌15 g,赤芍9 g,白芍9 g,夏枯草12 g,橘核9 g,橘叶9 g。

5剂。

三诊:1977年9月10日

脏躁十余年,近日未作,头晕目花,头痛症状轻减,皮肤瘙痒,月经5日来潮,已净,苔薄腻,脉濡细。血虚肝旺,虚阳得有平静之机。再拟养血平肝,清心安神。处方:

北沙参9 g,丹参12 g,麦冬9 g,炒酸枣仁9 g,墨旱莲15 g,山羊角30 g(先煎),淮小麦30 g,功劳叶15 g,白蒺藜12 g,钩藤12 g(后下),石菖蒲9 g,生甘草4.5 g。

7剂。

另服丸方:

夏枯草240 g,丹参120 g,麦冬90 g,炒酸枣仁9 g,墨旱莲180 g,山羊角

240 g(先煎),淮小麦 150 g,僵蛹 150 g,生白芍 90 g,川芎 60 g,生白芷 90 g,陈胆南星 60 g,石菖蒲 90 g,生甘草 60 g。

上药共研细末,水泛为丸,如绿豆大小,每次 20 小粒,日服 2 次。

【按语】　脏躁病表现为妇女精神抑郁,心中烦乱,无故悲伤欲哭,或哭笑无常,呵欠频作,类似于现代医学中的百合病、癫病和围绝经期综合征。围绝经期年龄的脏躁患者常伴有潮热汗出,忽冷忽热,夜寐不宁和月经不调等典型症状,西医将该病称为"围绝经期综合征",中医称之为"绝经前后诸症"。女子在绝经前后,天癸逐渐枯竭,肾气渐衰,冲任不足,精血亏虚,濡养五脏功能失衡,导致五脏虚衰,虚火内炎,热扰心神,则可见精神抑郁或烦躁、潮热出汗、夜寐不宁等症状。沈仲理认为该患者患病多年,伤精耗气日久,阴精不足,阳气虚弱,且就诊时正值绝经前后,精血渐亏之时,虚者更虚,以致气血两虚,气虚则寒,血运无力,寒凝血瘀,阴血不能上荣头目,诚如王清任所说"元气继虚,必不能达于血管,血管无气,必停留而瘀"(《论抽风不是风》),故可见头晕,面部麻木。气虚则温煦无力,阳气不能通达四肢,阴血濡养筋脉失常,则可见形寒肢冷,四肢抽搐。气虚固摄无力,不能制约水道,加之久病及肾,肾虚封藏失司,开合不利,则膀胱失于固摄,约束无力,可见小便频数。气阴两亏,阴血不足,阴不制阳,肝阳独亢,热盛动风,肝风内动,上扰神明,加之心主血,主神明,若阴血不足,无力濡养五脏,心神失养,神无所依则易精神抑郁,无故悲伤或烦躁不安。阴不制阳,虚热内扰则易潮热。气虚卫外功能低下,腠理开合失司,津液固摄无力,加之阴虚热盛,热邪蒸腾,津液外出,两者合而为病,可见潮热汗出。心主神明,久病必生痰,痰蒙心窍,则易出现狂妄不安。沈仲理以太子参为君药,益气滋阴治根本,辅以丹参、赤芍、白芍之品以养血活血,令阴气盛,精血足,滋阴清热,濡养五脏及筋脉,重用山羊角配合柴胡以平肝息风,清虚热,以平定情绪,遏制抽搐,加用陈胆南星、枳实、石菖蒲、马齿苋以清热化痰,黄精和葛根以补肾滋阴,清虚热,全方共奏益气滋阴、养血活血之功。二诊时,患者月经将至,阴虚明显,气滞血瘀症状加重,故以益气滋阴、养血活血为中心,加用麦冬增强滋阴之力,并用橘叶、橘核理气化痰,川楝子、川芎、白芷配合橘核以理气止痛,蒲公英清热活血,夏枯草、全瓜蒌清热化痰以活血通经。三诊时,患者月经已净,瘀滞症状缓解,以阴血亏虚为主,故加强滋阴补肾、清热化痰之力,加用墨旱莲、功劳叶、石菖蒲之类,另用白蒺藜、钩藤加强平肝潜阳,息风止痉之功,重用淮小麦以益气敛汗,养心除烦,此药为治脏躁的代表药之一。并配合丸药以加强清热化痰、活血滋阴之力,以消除病因,治愈疾病。

第二十四章　盆腔炎性疾病

盆腔炎性疾病指女性上生殖道及其周围组织的炎症,主要有子宫内膜炎、输卵管炎、输卵管卵巢脓肿、盆腔腹膜炎,最常见的是输卵管炎。炎症可局限于一个部位,也可同时累及几个部位。盆腔炎性疾病大多发生在育龄期。初潮前、绝经后或未婚者很少发病,若发生也往往是邻近器官炎症的扩散。以往将盆腔炎性疾病分为急性和慢性两类。慢性盆腔炎大致相当于急性盆腔炎后遗症。

本病急性期治疗不彻底,或者患者体质较差,病程迁延均可形成慢性盆腔炎,当疲劳或性生活后常可急性或亚急性发作,病程顽固,迁延难愈。中医认为该病是因经行、产后或素体虚弱、湿热之邪内侵,瘀结胞中而致。治疗多以清热解毒、化瘀止痛为先,病情稳定,又当以扶正强本为主。

一、急性盆腔炎经验方

【方源】　海派蔡氏妇科。

【组成】　败酱草 30 g,红藤 30 g,鸭跖草 20 g,赤芍 12 g,牡丹皮 12 g,川楝子 9 g,柴胡梢 6 g,生薏苡仁 30 g,制乳香 6 g,制没药 6 g,连翘 9 g,栀子 9 g。

【功效】　清热泻火,化湿祛瘀。

【主治】　急性盆腔炎。

【方解】　方中败酱草、红藤、鸭跖草、连翘、栀子清热解毒;赤芍、牡丹皮凉血祛瘀止痛;川楝子、柴胡活血行气,散瘀止痛;生薏苡仁健脾除湿;制乳香、没药活血祛瘀止痛;大便秘结者,可加生大黄 4.5~6 g、元明粉 4.5 g;尿急者,加泽泻 9 g、淡竹叶 9 g;带黄如脓者,加黄柏 9 g、椿根皮 12 g、白槿花 12 g;便溏热臭者,加黄连 3 g、黄芩 9 g;腹胀气滞者,加制香附 9 g、乌药 9 g;瘀滞者,加丹参 12 g、川牛膝 9 g。热退痛止后,还须清热化瘀,适当调治,以防转为慢性炎症。

二、慢性盆腔炎经验方

【方源】　海派蔡氏妇科。

【组成】　茯苓 12 g,桂枝 2.5 g,赤芍 9 g,牡丹皮 9 g,败酱草 20 g,红藤 20 g,川楝子 9 g,延胡索 9 g,香附 9 g,紫草根 20 g。

【功效】　清热化瘀。

【主治】　慢性盆腔炎。

【方解】　慢性盆腔炎经验方由桂枝茯苓丸化裁而得,常用于子宫内膜炎、附件炎、子宫肌瘤、卵巢囊肿等瘀血阻滞者。桂枝、芍药,一阴一阳,茯苓、牡丹皮,一气一血,调其寒温,扶其正气;红藤、败酱草、紫草清热解毒,凉血消肿;川楝子、延胡索、香附理气止痛;如黄带多者,可加椿根皮 12 g、鸡冠花 12 g;腰酸者,加川断 9 g、狗脊 9 g;气虚者,加党参 9～12 g、白术 9 g、茯苓 12 g、生甘草 3 g;血虚者,加当归 9 g、生地 9 g、熟地 9 g、川芎 4.5 g、白芍 9 g;便秘者,加生大黄 2.5 g或全瓜蒌 12 g;如伴痛经者,可宗四物汤用赤芍,增制香附 9 g、丹参 9 g、败酱草 20 g、制乳香 6 g、制没药 6 g、延胡索 12 g、桂枝 2.5 g、怀牛膝 9 g,经来时服。慢性患者体质大都较差,治则多考虑扶正。如腹痛较甚,汤药少效者,可同时选用保留灌肠。

三、灌肠方

【方源】　海派蔡氏妇科。

【组成】　败酱草 30 g,红藤 30 g,白花蛇舌草 20 g,制没药 6 g,延胡索 15 g,蒲公英 30 g,黄柏 9 g,牡丹皮 12 g。

【功效】　清热化瘀。

【主治】　慢性盆腔炎。

【用法】　1 周为 1 个疗程。

四、结核性盆腔炎经验方

【方源】　海派蔡氏妇科。

【组成】　当归 9 g,鳖甲 9 g,丹参 9 g,百部 12 g,怀牛膝 9 g,功劳叶 20 g,大生地 9 g,熟女贞子 9 g,山海螺 15 g,鱼腥草 9 g。

【功效】　养阴和营。

【**主治**】 结核性盆腔炎。

【**方解**】 当归活血养血;丹参、鳖甲活血消癥,软坚散结;百部、功劳叶杀虫抗痨;怀牛膝清热散瘀,破血消肿;生地、女贞子养血和营;山海螺益气养阴,解毒消肿;鱼腥草清热解毒,化痰消肿;如潮热较甚者,可加银柴胡 4.5 g、地骨皮 9 g;内热便秘者,加知母 9 g、火麻仁 9 g;多盗汗者,加柏子仁丸 12 g 吞服。本症病程较长,获效不易,需定期观察。经来期间,可宗四物汤为主,养血调经,随症加味。

案 1:蔡小荪医案

张某,48 岁,已婚,干部。1-0-1-1。

初诊:1994 年 7 月 12 日

主诉:小腹疼痛拒按 1 周,伴发热。

现病史:月经史 7/28 日,量中等,色红,LMP 1994-6-27,7 日净。患者近有出差南方使用盆浴史,近 1 周出现发热,小腹疼痛拒按,带下黄浊,口干而苦,小便黄赤。刻下:舌红苔黄腻,脉滑数。中医诊断:妇人腹痛。西医诊断:急性盆腔炎。证属:热毒蕴积。治拟:清热泄毒。处方:

龙胆草 4.5 g,蒲公英 30 g,椿根皮 30 g,败酱草 30 g,川柏 9 g,生地 9 g,柴胡 4.5 g,赤芍 12 g,牡丹皮 12 g,泽泻 9 g,生薏苡仁 12 g。

7 剂。

另:败酱草 30 g,红藤 30 g,白花蛇舌草 20 g,延胡索 9 g,川柏 9 g,牡丹皮 9 g,蒲公英 30 g,紫花地丁 12 g。7 剂浓煎,保留灌肠,每日 2 次。

二诊:1994 年 7 月 20 日

诸症经内服外治后收效颇显。热退,腹痛大减可按,带下无黄臭,舌红苔薄腻,脉细数。证治同上,守前法再进。两周后诸症均消,痊愈如初。

案 2:蔡小荪医案

徐某,29 岁,已婚,教师,1-0-0-1。

初诊:1994 年 10 月 18 日

主诉:下腹胀痛反复 1 年余,经前加剧。

现病史:月经史 6/30~32 日,量中等,色红,LMP 1994-9-28,6 日净。近 1 年来下腹胀痛反复,经前加剧,平素带下色偏黄且气秽,外阴瘙痒,大便干结,小便短赤,口苦黏腻,纳谷欠馨。妇检左下腹压痛,固定不移,并有条索状增厚感。刻下:小腹时有胀痛,带下黄,量多伴异味,外阴瘙痒。舌淡苔薄边尖红,脉细弦数。中医诊断：妇人腹痛。西医诊断：慢性盆腔炎。证属：肝经湿热，瘀阻下焦。治则：清利湿热，疏肝化瘀。处方：

蒲公英 30 g，椿根皮 12 g，牡丹皮 12 g，赤芍 12 g，白芷 3 g，蛇床子 9 g，泽泻9 g，柴胡 4.5 g，青皮 4.5 g，陈皮 4.5 g，生甘草梢 4.5 g。

7 剂。

龙胆泻肝丸 12 g(分吞)。

另：蛇床子 15 g，野菊花 12 g，云茯苓 12 g，紫花地丁 12 g，细辛 3 g，黄柏12 g，野蔷薇 12 g，白芷 6 g，7 剂，每日 1 剂，外洗。

蔡氏爽阴粉内喷外扑：蛇床子 30 g，防风 9 g，白芷 9 g，川芎 9 g，黄柏 30 g，枯矾 4.5 g，土槿皮 20 g。上药共研细末，待熏洗后用气囊吹入阴道呈薄雾状，并外扑于外阴，每晚 1 次。

二诊：1994 年 11 月 1 日

服上方后带下黄浊明显减少，外阴瘙痒亦除去大半，唯下腹酸胀疼痛感依然。舌淡苔白腻，脉滑数。证属湿热交阻。治拟清热利湿。处方：

云茯苓 15 g，炒白术 9 g，白芷 3 g，泽泻 9 g，柴胡 4.5 g，延胡 9 g，赤芍 12 g，牡丹皮 12 g，蛇床子 30 g，椿根皮 12 g。

7 剂。

三诊：1994 年 11 月 12 日

原腹痛带下诸症基本消失，胃纳可，二便自调，舌淡苔薄，脉弦滑。证治同上，守法再进。患者要求成药，予龙胆泻肝丸治之。

随访半年，腹痛及带下无明显异常。

【按语】　蔡小荪认为临床诊治之中以下三点需要重视：其一，发病急重，病情较长，有时数月者不足为奇，但由于主客观原因，来中医妇科求诊者却少见于急性期，故发热已退，症以带下、腹隐痛等为主，此时诊治仍不可忘却"湿热、瘀毒"之病因，处方用药须审因论治，铲除病根，以绝复发；其二，前阴两窍相邻，互为感染，治之又当相互兼顾，故可采用内服清热化湿，外用燥湿杀虫，并又以蔡氏爽阴粉内喷外扑，如此综合疗法往往收效较显；其三，本病进入后期，多见气滞血瘀络阻之症，故治之又以理气活血化瘀通络法，药多选用甲片、皂角刺、路路通、鬼箭羽、地龙等。选药虽然峻猛，但病非朝夕而就、故守法不移，坚持数月亦为至关重要。

五、蒲丁藤酱消炎汤

【方源】　海派朱氏妇科。

【组成】 蒲公英 15 g,紫花地丁 15 g,红藤 15 g,败酱草 15 g,生蒲黄 12 g（包煎）,柴胡 9 g,延胡索 9 g,川楝子 9 g,刘寄奴 12 g,广地龙 12 g,棱术 12 g,莪术 12 g,制乳香 6 g,制没药 6 g。

【功效】 清热化瘀,疏理冲任。

【主治】 盆腔炎及子宫内膜异位症合并炎症之腹痛属热瘀交结、冲任气滞者。

【方解】 蒲丁藤酱消炎汤是海派朱氏妇科的家传验方。全方对于热瘀交结,冲任气滞之盆腔炎及子宫内膜异位症合并炎症之腹痛有佳效。本方又名"朱氏盆炎汤"。方中以蒲公英、紫花地丁、红藤、败酱草为君药,清热解毒、化瘀散结;柴胡、延胡索、川楝子、刘寄奴活血、行气、散瘀止痛,共为臣药。生蒲黄为使药,其清热凉血、活血化瘀且止痛效佳,对于热瘀交结,冲任气滞之盆腔炎及子宫内膜异位症合并炎症之腹痛尤为适合。方中善用药对,三棱与莪术、制乳香与制没药相须为用,加之广地龙共为使药,舒经活络,软坚散结,起到消除慢性盆腔炎形成的炎性包快,或子宫内膜异位症之癥瘕积聚等作用。全方清中有化,消中有疏,清热化瘀,疏理冲任。可随症加减,若经行量多,减制乳香、制没药、刘寄奴、三棱、莪术,加地榆、侧柏叶、椿根皮;若夹瘀,伍焦楂炭、茜草炭;伴输卵管阻塞,配路路通、穿山甲、王不留行、丝瓜络之类;消包块,多加黄药子、皂角刺;腰膝酸楚,则加川续断、桑寄生、狗脊等;气虚乏力加黄芪、党参等。

朱南孙医案

蒋某,23 岁,已婚,原发不孕,0 - 0 - 0 - 0。

初诊: 2013 年 1 月 14 日

主诉:下腹隐痛伴黄带量多 1 年。

现病史:月经史 7～8/26～28 日,量中等,色红,LMP 2012 - 12 - 22,7 日干净,患者近 1 年来出现下腹隐痛,经行加重,平素白带量多,色黄,有脓性分泌物及异味,伴阴痒。结婚 1 年余未避孕未孕,2013 年 1 月 14 日宫颈活检示慢性宫颈炎,局部扁平湿疣。刻下:双侧腹股沟隐痛,右侧小腹隐痛甚,纳差,寐欠安,大便不畅,小便调。脉细沉弦,舌质偏红苔薄黄腻。中医诊断:妇人腹痛。西医诊断:慢性盆腔炎。证属:湿热下注,冲任气滞。治拟:祛邪清热化湿,通利冲任。处方:

蒲公英 30 g,红藤 15 g,紫花地丁 15 g,败酱草 15 g,大青叶 15 g,石见穿 15 g,制香附 12 g,川楝子 9 g,柴胡 6 g,延胡索 6 g,徐长卿 15 g。

14 剂。

二诊：2013 年 1 月 29 日

LMP 2013 - 1 - 21,服药后痛经好转。妇科检查触及腹股沟淋巴结稍有肿大,轻度压痛,右侧小腹轻微隐痛,较前明显好转。脉弦细数,舌质偏红,苔薄黄腻少津。仍属湿热蕴阻冲任,气机不利。继以清热利湿,疏利冲任。处方：

蒲公英 30 g,红藤 30 g,紫花地丁 15 g,败酱草 15 g,丹参 30 g,牡丹皮 15 g,青皮 6 g,陈皮 6 g,柴胡 6 g,延胡索 6 g,徐长卿 12 g,大青叶 12 g,全瓜蒌 12 g,制乳香 6 g,制没药 6 g。

14 剂。

三诊：2013 年 2 月 19 日

LMP 2013 - 1 - 21,时值经前,下腹隐痛较前明显减轻,脉沉细迟,舌偏红苔黄腻少津,治拟清热化瘀,疏利冲任。处方：

生蒲黄 20 g(包煎),五灵脂 15 g(包煎),蒲公英 30 g,红藤 20 g,刘寄奴 15 g,徐长卿 12 g,柴胡 6 g,延胡索 6 g,紫花地丁 15 g,大青叶 9 g,全瓜蒌 12 g,制乳香 6 g,制没药 6 g,乌药 9 g。

14 剂。

守法共治疗 4 个月后,患者症情稳定,右侧腹痛消失,痛经未作,再予以促卵助孕汤加减,调理半年后怀孕。

【按语】　朱南孙认为女子之疾最怕夹有经事,非时房事,诸证峰起。盆腔炎多因热瘀交阻,房事不慎,致下腹痛、腰酸痛、带下,甚则盆腔粘连及包块为主要临床表现,具有病程长,缠绵难愈的特点。该患近 1 年来下腹隐痛、带下量多,未避孕 1 年未孕,故诊断为原发不孕、慢性盆腔炎。该患者素体虚弱,湿热内蕴,气血失畅,致小腹酸痛,带下量多,色黄而黏稠。属热瘀互结,冲任气滞。故朱南孙投以清热利湿、化瘀疏冲,用蒲丁藤酱消炎汤,清中有化,消中有疏。朱南孙认为,治病宜首辨虚实,如冲任感邪,宜祛邪为先,邪气不祛则疾病难愈。初诊查脉有弦象,故加制香附、川楝子、柴胡、延胡索疏肝理气,通利冲任;二诊患者自觉症状好转,因湿热久蕴必有瘀,故加丹参、牡丹皮活血祛瘀,促进炎症吸收;三诊患者正值经期,痛经明显,故改用炒蒲黄、五灵脂即失笑散化瘀止痛,乌药温通经脉,行气止痛,温肾散寒,共起止痛之功。

前后守法治疗 4 个月,嘱患者静心善息,右侧腹痛渐消,痛经未作。采用蒲丁藤酱消炎汤治疗 4 个月,认为邪气已清,转补益助孕之法,胎孕乃成。

六、蒲红利湿化瘀汤

【方源】 海派骆氏妇科。

【组成】 蒲公英30 g,红藤30 g,败酱草30 g,虎杖15 g,紫花地丁15 g,牡丹皮9 g,丹参30 g,黄芩9 g,赤芍9 g,桃仁9 g,柴胡6 g,乳香9 g,没药9 g,延胡索12 g,生甘草6 g,大枣20 g。

【功效】 清热利湿,化瘀止痛。

【主治】 盆腔炎性疾病及盆腔炎性疾病后遗症属湿热瘀结者。

【方解】 蒲红利湿化瘀汤是骆氏妇科的家传验方。全方对于湿热瘀结、气滞冲任之盆腔炎性疾病后遗症疗效颇佳。方中蒲公英、红藤、败酱草、虎杖为君药,清热解毒,化瘀散结;牡丹皮、丹参、赤芍、黄芩、紫花地丁为臣,清热化瘀止痛,且黄芩善清下焦湿热;柴胡、延胡索、乳香、没药疏肝理气、化瘀止痛为佐药;甘草、大枣调和诸药为使药。若湿邪甚,腹胀痛者,加茯苓30 g、厚朴9 g、大腹皮12 g行气祛湿;带下多者,加黄柏10 g、车前子30 g、椿根皮12 g清热利湿止带;便溏者加炒白术12 g、薏苡仁30 g健脾燥湿。

骆氏妇科医案

刘某,29岁,已婚,1-0-2-1。

初诊: 2018年5月28日

主诉:下腹刺痛3个月。

现病史:患者诉自2018年2月流产后,时有下腹刺痛,伴腰酸,带下偏多,色黄,无阴痒。2019年4月22至松江区中心医院就诊,阴超提示:左附件包块(11 mm×11 mm×10 mm)伴盆腔积液——炎性可能。予以抗生素静脉滴注1周,现仍有腹痛,较前好转,伴腰酸,带下偏黄,纳可,寐安,二便畅,既往月经规律,约30日一至,经水量中,色红,无腹痛,5~7日净。LMP 2018-5-6。舌质偏黯红,苔黄腻,脉弦滑。中医诊断:妇人腹痛。西医诊断:盆腔炎性疾病。证属:湿热瘀结。治拟:清热利湿,化瘀止痛。处方:蒲红利湿化瘀汤。

蒲公英30 g,红藤30 g,败酱草30 g,虎杖15 g,牡丹皮9 g,丹参30 g,赤芍9 g,黄芩9 g,黄柏9 g,柴胡6 g,川楝子10 g,延胡索12 g,桂枝3 g,椿根皮12 g,生甘草6 g,大枣20 g。

7剂。

骆氏腹敷Ⅱ2次。

二诊：2018 年 6 月 5 日

LMP 2018 - 5 - 6,药后腹痛明显缓解,腰酸仍存,带下减少,无阴痒,纳可,寐安,二便畅。舌质偏黯红,苔薄黄,脉细弦。处方:

当归 10 g,丹参 30 g,川芎 9 g,柴胡 6 g,广郁金 12 g,川楝子 10 g,延胡索 12 g,桂枝 6 g,川牛膝 10 g,红花 5 g,益母草 30 g,红藤 30 g,败酱草 30 g,虎杖 15 g,生甘草 6 g,大枣 20 g。

7 剂。

骆氏腹敷Ⅰ 2 次。

三诊：2018 年 6 月 12 日

LMP 2018 - 6 - 7,经期准,经水量中,色红,少许血块,小腹隐痛,5 日净。复查阴超:子宫附件未见异常(包块消失)。现腹痛已轻,腰酸已瘥,带下少,纳可,寐安,二便畅。舌质偏黯红,苔薄,脉细弦。处方:

蒲公英 30 g,红藤 30 g,败酱草 30 g,虎杖 15 g,当归 10 g,丹参 30 g,川芎 9 g,川楝子 10 g,延胡索 12 g,桑寄生 10 g,续断 10 g,生甘草 6 g,大枣 20 g。

7 剂。

另:骆氏腹敷Ⅱ 2 次。

前后守法治疗 3 个月,患者诸症消失,嘱其严格避孕,加强锻炼,增强体质,以防复发。

【按语】　中医古籍无"盆腔炎性疾病"之病名,根据其特点,应属于"带下病""癥瘕""妇人腹痛"等范畴。骆氏认为本病的病因病机多为湿热瘀结、气滞血瘀,可概括为湿、热、瘀。其病多发生于经行、产后或人流术后,身体正气虚弱,防御功能下降的情况,病邪乘虚而入,湿热瘀阻,导致盆腔炎性疾病;病邪长期滞留,瘀久成积,形成癥瘕。本案是患者流产后,血室未净,湿热内侵,蕴结冲任、胞宫、胞脉而发病。骆氏治疗此病以清热利湿、化瘀止痛为主,佐以疏肝理气之品。方用蒲红利湿化瘀汤,蒲公英、红藤、败酱草、虎杖为君药,清热解毒,化瘀散结;牡丹皮、黄芩、丹参清热凉血;柴胡、延胡索、乳香、没药疏肝理气、化瘀止痛。骆氏治疗此病主张"内外同治",中药口服的同时配合中药腹部穴位敷贴及中药离子导入法,作用于选定的穴位,使药物直达病所,发挥"从外治内"的作用,能明显提高疗效,缩短疗程。

七、理气化瘀止痛方

【方源】　海派王氏妇科。

【组成】 广木香 10 g,白术 12 g,乌药 12 g,川断 10 g,桑寄生 15 g,广郁金 15 g,黄芩 12 g,炙甘草 5 g,山茱萸 10 g,杜仲 15 g。

【功效】 活血化瘀,理气止痛。

【主治】 缠绵不愈之盆腔炎属气滞血瘀者。

【方解】 方中广木香、乌药、白术理气健脾止痛,广郁金活血化瘀、理气止痛,加之黄芩清热利湿,前来就诊之患者大多属于久病,"久病及肾",王辉萍始终重视肾之根本,故在治疗时不忘加补肾之川断、杜仲、桑寄生、山茱萸,以达到在治疗疾病之"标"——缠绵不愈疼痛为主的同时,仍关注疾病之"本"——肾精之损伤。全方补中有泻、疏中有补,共奏理气活血化瘀之功效。可随症加减,若伴有临经腹痛,加当归、白芍、香附;兼有瘀而化火之征象,可加入柴胡清热而疏肝理气;经行伴血块者加生蒲黄、泽兰叶;短气乏力者加黄芪、党参之辈。

王辉萍医案

陈某,女,36 岁,已婚,1-0-0-1。

初诊:2007 年 6 月 20 日

主诉:反复下腹隐痛刺痛 3 年。

现病史:月经史 5～6/28～30 日,量中等,时伴有经行腹痛、血块。LMP 2007-6-10,7 日净。患者近 3 年来反复下腹隐痛刺痛,白带增多,无异味,无阴痒。外院确诊为:慢性盆腔炎。长期腹痛起伏,腹胀时作,时有尿急,经前乳房胀痛较甚,二便调,眠可。舌淡边瘀点苔薄,脉细涩。中医诊断:妇人腹痛。西医诊断:慢性盆腔炎。证属:气滞血瘀。治拟:理气活血化瘀止痛,兼以补肾清热利湿。处方:

广木香 10 g,炒白术 12 g,乌药 12 g,川断 10 g,桑寄生 15 g,广郁金 15 g,黄芩 12 g,炙甘草 5 g,山茱萸 10 g,杜仲 15 g。

14 剂。

二诊:2007 年 7 月 7 日

患者诸症见减,临经腹痛,略有腰酸,尿意感已瘥,舌淡边瘀点,苔薄,脉细涩。处方:

当归 15 g,白芍 12 g,川断 15 g,杜仲 15 g,白术 12 g,广木香 10 g,桑寄生 12 g,制香附 15 g,乌药 20 g,炙甘草 5 g,山茱萸 10 g。

14 剂。

三诊:2007 年 8 月 14 日

LMP 2007 - 8 - 6,月经周期准,量中,略有腹痛,有腰酸,经前乳胀痛,眠可,小便正常,脉细舌微红。处方:

柴胡 10 g,白芍 12 g,当归 15 g,制香附 15 g,白术 12 g,杜仲 15 g,川断 15 g,桑寄生 15 g,炙甘草 5 g,广木香 10 g。

14 剂。

四诊:2007 年 9 月 11 日

患者一切均安。

【按语】　于王辉萍处求诊的盆腔炎病患,大多经由外院抗炎治疗后效果不佳,或者长期腹痛隐隐,病势来之较为缓和,不甚汹涌,大多属于慢性盆腔炎的范畴。王辉萍认为慢性盆腔炎大多由于患者感受湿热之邪,余毒未清,留滞于冲任胞宫,气机不畅,瘀血内停,脉络不通导致,属于气滞血瘀;或由于素体虚弱,或耗伤正气,外邪侵袭,留于冲任,血行不畅,瘀血停聚,或久病不愈,血瘀内结,日久耗伤,正气亏乏,导致气虚血瘀。王辉萍在治疗方面着重于理气活血化瘀或益气活血化瘀,兼调补肝肾、清热利湿、活血止痛等治疗方法,从各方面入手治疗盆腔炎症,缓解患者痛楚。

二诊之时,因患者尿意感已瘥,故上方去郁金、黄芩。患者气滞血瘀,经行不畅则痛益甚,故有临经腹痛,然《金匮要略·妇人杂病脉证并治》中云:“妇人怀妊,腹中疞痛,当归芍药散主之。”故方中加之当归、白芍活血通经止痛,另加之香附加强理气止痛活血之功效。三诊时治疗上仍然以理气活血、化瘀补肾为主要方法,患者渐有瘀而化火之征象,故于基本方中加入柴胡清热而疏肝理气。

王辉萍在治疗慢性盆腔炎时不仅注重理气活血化瘀,还注重补益肝肾。由于求诊患者大多病程缠绵已久,肝之疏泄功能受损,肝之气血瘀阻,而肝肾同源,肾之气血亦不得充盛,故肾之阴阳亦会亏损,故王辉萍在治疗此类慢性盆腔炎过程中,不忘注重补益肝肾,使得肾之精气充盛,调整肝之疏泄功能,以奏速效之功。

八、妇炎汤

【方源】　海派唐氏妇科。

【组成】　大血藤 15 g,败酱草 15 g,蒲公英 15 g,土茯苓 15,白茯苓 15 g,薏苡仁 15 g,炒黄芩 9 g,泽泻 9 g,牡丹皮 9 g,延胡索 12 g,威灵仙 12 g,蚤休 9 g,

广木香6 g,陈皮5 g,甘草5 g。

【功效】 清热利湿,化瘀止痛。

【主治】 盆腔、子宫、阴道、外阴慢性炎症引起的带下、小腹疼痛属湿热瘀滞者。

【方解】 本方是海派金山唐氏妇科在临床实践中总结的经验方,治疗妇人小腹疼痛、黄白带量多属湿热瘀滞证型。方中大血藤、败酱草、蒲公英、蚤休清热解毒;土茯苓、白茯苓、薏苡仁、炒黄芩、泽泻清热利湿;牡丹皮凉血化瘀;威灵仙除湿通络止痛;延胡索、广木香理气活血止痛;陈皮、甘草调和诸药。全方清热利湿、化瘀止痛。根据临床症状可以加减用药:带下有秽味加黄柏;赤白带下加贯众炭、黄芩炭;外阴瘙痒加白鲜皮、薄荷;腹痛较重加五灵脂、徐长卿;小腹觉凉加紫石英、乌药;肝郁气滞加广郁金、制香附;病程较长加丹参、三七。

唐锡元医案

王某,女,35岁,已婚,1-0-2-1。

初诊: 2000年7月21日

主诉:小腹反复隐痛半年。

现病史:月经史6~7/26~30日,量时中时少,伴有血块,并有秽味。LMP 2000-7-10,7日干净。患者半年前人流后有急性盆腔炎治疗史,小腹反复隐痛,黄带偏多,有时阴痒。妇科检查:宫颈中度糜烂,子宫活动欠佳、轻压痛,右侧附件牵拉感。白带常规:白细胞(++)。B超:子宫中位大小正常,回声欠均匀,附件未见异常,后穹窿积液32 mm×15 mm。刻下:小腹隐痛,口干便干。舌稍红苔薄黄,脉细弦。中医诊断:妇人腹痛。西医诊断:慢性盆腔炎。证属:湿热下注,气滞血瘀。治拟:清热利湿,理气化瘀。处方:

大血藤15 g,败酱草15 g,蒲公英15 g,土茯苓15 g,白茯苓15 g,薏苡仁15 g,炒黄芩9 g,牡丹皮9 g,三七6 g,延胡索12 g,五灵脂12 g,威灵仙12 g,广木香6 g,决明子30 g,陈皮5 g,甘草5 g。

7剂。

另外配合中药热敷小腹,每日1次,经期停用。

二诊: 2000年7月28日

服药后小腹疼痛减轻,大便顺畅,口干亦减,舌稍红苔薄黄,脉细弦。仍属湿热下注,气滞血瘀。治拟清热利湿,理气化瘀。处方:

大血藤15 g,败酱草15 g,蒲公英15 g,土茯苓15 g,白茯苓15 g,炒黄芩

9 g,牡丹皮 9 g,三七 6 g,延胡索 12 g,威灵仙 12 g,蚤休 9 g,泽泻 9 g,广木香 6 g,决明子 15 g,陈皮 5 g,甘草 5 g。

7 剂。

继续配合中药热敷小腹,每日 1 次,经期停用。

三诊:2000 年 8 月 4 日

小腹疼痛继减,黄带不多,经将及期,临经量少块多有秽气,舌稍红苔薄白,脉细弦。证属瘀血内阻,下焦湿热。治拟活血化瘀,清利湿热。处方:

炒当归 9 g,炒川芎 6 g,炒赤芍 9 g,牡丹皮 9 g,益母草 15 g,泽兰 15 g,桃仁 9 g,五灵脂 9 g,延胡索 12 g,马鞭草 15 g,败酱草 12 g,路路通 9 g,川牛膝 9 g,陈皮 5 g,生甘草 5 g。

7 剂。

按上述方法治疗 3 个月,小腹疼痛已无,月经正常,白带正常,B 超复查后穹窿积液未见。为防复发继续巩固治疗 2 个月。

【按语】 唐锡元认为慢性盆腔炎、带下等妇科炎症,临床表现为一侧或两侧少腹疼痛,带下量多,时有秽味,有时腰酸,经量或多或少,经血黏稠。临床以湿热下注、气滞血瘀型为多,治疗上多用清热化湿、活血化瘀法。本案患者因人流引起急性炎症转为慢性炎症,从临床症状及检查分析属于湿热下注,而且有了粘连,发生了瘀阻经络,所以辨证为湿热下注,瘀血内阻,治疗上既要清利湿热消散炎症,又要活血化瘀消散粘连。经期可以选用一些凉血活血化瘀药,如丹参、牡丹皮、赤芍、败酱草、马鞭草、五灵脂、生蒲黄等,既可清热又可化瘀,事半功倍。经后则可选用红藤、败酱草、蒲公英、土茯苓、白茯苓、薏苡仁、炒黄芩、蚤休、泽泻等清热利湿药加强消炎作用。

但要注意,妇人用药虽言清热,但用药仍不可过于寒凉,或寒凉药剂量不宜过大。因为寒主收引,药性过寒容易引起子宫、盆腔过于收缩痉挛,不利于炎症和瘀血消散,反而痛上加痛。还应注意慢性炎症患者往往病程迁延时有反复,在长期的治疗过程中,大量清热解毒药的运用,易使寒湿内生,气滞血瘀。所以在经期或平时,还可以反佐一些暖宫化瘀除湿药如紫石英、五灵脂、白芷等效果更好。因此临诊中并不是言及消炎必定清热,还须分清寒热虚实,辨证论治。

九、增补止带丸

【方源】 海派何氏妇科(《医方捷径》)。

【组成】 当归(酒洗)、川芎、白术、人参、山药、杜仲(姜汁酒炒、去丝)、香附(醋炒)、青黛、牡蛎、破故纸(酒炒)、椿根皮(酒炒)、续断各等分。上为细末,炼蜜为丸,梧桐子大。每服五十丸,空心清米汤吞下。

夏月加黄柏;冬月加煨干姜少许。肥人加姜制半夏;瘦人加酒烧黄柏。

【功效】 益气补肾,清热祛湿,止带止痛。

【主治】 妇人小腹隐痛,带下量多有味,色白或黄,伴有腰酸乏力。

【方解】 盆腔炎性疾病多表现为带下腹痛,何氏医家诊治带下病,首辨虚实、寒热,如《妇科备考》谓:"有湿热下流者,有虚寒不固者,有脾肾虚陷而不能收摄者,当因其证而治之。"本病迁延日久多成寒热、虚实夹杂证,且反复发作,临床尤为常见,本方即因此而设,虚实兼顾,寒温并用。方中人参、白术、山药健脾益气;杜仲、破故纸(补骨脂)、续断补肾助阳祛寒;当归、川芎、香附理气活血,通络止痛;椿根皮、青黛清热燥湿,凉血解毒;牡蛎收敛固涩,软坚散结,全方有益气补肾、清热祛湿、止带止痛功效。制成丸药便于服用,并可久服,以彻除疾病。方后的加味变化,体现了因时因人而异的辨证思想。

何时希医案(《医效选录》)

王某,女,25 岁。

初诊:1954 年秋

主诉:腹痛 1 年余。

现病史:婚后不久,即因腹部由隐痛至剧痛,诊为急性盆腔炎,而后转为亚急性、慢性;又亚急性、急性;再反复亚急性而至慢性,今全休已一年半了。腰酸白带或黄带,痛经有块,色暗紫,期亦错乱。小腹隐痛阵阵不休。脉细弱,并无弦数,舌质稍红。处方:

炒当归 12 g,大川芎 6 g,大生地 12 g,炒白芍 15 g,炙甘草 6 g,生黄芪 12 g,太子参 15 g,沙参 15 g,炒延胡 12 g,制香附 12 g,龙胆草 3 g,条芩炭 9 g,炒牡丹皮 12 g,逍遥丸 9 g(包煎),川黄柏 9 g。

7 剂。

二诊:后七日

少腹隐痛减少,黄带减,则精神似觉稍有希望而开朗些。问能治好否? 答以可(当时以妇科角度言,腹痛带下亦平常之症,以归脾汤合丹栀逍遥丸、金铃子散等出入,似不难治,故漫应之)。处方:

原方不改。共 7 剂。

三诊：又七日

现值经行,色转红,块少,经前痛如往时一样,但经行后则比过去痛减甚多。处方:

原方去龙胆草,加紫丹参 9 g,白芍改酒炒。共 7 剂。

四诊：又七日

经后似感体力反好,不似过去如患大病者。就厂医妇检:谓腹角条索形见小见轻,盆腔粗糙有改善,怀疑中药有此效果否? 病员答以自觉症状良好,活动量比过去天天卧床增加多了。处方:

生黄芪 12 g,炒党参 6 g,炙甘草 6 g,生白术 12 g,炒当归 12 g,酒炒白芍 12 g,大川芎 6 g,大生地 12 g,炒延胡索 12 g,制香附 12 g,路路通 12 g,牡丹皮 9 g,丹参 9 g,炒黄柏 9 g,逍遥丸 12 g(包煎)。

7 剂。

五诊：又七日

精神面貌续有进展,腰酸带下亦止,纳香眠稳。处方:

上方去延胡索,加炒杜仲 15 g。共 14 剂。

六诊：立冬之后

症象依然稳定。处方:膏滋方。

炒党参 120 g,生黄芪 120 g,炙甘草 60 g,炒白术 120 g,炒当归 120 g,炒白芍 120 g,大川芎 60 g,大生地 120 g,熟地 120 g,制香附 120 g,炒延胡索 120 g,路路通 120 g,五灵脂 150 g(包煎),炒牡丹皮 90 g,紫丹参 120 g,桃仁泥 120 g,小茴香 60 g,台乌药 60 g,炒杜仲 150 g,炒川断 120 g,杜狗脊 120 g,菟丝子 120 g,金樱子 120 g,醋炒柴胡 60 g,橘核 150 g,青橘叶 90 g,路路通 120 g,淡昆布 300 g,淡海藻 300 g,盐水炒黄柏 90 g,龙胆草 30 g,大红枣 500 g。

诸药先水浸一日,煮 3 次,取浓汁,滤净去渣,浓缩。

加:陈阿胶 250 g(用陈黄酒先炖化成液),白冰糖 500 g,赤砂糖 500 g(先加水融化,滤去杂质)同收膏。每日早晚各服一汤匙,开水冲。

【何时希按】　此病员于服完膏滋,明春即有孕。

【按语】　本案带下腹痛乃因盆腔炎反复发作所致,治疗以疏肝理气、清化湿热、凉血活血为主,兼以益气健脾。守法不变,只是当症情有缓解,则去除过于苦寒的龙胆草,而加入丹参、路路通等药,以增强活血通络之功。待病症缓解,则用膏方巩固调治,以根治,防止复发。膏方的调治即遵增补止带丸之意,虚实兼顾,寒温并用,在汤方的基础上,增加温补肾阳和软坚散结的药物,如狗脊、菟丝子、金樱子、淡昆布、淡海藻,这亦是患者能受孕的保证。何时希治疗急性盆腔炎擅用龙胆泻肝汤合当归龙荟丸,慢性盆腔炎亚急性发作,用丹栀逍遥散合大补阴丸,效如桴鼓,经验可取。

十、喜氏盆炎方

【方源】 海派喜氏妇科。

【组成】 蒲公英 10 g,粉萆薢 10 g,泽泻 10 g,椿根皮 10 g,白花蛇舌草 15 g,炒黄柏 10 g,白茯苓 10 g,连翘 10 g,石菖蒲 10 g,炒白术 10 g,粉甘草 5 g。

【功效】 清热解毒利湿。

【主治】 慢性盆腔炎属湿热内蕴者。

【方解】 方中粉萆薢、蒲公英清热解毒利湿为君,椿根皮、炒黄柏、石菖蒲清热燥湿止带为臣,佐以白花蛇舌草、连翘、泽泻清热解毒利湿,白茯苓、炒白术健脾利水,甘草调和诸药。全方以清为主,健脾为辅,攻补兼施,善治慢性盆腔炎之湿热内蕴证。

喜棣医案

宋某,女,36 岁,已婚,1-0-0-1。

初诊: 2019 年 11 月 3 日

主诉:两侧少腹间歇性胀痛 1 年。

现病史:患者近 1 年两侧少腹间歇性胀痛,劳累后腰酸明显,白带量多,色淡黄,有异味,月经周期规则,月经史 5～7/28～30 日,色暗,少量细小血块,经前乳房胀痛明显,经行腹痛。超声示:盆腔积液,宫颈管积液,双侧输卵管增粗。查体两侧附件有较明显压痛。LMP 2019-10-25。刻下:两侧少腹部隐痛,腰酸,带下量多,色黄,有异味,胃纳可,二便尚调,寐安。舌淡苔黄腻脉弦细。证属:湿热蕴结证。治拟:清热利湿。处方:

蒲公英 10 g,粉萆薢 10 g,建泽泻 10 g,椿根皮 10 g,软柴胡 6 g,炒白芍 10 g,白花蛇舌草 15 g,炒黄柏 10 g,石菖蒲 10 g,连翘 10 g,川续断 15 g,怀山药 15 g,白茯苓 10 g,炒白术 10 g,粉甘草 5 g。

7 剂。

二诊: 2019 年 11 月 24 日

服药后带下转白,量少,今日月经来潮,小腹胀痛明显,月经色暗,夹有较多细小血块,余症同前。

刘寄奴 10 g,当归 10 g,川芎 10 g,续断 10 g,狗脊 10 g,熟地 10 g,川牛膝 10 g,泽兰 10 g,三棱 10 g,莪术 10 g,白芍 10 g,甘草 6 g。

3 剂。

三诊:2019 年 12 月 8 日

诉服药后经行 7 日,量较前增多,无血块,经行腹痛明显好转,现少腹部胀痛缓解,带下量少,色白。此后即以上法清热利湿、滋补肝肾,行经期间养血调经,调养 3 个月,诸症痊愈。

【按语】　喜棣认为慢性盆腔炎多由湿热蕴结而成,湿热、湿毒之邪乘虚入侵,未及时驱邪外出,病程迁延,日久湿热夹瘀,又女子以肝为本,肝经积郁,气滞血瘀,不通为痛。本病寒热错综、虚实夹杂。喜棣临证多分期论治,经间期以清热解毒燥湿为主,兼以疏肝理气,并且注重固护脾肾,多在寒凉药中加入山药、白术、续断等健脾补肾之品,以免攻伐太过。经期以活血化瘀为主,通则不痛。本案患者病程迁延 1 年,腹痛隐隐,带下量多色黄,月经色暗有血块,经前乳房胀痛,为湿热夹瘀之证,有兼有肝郁,经过分期论治,疗效卓著。

十一、妇科一号方

【方源】　海派郑氏妇科。

【组成】　柴胡 10 g,炒白芍 10 g,炒白术 10 g,薄荷 6 g,当归 10 g,赤茯苓 15 g,炙甘草 5 g,郁金 15 g,合欢皮 10 g,丹参 10 g,香附 10 g,路路通 10 g,山楂炭 15 g,佛手 6 g。

【功效】　疏肝解郁,健脾养血,活血化瘀,行气止痛。

【主治】　盆腔炎及子宫内膜异位症合并炎症之腹痛属肝郁脾虚、肝经瘀滞者。不孕症、月经后期、闭经、痛经等属肝郁脾虚者。

【方解】　妇科一号方是海派郑氏妇科的家传经验方。由宋代《太平惠民和剂局方》中的逍遥丸加郁金、合欢皮、丹参、香附、路路通、山楂炭、佛手而成。又名"加味逍遥丸"。全方治由肝郁脾虚、肝经瘀滞所致之盆腔炎及妇人腹痛、月经失调、不孕症、痛经等有佳效。肝经绕阴器、抵少腹。妇女易恚怒忧思,郁结伤肝,肝失疏泄,肝脉瘀滞故少腹疼痛;肝气逆乱,横逆犯脾,肝脾不和,气血失调,血海蓄溢失常,故月经失调、不孕、痛经等。方中柴胡、香附为君药,两药合用,疏肝解郁力强;丹参、当归、炒白芍养血柔肝、活血祛瘀、缓急止痛,共为臣药。炒白术、茯苓健脾化湿,使运化有权,气血有源,炙甘草益气补中,缓肝之急,加强养血柔肝、缓急止痛之功,郁金、合欢皮、薄荷、路路通透达肝经郁热,加强通络止痛的功效,上七味共为佐药;山楂炭、佛手为使药,健胃和胃,疏导中焦枢机。全方具有疏肝解郁、健脾养血、活血化瘀、行气止痛功效。配伍特点:当归、芍药、丹参与柴胡同用,补肝体而助肝用,血和则肝和,血充则肝柔,四药合用,使肝郁得疏,血虚得养,脾弱得复,气血兼顾,体用并调,肝脾同治。广郁金、合欢皮、制香附配伍同用行气活血,疏肝悦情、清降止痛,是治疗情志不遂、肝郁不达所致的下腹痛、经前乳胀、胁肋胀满、闷闷不乐之佳品。本方可随症加减,若劳累后下腹痛易反复发作加黄芪、党参补气通络;若下腹痛剧且舌红苔黄腻者加蒲公英、红藤、芦根、鱼腥草清热利湿、解毒消痈;若腰酸舌淡胖边有齿痕、肾阳虚明显者加菟丝子、补骨脂、淫羊藿温补肾阳;若腰酸舌淡红苔薄加续断、杜仲、桑寄生补肾壮腰;若伴有癥瘕加用三棱、莪术、白花蛇舌草、半枝莲活血化瘀消癥;若伴有乳腺增生、结节加用夏枯草、皂角刺、穿山甲软坚散结;若月经色黑、提前、心烦明显兼血热证者加用牡丹皮、生栀子清心除烦;若腹痛以胀痛为主加枳壳、青皮行气破滞等。

郑志洁医案

王某,女,35岁,2-0-2-2。

初诊: 2019年5月3日

主诉:少腹隐痛1年余,加重3日。

现病史:平素月经规则,月经史5～7/27～30日,量中,色红,LMP 2019-04-25,5日净,量中,色正,质中,无异味,夹血块,轻微痛经。患者2018年5月行人流术,术后进食生冷及辛辣后出现少腹隐痛,因不影响工作未治疗。3日前因生气后下腹隐痛加剧,伴腰痛乳房胀痛,无转移性右下腹痛,有肛门坠胀感,白带量多色黄,无发热,无异常阴道出血。尿妊娠试验阴性;B超提示宫颈纳囊,子宫双侧附件未见明显异常;血常规:白细胞计数$9.7×10^9/L$,中性粒细胞百分比87.0%,全血C反应蛋白7.1 mg/L。刻下:双侧小腹隐痛,纳呆,夜眠欠安,二便调。舌质暗红、苔黄腻,脉弦滑。中医诊断:妇人腹痛。西医诊断:慢性盆腔炎。证属:肝郁气滞,湿热下注,瘀阻冲任。治拟:疏肝理气,清热利湿,化瘀止痛。处方:

柴胡10 g,炒白芍10 g,炒白术10 g,薄荷6 g,当归10 g,赤茯苓15 g,甘草5 g,郁金15 g,合欢皮10 g,丹参10 g,香附10 g,路路通10 g,山楂炭15 g,佛手

6 g,黄柏 10 g,蒲公英 10 g,红藤 10 g,败酱草 10 g,皂角刺 10 g,半夏 10 g,陈皮 10 g,延胡索 10 g,川楝子 10 g。

7 剂。

二诊: 2019 年 5 月 11 日

患者自述服药后下腹痛明显减轻,带下量明显较前减少,乳房胀痛缓解,仍腰痛。处方:

于上方加狗脊 10 g、杜仲 10 g、续断 10 g。水煎服,每日 1 剂。共 7 剂。

三诊: 2019 年 5 月 19 日

上述治疗后腹痛乳房胀痛基本消失,带下无异常,腰痛缓解,余无不适。舌淡苔薄黄脉弦。处方:

上方继续用药 14 日巩固治疗。

于 2019 年 8 月 5 日电话随访,治疗后下腹痛乳房胀痛再未发作,无其他不适。告知患者平素注意少食辛辣寒凉,调情志,以防复发。

【按语】 叶天士:"女子以肝为先天。"郑志洁认为盆腔炎性疾病大都因肝经郁滞所致,肝主疏泄,调畅一身气机,喜条达而恶抑郁,女性情绪波动及七情刺激,皆可导致肝的疏泄功能失常,肝郁则气滞,气滞则血瘀。此外肝经郁滞日久伤脾,导致脾虚,虚实夹杂。《女科要旨》卷四记载:"肝郁乘脾,则土受伤而有湿,湿生热,热则流通……如湿热怫郁于内,腹痛带下。"故郑志洁常用妇科一号方为基础方来治疗盆腔炎性腹痛。

本案患者因人流术后,血室正开,抗邪能力减弱,又因摄生不慎,外感湿热之邪,湿热与血搏结,留于少腹,瘀阻胞脉,故见腹痛,又因情志不遂而致肝疏泄失调,气滞血瘀,故见腹痛加重,胸胁胀满;胞脉者系于肾,肾脏被湿邪所害,故见腰痛;湿热壅盛,阻遏中焦,脾胃功能失调,则纳呆;湿热之邪伤及任带、胞宫,故见带下量多、色黄;热扰心神故睡眠欠佳;舌质暗红、苔黄腻、脉弦滑,亦是气滞血瘀、肝经湿热之象。治拟疏肝理气,清热利湿,化瘀止痛。方用妇科一号方疏肝健脾,加黄柏、蒲公英、红藤、败酱草清热解毒,利湿止带;加皂角刺消肿托毒,此外皂角刺辛散温通,药力锐利,直达病所;延胡索、川楝子合用既可疏肝清热,又善行气活血止痛,使气行血畅,肝热消,则疼痛自止。半夏、陈皮辛温健脾燥湿,同时可防止苦寒药伤中。狗脊泻肝肾湿气,续断、杜仲固肾壮腰。全方配伍,疏肝、柔肝、健脾、利湿、清热、活血、化瘀,数法合参,故对肝郁脾虚、湿热下注、肝经瘀滞之盆腔炎性疾病后遗症较为适宜。

十二、加减知柏地黄汤

【方源】　海派严氏妇科。

【组成】　炒知母 12 g,炒黄柏 12 g,生地 12 g,熟地 12 g,菟丝子 30 g,山茱萸 9 g,怀山药 15 g,牡丹皮 12 g,白茯苓 15 g,盐泽泻 12 g。

【功效】　滋肾填精,调和阴阳。

【主治】　慢性盆腔炎属肾虚为本,湿热为标,尤以肾阴虚更为突出者。

【方解】　本方出自《医宗金鉴》,生熟地黄以滋阴补肾,填精益髓,兼清虚热,山茱萸补肝肾涩精,山药补脾阴固精,牡丹皮清泻相火,茯苓、泽泻健脾利湿以防滋腻恋邪,知母、黄柏清热除烦,清泻相火,菟丝子温补肝肾,使阴得阳助而源泉不竭。随症加减,带下较多兼热甚者可加蒲公英、红藤、败酱草、椿根皮;夹有血瘀者,可加牛膝、丹参、赤芍;湿浊较重者,可加苍术、薏苡仁等。

案 1：吴昆仑医案

余某,女,35 岁,已婚。

初诊：2008 年 12 月 23 日

主诉:反复带下增多半年余。

现病史:每次行经后出现带下增多,反复半年,西医妇科诊断为"霉菌性阴道炎",口服伊曲康唑,外用克霉唑阴道片等治疗,效果欠佳。刻下:带下量多,色白豆渣样,月经正常,纳平,二便调。舌淡红苔薄淡黄,脉小弦。中医诊断:带下过多。证属:脏腑精亏,湿热下注。治拟:清热燥湿,健脾益肾,予加减知柏地黄汤。处方:

知母 12 g,炒黄柏 15 g,生地 15 g,怀山药 30 g,山茱萸 9 g,茯苓 15 g,泽泻 15 g,牡丹皮 9 g,生甘草 12 g,苍术 15 g,大血藤 20 g,苏败酱 20 g,薏苡仁 30 g。
7 剂。

二诊：2008 年 12 月 30 日

药后带下明显减少,纳可,大便如常,舌苔淡微黄,脉细。(原方续服)处方:

知母 12 g,炒黄柏 15 g,生地 15 g,怀山药 30 g,山茱萸 9 g,茯苓 15 g,泽泻 15 g,牡丹皮 9 g,生甘草 12 g,苍术 15 g,大血藤 20 g,苏败酱 20 g,薏苡仁 30 g。
14 剂。

随访:14 剂后带下转至正常,无特殊不适,疗效满意。

【按语】　此案经后精血匮乏,脏腑失运,冲任、阴窍失养,易感染湿邪之毒,发而为病。此患者之病机正符合"正虚邪恋",方中"三补"恰能充实脏腑,使水液通调,重用怀山药意在固精止带,"三泻"泄湿利浊,苍术、薏苡仁与黄柏相配,有四妙丸清热燥湿之意,红藤、败酱草、生甘草均取清热解毒之效。症平后可加太子参、黄精益气养阴之品,使"正气存内,邪不可干"。故疗效甚捷。

案2：吴昆仑医案

安某,女,61岁,已婚。

初诊：2009年5月21日

主诉：停经7年,外阴作痛,腰酸反复5年。

现病史：西医妇科诊断为"老年性阴道炎",予炔雌醇纳阴,每周1次,因担心药物副作用而停药。刻下：带下色黄不多,常有外阴疼痛,腰酸时作,心意烦躁,纳平,二便调。舌淡红,苔淡黄薄腻,脉小弦。中医诊断：阴痛。西医诊断：老年性阴道炎。证属：肝肾阴虚,湿热下注。治拟：清热燥湿,补益肝肾。予加减知柏地黄汤。处方：

炒黄柏15g,知母12g,生地15g,怀山药30g,山茱萸9g,茯苓15g,泽泻15g,牡丹皮9g,苍术15g,红藤20g,黄芩12g,生甘草12g。

7剂。

随访：服2剂外阴痛即除,7剂带下净,改知母9g,续服14剂,随访1个月,带下正常,无腰酸。

【按语】西医认为老年性阴道炎是因为妇女绝经后卵巢功能衰退,雌激素分泌下降,生殖器抵抗能力减弱,病原菌乘虚而入所致,多以雌激素替代疗法为主。但由此也会带来乳腺癌、卵巢癌、子宫内膜癌、血栓栓塞等的风险增加,令患者有所忌讳。中医认为女子七七任脉虚,太冲脉衰少,天癸竭,而致肝肾阴虚,精亏血损,使阴窍燥热作痛,湿邪热毒乘虚而入,故带下色黄常作。该老年女性以肝肾阴虚为主,故用知柏地黄方加减,清热利湿泄浊,补肝肾阴之不足,亦见显效。

案3：严二陵医案

张某,女。

主诉：带下量多缠绵。

现病史：脾虚气弱,积湿困顿,流注于下。伤及任脉,影响带脉,以致带下绵绵,色白无臭味,面色萎黄,四肢不温,神疲乏力,小腹坠胀,便溏纳少,两足水肿。舌质淡,脉缓软。

治拟：宜宗益气健脾，化湿固带之法。处方：

炒党参 12 g，清黄芪 12 g，炙黄芪 12 g，白术 9 g，白芍 9 g，怀山药 12 g，白茯苓 12 g，清甘草 3 g，炙甘草 3 g，陈皮 4.5 g，海螵蛸 12 g，玉桔梗 4.5 g，炒枳壳 3 g，炒荆芥 4.5 g，扁豆子 9 g，扁豆花 9 g。

【按语】　本例属于脾虚，以参苓白术散加减为主，临床惯用桔梗、枳壳、荆芥、陈皮理气升提；海螵蛸涩以固带；党参、黄芪、白术、怀山药益气健脾；扁豆子、扁豆花、茯苓、炙甘草和运化湿；白芍和营调肝作配伍；或用薏苡仁、芡实、威喜丸煎服亦有效果。

十三、沈氏银翘红藤解毒汤

【方源】　海派沈氏妇科。

【组成】　金银花 15 g，连翘 15 g，红藤 30 g，败酱草 30 g，马鞭草 30 g，白薇 12 g，黄柏 12 g，生薏苡仁 30 g，萆薢 12 g，龙胆草 30 g，川楝子 12 g，延胡索 12 g，炒白芍 20 g。

【功效】　清热解毒，祛湿化瘀，凉血排脓，行气止痛。

【主治】　妇人腹痛属湿热瘀结者，盆腔炎。

【方解】　沈仲理将妇人腹痛（盆腔炎）的临床分型分为脾肾阳虚、气血两虚和湿热瘀结证，其中尤以湿热瘀结证为多见。"沈氏银翘红藤解毒汤"用于治疗湿热瘀结型盆腔炎时，每用必效。方中红藤、败酱草、白薇、马鞭草能清热解毒、活血祛瘀，能有效达到消炎症的目的；萆薢、龙胆草、黄柏能清利湿热；赤芍、金银花、连翘、生薏苡仁能清热凉血，化瘀排脓；川楝子、延胡索疏肝理气、行气止痛。全方共奏清热解毒、祛湿化瘀、凉血排脓、行气止痛之功。临证时需根据患者表现的不同症状，病灶所在的不同部位，针对性地加减用药，如输卵管炎发病病位在肝经，故可加路路通、皂角刺、威灵仙和八月札以疏肝理气、活血通络；盆腔炎诱发的盆腔积液其病位在盆腔，位于下焦，故可加入泽泻、玉米须以清利湿热、祛湿排脓；盆腔炎急性发作诱发脓肿包块时，此时为湿热瘀结，蓄积成脓所致，故应加强清热解毒、祛湿排脓之力，可加入皂角刺、龙胆草、马鞭草等。

沈仲理医案

黎某，37 岁，已婚，水产销售员，1－0－3－1。

初诊：1995 年 10 月 7 日

主诉：下腹疼痛伴发热 2 日。

现病史：1993 年 12 月患者曾因突发性下腹剧痛于医院就诊,当时诊断为急性盆腔炎、左附件化脓性肿块,医生予以左附件切除术。近半年来,患者常在工作劳累后出现下腹部隐隐作痛,月经干净后反复出现下腹痛加剧,坠胀不适,尤以右下腹为重。LMP 1995 - 9 - 28,经期 10 日,并伴有小腹持续牵拉痛和坠胀感。近日因工作过于劳累,引起下腹痛加剧伴发热,体温 38.6℃,外院急诊检查提示右附件有炎性包块,血细胞分析示：白细胞计数 1.2×10^9/L,中性粒细胞89%,单核细胞 3.4%。白带常规：白细胞(＋＋),清洁度Ⅳ。阴超提示：右附件见 21 mm×5 mm 条索状块物,盆腔积液 30 mm×25 mm。医生建议手术治疗,但患者拒绝,要求中药治疗。舌红,苔黄厚腻,脉细数。中医诊断：妇人腹痛。西医诊断：急性盆腔炎。证属：湿热蕴毒,胞脉瘀阻。治拟：清热解毒,活血祛瘀,理气止痛。处方：

金银花 20 g,连翘 20 g,红藤 30 g,败酱草 30 g,马鞭草 30 g,龙胆草 30 g,生薏苡仁 30 g,萆薢 20 g,牡丹皮 30 g,赤芍 30 g,皂角刺 30 g,延胡索 20 g,川楝子5 g,水牛角粉 6 g(吞服),生石膏 30 g(后下)。

5 剂。

二诊：1995 年 10 月 12 日

LMP 1995 - 9 - 28,经期 10 日。服上药 5 日,第二日开始体温下降,3 日后热退身凉。小腹隐痛,带下量多,色黄有异味,腰酸腿软,神疲乏力。血细胞分析复查已正常。舌红,苔薄黄腻,脉细小。治法：此为药后急症已退,应予清热解毒,祛瘀化湿,行气止痛。处方：

金银花 20 g,连翘 20 g,红藤 30 g,败酱草 30 g,白薇 15 g,马鞭草 30 g,龙胆草 30 g,生薏苡仁 30 g,萆薢 20 g,皂角刺 30 g,威灵仙 30 g,延胡索 15 g,川楝子15 g,赤芍 30 g。

14 剂。

三诊：1995 年 10 月 26 日

LMP 1995 - 10 - 24,时值经期第三日,量中,有血块,小腹坠痛较前减轻,平时带下色黄,量少,无异味。舌红,苔薄黄腻,脉细小。再拟清热祛湿,活血化瘀,调经止痛。处方：

益母草 30 g,炮姜 5 g,花蕊石 30 g(先煎),当归 10 g,制香附 10 g,红藤30 g,败酱草 30 g,龙胆草 30 g,生薏苡仁 30 g,萆薢 20 g,皂角刺 30 g,延胡索15 g,小茴香 5 g,紫草 30 g。

7剂。

四诊：1995 年 11 月 2 日

LMP 1995 - 10 - 24，经行 6 日净止。经量中，血块减少，右下腹板滞不适，经后带下量较前减少，腰酸腿软。苔薄黄腻，舌红，脉细小。再拟清热祛湿，化瘀止痛。处方：

金银花 15 g，连翘 15 g，红藤 30 g，败酱草 30 g，马鞭草 30 g，白薇 30 g，龙胆草 30 g，生薏苡仁 30 g，萆薢 30 g，皂角刺 30 g，赤芍 30 g，紫草 30 g，延胡索 15 g，川楝子 15 g。

21剂。

五诊：1995 年 11 月 23 日

LMP 1995 - 10 - 24，PMP 1995 - 9 - 28。下腹痛消失，带下色白，偶见透明状。今阴超复查提示：盆腔少量积液，右附件未见异常。血细胞分析正常。舌红，苔薄黄，脉细小。再拟原法守治，巩固疗效。处方：

金银花 15 g，连翘 15 g，红藤 30 g，败酱草 30 g，马鞭草 30 g，白薇 30 g，黄柏 10 g，萆薢 30 g，生薏苡仁 30 g，川楝子 30 g，延胡索 15 g，赤芍 30 g，炙甘草 10 g。

14剂。

【按语】 本病属于中医的妇人腹痛、带下病范畴，西医诊断为盆腔炎急性发作，右附件脓肿。该患者从事水产销售工作，长期处于湿冷环境中，故有"湿毒内蕴宿恙"，一遇劳累，或月经经期延长等异常情况时该病极易反复发作。初诊时患者属于慢性盆腔炎急性发作期，表现为发热，下腹剧痛，带下色黄有异味，此为湿热瘀结日久，正不胜邪而发病。治疗应以清热解毒、活血化瘀、理气止痛为当务之急，方用沈氏银翘红酱解毒汤为底方，加入生石膏和水牛角粉加强清热凉血，退热之效。二诊时，药后已热退痛减，治疗应以祛湿排毒，化瘀止痛，固摄冲任为主。方用沈氏银翘红酱解毒汤加威灵仙，以加强祛湿排脓，活血通络之功。三诊时，患者正值经期，为防经期延长，甚至淋漓难净，治疗应以固摄冲任为重，即在原方基础上加入益母草、炮姜和紫草，用药注意寒温并用，调整经期，以期痊愈，此为预防盆腔炎复发的有效措施。四诊、五诊后守治收效。

十四、加味易黄汤

【方源】 海派喜氏妇科。

【组成】 山药 10 g，芡实 15 g，炒黄柏 15 g，白果 10 个（打碎），车前子 10 g，白茯苓 10 g,炒白术 10 g,薏苡仁 15,焦栀子 10 g,柴胡 6 g,败酱草 30 g,粉甘草 5 g。

【功效】　补脾益肾,固涩止带,清热利湿。

【主治】　带下病之湿热下注证。

【方解】　方中以芡实、山药、白茯苓、炒白术共为君药补脾益肾,固涩止带。白果、薏苡仁收涩止带、除湿热为臣,佐以炒黄柏、车前子、败酱草清热解毒燥湿,柴胡、焦栀子疏肝泻火,清热利湿。粉甘草为使调和诸药。全方攻补兼施,祛邪不伤正,对脾虚肝郁为主致湿热下注之带下病有佳效。

喜棣医案

董某,女,43 岁,已婚,1-0-1-1。

初诊: 2017 年 11 月 1 日

主诉:带下量多,有异味 1 月余。

现病史:患者 9 月下旬,劳累后带下量明显增多,色淡黄,有异味,下腹隐痛,外院检查发现白带脓细胞(＋＋＋),彩超提示左侧卵巢囊肿大小 30 mm×47 mm,有少量盆腔积液,诊断为细菌性阴道炎,慢性盆腔炎,予甲硝唑栓阴道塞药 1 周,妇科千金胶囊口服治疗 2 周。复诊查白带:脓细胞(＋)。腹痛缓解,但白带量未减少,偶有异味,卵巢囊肿未消失。患者平素月经规律,月经史 5/30～33 日,量中,色红,无痛经,无明显血块。LMP 2017-10-12,最近用药期间否认性生活。刻下:白带量多,色黄,有异味,纳尚可,寐安,二便调,腰酸,口干不欲饮,倦怠乏力。舌红略胖,苔略黄腻,脉细略滑。中医诊断:带下过多。证属:湿热下注。治拟:清热祛湿止带。处方:

夏枯草 15 g,浙贝母 10 g,白茯苓 10 g,怀山药 10 g,薏苡仁 15 g,南芡实 15 g,炒白芍 10 g,杜仲 10 g,炒黄柏 10 g,粉草薢 10 g,白花蛇舌草 15 g,椿根皮 10 g,粉甘草 5 g。

7 剂。

注意饮食清淡,忌辛辣黏腻,劳逸结合,注意休息,忌久坐久立,可煲汤时加莲子、薏苡仁适量同服。

二诊: 2017 年 11 月 8 日

患者述白带明显减少,色白,无明显异味,腰酸明显缓解。自觉小便畅,身体较前轻松,舌红,脉细,前方去白花蛇舌草、粉草薢,续服 1 周,生活起居宜忌同前。其后患者带下转为正常,经净后复查彩超未见卵巢囊肿。

建议其茯苓、芡实、山药、莲子、白果等量煲汤，时时服用，注意寒热起居，劳逸结合。

【按语】 喜氏妇科认为带下病主要为湿邪致病，五脏主要责之脾肾，经络责之任脉、带脉，各种内外因引起脾肾失司，任脉损伤，带脉失约，均可引起湿邪流注下焦引起带下病。辨证首先辨虚实寒热，根据虚实寒热决定治疗的轻重缓急，即实则泻之，虚则补之，急则治标，缓则治本。本案患者白带量多，色黄，有异味，口干不欲饮，倦怠乏力，属带下病之湿热下注证，故喜棣治以清热祛湿止带。二诊即症情明显好转，续服1周后转为食疗。喜棣在治疗疾病时善用食疗，认为药食同用往往可以增加治疗的效果，保护脾胃，提高正气，防止疾病复发。治疗带下病时喜棣善用民间的四臣汤，即白茯苓、山药、芡实、莲子等四味组成，其中茯苓渗湿利水，山药健脾益肾，芡实亦补脾固精，莲子不仅安神，还具有健脾固涩的功效，既是美食，亦为良药，既入脾肾而涩精止带，又避免燥湿过而伤阴。

第二十五章　癥　　瘕

　　妇女下腹胞中结块，伴有或胀，或痛，或满，或异常出血者，称为癥瘕。癥和瘕既有区别又有联系。癥者有形可征，固定不移，推揉不散，痛有定处，病属血分；瘕者假聚成形，聚散无常，推之可移，痛无定处，病属气分。癥瘕的病因病机是正气虚弱，邪毒内侵，或七情不遂、房事不慎、饮食内伤，致脏腑功能失调。气机阻滞，血瘀、痰湿、热毒等有形之邪积聚于冲任胞宫而成。治疗以活血化瘀、软坚散结为主，并遵循"衰其大半而止"的原则。西医学的子宫肌瘤或卵巢良性肿瘤、盆腔炎症包块、子宫内膜异位症、结核性包块等若非手术治疗，可参照本病处理。如确诊为恶性肿瘤，或肿物较大、增长迅速者，应考虑手术治疗。

一、化瘀消坚方

　　【方源】　海派蔡氏妇科。

　　【组成】　云茯苓 12 g，桂枝 3 g，赤芍 10 g，牡丹皮 10 g，桃仁 10 g，海藻 12 g，昆布 12 g，炙甲片 10 g，皂角刺 30 g，鬼箭羽 20 g，蛋虫 10 g。

　　【功效】　活血化瘀，软坚消癥。

　　【主治】　妇女癥瘕，主要治疗子宫肌瘤。

　　【方解】　本方宗桂枝茯苓方加味。桂枝茯苓丸主治瘀阻、下癥块；海藻、昆布相配，咸以软坚、消癥破积；皂角刺辛温锐利，直达病所，溃肿散结；穿山甲片散血通络，消肿排脓，助诸药以破积消癥；鬼箭羽破瘀行血，消癥结；蛋虫活血化瘀，消坚化癥。瘀滞较甚者可择用三棱、莪术；大便秘结者可增生大黄或元明粉；有脾虚者可加用白术，兼气虚者加党参以为兼顾。

案 1：蔡小荪医案

王某，35 岁，已婚，1 - 0 - 1 - 1。

初诊：1992 年 12 月 10 日

主诉：体检发现子宫肌瘤 1 年，伴月经量多。

现病史：月经史 7～8/23～25 日，量多，色黯有块，LMP 1992-11-30，8 日干净，经前乳胀。一年前妇科普查发现子宫肌瘤，B 超提示子宫肌瘤 4.3 cm×7.8 cm×6.4 cm。因惧手术而求中医治疗。刻下：小腹稍胀，腰酸，纳可寐安，二便调。苔薄，边有紫点，脉细弦。中医诊断：癥瘕。西医诊断：子宫肌瘤。证属：宿瘀内结。治则：活血化瘀，软坚散结。处方：

桂枝 3 g，赤芍 9 g，牡丹皮 9 g，云茯苓 12 g，桃仁泥 9 g，三棱 9 g，莪术 9 g，鬼箭羽 20 g，水蛭 4.5 g，夏枯草 12 g，海藻 9 g。

14 剂。

二诊：1992 年 12 月 24 日

药后无不适，日前转经，量一般，腰酸乏力，苔薄腻，脉细弦。再宗前法，经净后服。

患者以上方加减治疗 6 个月后 B 超复查，见宫内光点分布均匀，未见实质性包块或液性暗区。经量正常，1 年后随访未见复发。

【按语】《妇科心法要诀》曰："治诸癥积，宜先审身形之壮弱，病势之缓急而论之。如人虚则气血衰弱，不任攻伐，病势虽盛，当先扶正；若形证俱实，当先攻病也。"本案实证实体，尚无血崩之虑，故单攻不补，方以消坚汤、桂枝茯苓丸为主。桂枝辛散温通；牡丹皮、赤芍破瘀结，行血中瘀滞；茯苓渗湿下行；三棱、莪术逐瘀通经消积；鬼箭羽既有破瘀散结之功，又有疗崩止血之效；水蛭破血消癥，《神农本草经》曰其"逐恶性血、瘀血、月闭，破血癥积聚，利水道"。本方具有消癥散结功效。部分子宫肌瘤患者往往经量偏多或妄行，该方应在经净后服，3 个月为 1 个疗程。本案患者治疗 6 个月后 B 超未见实质性包块或液性暗区，同时经量正常。1 年后随访未见复发。

案 2：蔡小荪医案

俞某，50 岁，已婚，2-0-0-2。

初诊：1994 年 4 月 10 日

主诉：发现多发性肌瘤 3 月余，伴月经淋漓不净。

现病史：月经史：6～7/26 日，量多，色淡红有块。LMP 1994-3-20 至今未净。患者 1993 年 12 月 B 超示多发性子宫肌瘤，见大小 21 mm×22 mm×25 mm、24 mm×19 mm×20 mm 肌瘤两个。经量日来增多，色淡红有块，迄今二旬未净，曾服止血片及注射止血针均无效。刻下：腹隐痛，神疲乏力，腰酸纳差，面色少华，二便调，寐尚安。苔薄腻，质偏淡，边有紫点，脉细软。中医诊断：

癥瘕,崩漏。西医诊断:子宫肌瘤。证属:气血两亏,瘀血内阻,冲任失固。治则:益气养血,化瘀调摄。处方:

炒党参 12 g,炙黄芪 12 g,云茯苓 12 g,仙鹤草 30 g,益母草 12 g,生蒲黄 30 g(包煎),五灵脂 9 g,花蕊石 12 g,炒白芍 9 g,三七末 2 g(吞)。

4 剂。

二诊:1994 年 4 月 14 日

药 4 剂后经血即止。唯感腰酸肢软,头眩纳差。脉舌如前。出血经久,气血耗伤,兼有宿瘀,再宜益气养血,化瘀散结。处方:

炒党参 12 g,炙黄芪 12 g,云茯苓 12 g,桂枝 3 g,赤芍 9 g,牡丹皮 9 g,桃仁泥 9 g,炙穿山甲片 9 g,炒白芍 9 g,制黄精 12 g,鬼箭羽 20 g,苦参 9 g。

10 剂。

患者按月经周期变化调治,经净后益气养血,化瘀消坚,经期益气化瘀,调摄冲任,随症加减。调治年许,经水间 2～3 个月一行,量减,4 日净。1995 年 6 月 B 超复查,子宫肌瘤缩小(15 mm×14 mm×10 mm),另一消失。

【按语】　子官肌瘤的治疗应结合患者素体强弱,病邪轻重,年龄大小,随症加减。早期患者一般体质较盛,以攻为主。后期因长期出血,导致气血两亏,则可扶正化瘀,临床上常选用益气养血药,如党参、黄芪、黄精等,不宜急于求成。本案患者初诊时月经淋漓 1 个月未净,量多且淡红有块,尝试止血片及注射止血针均无效,神疲乏力,面色少华,蔡小荪辨证患者气血两亏,瘀血内阻,冲任失固,故先投以党参、黄芪、茯苓、白芍健脾益气,仙鹤草、益母草、三七末活血止血,生蒲黄、五灵脂、花蕊石散瘀生新,4 剂后经血即止,考虑患者出血经久,气血耗伤,兼有宿瘀,再宜益气养血,化瘀散结,经净后予消坚方加减治疗,经期益气化瘀,调摄冲任,药物有:炒当归 10 g、大生地 10 g、川芎 5 g、白芍 10 g、柴胡 5 g、制香附 10 g、怀牛膝 10 g,随症加减。经量过多如注,兼有大量较大血块,蔡小荪一般不单纯固涩止血,因为产生肌瘤的病因是宿瘀内结,所以治疗仍以化瘀为主,通因通用,药物有:炒当归 10 g、丹参 6 g、赤芍 10 g、白芍 10 g、生蒲黄 30 g、血竭 3 g、花蕊石 15 g、熟川大黄 10 g、益母草 10 g、仙鹤草 20 g、震灵丹 12 g。如果出血甚者加三七末,气滞加香附,腹痛加延胡索,寒凝加艾叶,气虚加党参、生黄芪。绝经期前后患有子官肌瘤者,应断其经水,促使肌瘤自消,可选用苦参、寒水石、夏枯草等药平肝清热,消瘤防癌。

二、紫蛇消瘤断经汤

【方源】　海派朱氏妇科。

【组成】　紫草 30 g,白花蛇舌草 30 g,夏枯草 30 g,墨旱莲 15 g,寒水石 30 g,大蓟 12 g,小蓟 12 g,石见穿 15 g,生牡蛎 30 g。

【功效】　清肝益肾,软坚消瘤,断经防癌。

【主治】　围绝经期子宫肌瘤属阴血亏虚、肝火旺盛者。

【方解】　方中夏枯草、紫草、白花蛇舌草、墨旱莲四味药配伍,具有平肝清热、消瘤防癌之功效,是治疗围绝经期子宫肌瘤,促其尽早绝经、减少经量、缩短经期之良药。方中以紫草、白花蛇舌草共为君药,紫草凉血活血平肝,根据现代药理学研究证实有明显的拮抗雌激素作用。白花蛇舌草清热解毒,消痈散结,二药相伍,久用可消瘤防癌,促进绝经。再加寒水石、生牡蛎,取其咸寒之性,清热泻火,加强断经作用,夏枯草清泄肝火、散结消肿,石见穿活血化瘀,共为臣药。墨旱莲清养肝肾,大小蓟清热凉血止血,可防瘀阻量多,亦可减少月经量,为佐使药。

朱南孙医案

王某,女,51 岁,已婚,1－0－0－1。

初诊时间:2009 年 6 月 17 日

主诉:子宫肌瘤 4 年伴月经先期 2 年。

现病史:发现子宫肌瘤 4 年,近 2 年月经先期,甚则半月一转。2009 年 1 月 B 超示:子宫 102 mm×73 mm×42 mm,前壁见 47 mm×32 mm×41 mm、31 mm×26 mm×29 mm 实质性暗区,诊为多发性子宫肌瘤。末次月经 5 月 1 日,至今 47 日未净。曾刮宫、服妇康片止血均无效。刻下:经血量中等。色红有块,神疲乏力,腰酸膝软。脉细弦带数,舌暗偏红,边有瘀紫、苔薄。中医诊断:癥瘕。西医诊断:子宫肌瘤。证属:癥结胞中,瘀血内阻,肾虚肝旺,冲任不固。治拟:祛瘀止血。处方:

蒲黄炭 12 g,炒五灵脂 12 g,焦楂炭 9 g,熟大黄炭 4.5 g,炮姜炭 4.5 g,陈棕炭 12 g,海螵蛸 12 g,玉米须 20 g,焦潞党 12 g,三七粉 2 g(包吞)。

7 剂。

二诊:1989 年 6 月 24 日

患者诉上药后血止,余症同前。证属阴血耗损,肝火旺盛。拟平肝益肾,软坚消瘤。处方:

生牡蛎 30 g,白花蛇舌草 30 g,紫草 30 g,夏枯草 15 g,川楝子 12 g,茜草 12 g,生山楂 12 g,铁刺苓 12 g,枸杞子 12 g,太子参 12 g,青皮 6 g,陈皮 6 g。

【按语】《景岳全书·积聚》谓:"开积聚之治……欲总其要,不过四法,曰攻、曰消、曰散、曰补四者而已。"朱南孙强调妇女癥积的治疗还必须结合其月经周期情况,经前、经间用药需化瘀摄冲,通涩并用,而经净后则以活血化瘀,软坚散结为治。瘀积相同,体质不一,肝旺之体,务需清肝化癥,脾虚之体,又需健脾消癥,因人而治,用药无误。本案时届更年,经水来绝,肝旺肾虚,兼有石痕,热迫冲任,瘀阻胞中。热瘀变阻,崩漏不止,祛瘀则热随瘀下而血得止。再继益肾平肝,守方守法。以获周期延长、肌瘤渐缩、正气渐复之效。经期再拟祛瘀摄冲法,经淋半月净。经净后气血耗损,肝旺肾虚,宜益气养血,清肝益肾选四君子汤、二至丸、桑椹子、枸杞子、生地、熟地、茜草、夏枯草、海螵蛸等调治。精力渐充,腰酸头昏减轻之后按月经周期变化,经间平肝益肾软坚消瘤,经期瘀下淋漓则化瘀摄冲,随症加减。调治一年,经水每3～4月一行,经量减少,5～6日净,面色较润,寐安纳调。2010 年 10 月 16 日 B 超:子宫 73 mm×63 mm×64 mm,见 40 mm×34 mm×20 mm,27 mm×20 mm×20 mm 实质性暗区,子宫及肌瘤均已缩小。

三、沈氏消瘤基本方

【方源】　海派沈氏妇科。

【组成】　当归 12 g,熟地 12 g,炒白芍 12 g,海藻 30 g,生甘草 10 g,拳参30 g,蛇莓 30 g,半枝莲 30 g,蚤休 30 g,石见穿 30 g,莪术 30 g,三棱 30 g,香附 10 g。

【功效】　破瘀导滞散结。

【主治】　子宫肌瘤。

【方解】　此方化裁于海藻玉壶汤(《外科正传》)、香棱丸(《济生方》)、散肿溃坚汤(《兰室秘藏》),沈仲理将三方加减后合而为一,三方合用有破瘀、导滞、散结之功,其中海藻、生甘草合用属"十八反",但在古方中此类合用多见之,药神李时珍就曾记载:"东垣李氏治瘰疬马刀,散肿溃坚汤主之。海藻、甘草两用之,盖以坚积之病,非平和之药所能取捷,必令反夺以成其功也。"且在动物实验中也已证实两者合用有助于瘤体的胶原纤维溶解,《得配本草》曰"反者并用,其功益烈",故两者合用能达到活血化瘀、消瘤散积之效果。沈仲理治疗子宫肌瘤很少用虫类药,因其秉承"化瘀消瘤不动血,止血不留瘀"的治疗原则,并在慢性病的治疗中重视顾护脾胃之气,认为慢性病治疗需注意"扶正以达邪,祛邪不伤正",事实证明此法消瘤散结,治疗癥瘕的效果令人满意,现有的中成药"宫瘤宁"就是此方制成。

沈仲理医案

杨某,40 岁,已婚,1 - 0 - 1 - 1。

初诊：1995 年 3 月 15 日

主诉：发现腹部肿块 1 周。

现病史：从 1994 年 12 月开始,患者经常经行量多如崩,伴中下腹隐痛,每次均需用西药止血。就诊时患者血常规：红细胞计数 2.4×10^{12}/L,血红蛋白 74 g/L。平时头晕乏力,面色萎黄,眼目昏花,甚至昏厥。1995 年 3 月 9 日中山医院 B 超提示：黏膜下子宫肌瘤(20 mm×19 mm)。平时带下正常,胃纳可,夜寐欠安,大便溏薄。舌淡红边有齿印,苔薄,脉细小。中医诊断：癥瘕。证属：气血两虚,冲任不固,血瘀胞宫。治拟：健脾益气,养血摄冲,消瘤散结。处方：

党参 20 g,焦白术 15 g,当归 10 g,熟地 12 g,炒白芍 20 g,黄精 20 g,海藻 30 g,生甘草 10 g,紫草 30 g,蛇莓 30 g,半枝莲 30 g,蚤休 30 g,石见穿 30 g,莪术 30 g,三棱 30 g,香附 10 g,水牛角 30 g(先煎),牡丹皮 10 g。

21 剂。

另：服汤药同时加服 861(岳阳医院自制剂)6 片 1 次,每日 3 次。861 片即是现在的宫瘤宁前身。

二诊：1995 年 4 月 30 日

LMP 1995 - 3 - 20,经量多,色鲜红,夹血块,经行腹内隐痛,伴乳胀,月经 7 日经止。头晕眼花症状缓解,大便转实,纳可,寐安。舌淡边齿印,苔薄,脉细软。证属：肝脾两虚,血瘀胞宫。治疗：再拟健脾益气,养血柔肝,消瘤固冲。处方：

党参 12 g,焦白术 15 g,熟地 12 g,炒白芍 20 g,黄精 20 g,海藻 30 g,生甘草 10 g,蛇莓 30 g,半枝莲 30 g,蚤休 30 g,石见穿 30 g,莪术 30 g,三棱 30 g,制香附 10 g,贯众炭 30 g,木馒头 10 g,延胡索 20 g,炙黄芪 15 g,升麻 10 g。

21 剂。

三诊：1995 年 6 月 18 日

LMP 1995 - 5 - 12,经期 6 日,经量中,经色鲜红,伴有少量血块。中下腹隐痛,乳房胀痛消失。纳可,寐安,大便已实。苔薄舌淡红边有齿印,脉细软。证属肝脾两虚,血瘀胞宫。再拟健脾益气,养血柔肝,化瘀消瘤。处方：

党参 20 g,焦白术 15 g,熟地 12 g,炒白芍 20 g,黄精 20 g,海藻 30 g,半枝莲 30 g,生甘草 10 g,蛇莓 30 g,拳参 30 g,蚤休 30 g,莪术 30 g,三棱 30 g,石见

穿 30 g。

21 剂。

此后随症加减用药,共调治该病 7 个月后,临床诸症均转为正常,经水按期而来,月经量中,经期无腹痛。1995 年 8 月 9 日 B 超示:黏膜下子宫肌瘤(7 mm×8 mm)。血常规:红细胞计数 $4.1×10^{12}$/L,血红蛋白 11.9 g/L。继续守法治疗。11 月 4 日 B 超示:肌瘤消失,子宫未见异常。

【按语】　子宫肌瘤分黏膜下子宫肌瘤、肌壁间子宫肌瘤、浆膜下子宫肌瘤,其中以黏膜下子宫肌瘤影响月经血最明显,血量增多或淋漓难净,常伴继发性贫血。本病为癥瘕、崩漏合病,虚实夹杂,又以虚为重,属肝脾两虚,气血两亏,血瘀胞宫。故宜健脾益气,养肝补血,消瘤固冲。方拟四君子汤合沈氏消瘤方加减,意在扶正祛邪,祛邪不伤正,化瘀不动血,最终达到消瘤之目的。

四、庞氏清热消瘤煎

【方源】　海派庞氏妇科。

【组成】　铁树叶 30 g,八月札 30 g,白花蛇舌草 30 g,夏枯草 15 g,露蜂房 9 g,半枝莲 30 g,白术 9 g,陈皮 6 g。

【功效】　活血散结,解毒消肿。

【主治】　卵巢癌及其他癌症。

【方解】　铁树叶又名凤尾蕉,活血消肿,《海药本草》谓其可"消食止咳",有报道民间以单味药煎汤代茶,治疗肝癌,可促使肿块缩小;八月札疏肝理气,活血散结,消瘀止痛;白花蛇舌草清热解毒,消痈散结;夏枯草清泄肝火、散结消肿;露蜂房消肿解毒,活血止痛,"取其以毒攻毒之效";半枝莲清热解毒,利尿消肿,六味中草药大多入肝经,而卵巢正处于足厥阴肝经循行路线上,现代药理学证明以上六味中草药均具有抗癌作用。再配以陈皮、白术健脾理气畅中,防苦寒攻伐太过,共奏活血散结、解毒消肿之效。

庞泮池医案

丁某,女,52 岁,已婚。

初诊:1993 年 4 月 22 日

现病史:患者 1993 年 2 月因左卵巢浆液性乳头状囊腺癌(低分化)行手术治疗,术后第二次化疗时出现皮下紫癜,被迫停药,转服中药。刻下:头晕萎软,口渴唇燥,尿频尿涩,夜不能寐,右胁肋痛,心嘈盗汗,腰酸,皮肤呈块状紫癜,舌红苔少中剥,脉细小。证属手术化疗,气阴两伤,阴虚血热妄行,肝肾不足,余毒未清。治拟:补益肝肾,养阴凉血,清热解毒。处方:

生地 12 g,熟地 12 g,补骨脂 9 g,枸杞子 9 g,女贞子 9 g,墨旱莲 12 g,北沙参 12 g,天冬 12 g,麦冬 12 g,天花粉 15 g,白芍 9 g,牡丹皮 9 g,半枝莲 30 g,露蜂房 10 g,碧玉散 9 g(包煎)。

服药 1 个月,随症加减。

二诊:1993 年 5 月 22 日

患者诉服药后紫癜消退,诸症均减,又诉头晕乏力,动则汗出,易感冒咳嗽,腰背酸楚。证属脾肾气虚,表卫不固,又因停用化疗,恐邪毒未尽,残瘤复发。治拟健脾益肾,扶正攻邪。处方:

党参 12 g,黄芪 15 g,白术 9 g,白芍 9 g,天冬 12 g,麦冬 12 g,枸杞子 9 g,杜仲 9 g,补骨脂 12 g,生地 12 g,熟地 12 g,露蜂房 12 g,半枝莲 30 g,炙鳖甲 10 g,海藻 12 g,夏枯草 15 g。

另予"清热消瘤煎"长服,20 ml,每日 3 次。

治疗结果:服中药至今已 5 年余(1999 年),患者症情稳定,头晕乏力、汗出明显好转,腰酸减轻,纳香寐安,面红肤润,体重增加,舌苔剥转为苔薄,妇科及各项化验指标均在正常范围。

【按语】 此患者治疗分两步进行:第一阶段在手术和两次化疗严重损伤气阴的情况下,用补益肝肾、养阴清热的方法治疗,药用生地、熟地、补骨脂、二至丸、天冬、麦冬、天花粉、北沙参、牡丹皮、白芍等,待阴液恢复,血热渐清后,又着重健脾补肾、益气固表,药用"四君",天冬、麦冬、生地、熟地、杜仲调补元气,使之气血流畅,阴平阳秘,在扶正基础上,以炙鳖甲、海藻及"清热消瘤煎"长服既能抗癌,又无化疗副作用,提高了免疫力,预防了癌肿的复发和转移。